総合診療ライブラリー

Generalist 血液内科診療のススメ

大津赤十字病院 副院長・第一内科部長
大野辰治 著
Ohno Tatsuharu

草津総合病院 総合内科顧問
宮田 學 企画協力
Miyata Satoru

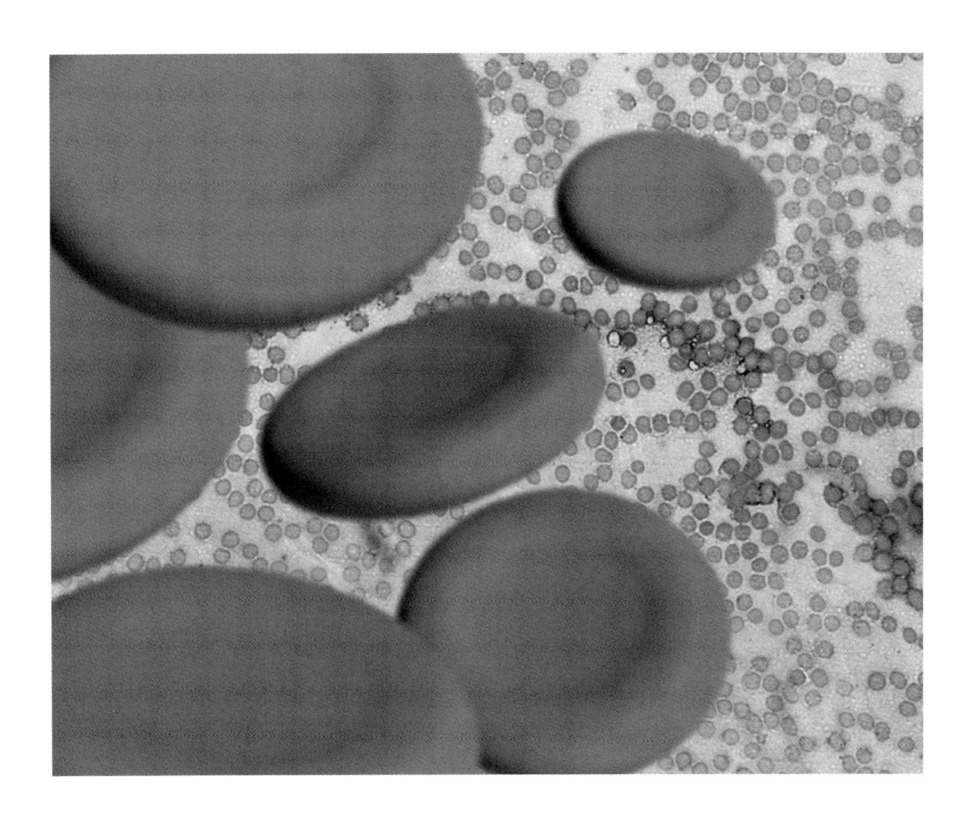

金芳堂

はじめに

血液疾患の基本的な診療のコツをまとめた。内科専門医を志す若い医師で，やがては血液学の専門医としての道を考えている諸君，かかりつけ医として力を揮っている診療所の医師，血液専門医を欠く地域の病院の内科系医師が主な対象になる。

本書では，血液疾患を意識した問診，身体所見の取り方，必要十分な検査の実際などを総論的，各論的に網羅することで，隙のない鑑別診断を行い，速やかに正しい診断に至る具体的な方策を提示することに力点を置いた。血液疾患に関連した症候学，検査異常，診断に至る過程を重視して，まずは内科専門医としての力量を上げることが本書の目的と考えたからである。各疾患の治療については，一部の比較的一般的な治療を除いて，軽く触れるにとどめた。血液専門医が扱う疾患は大部分が悪性疾患であり，血液専門医にのみ使用が制限されている薬剤も少なくないこと，血液の悪性疾患の治療技術は，きわめて多様で高度に専門化されており，かなり特殊であることなどから控えるべきと判断した。例えば，急性白血病を例にとると，その病因，病態，病勢を的確に評価して，標準治療を開始する。通常はクリーン・ルームでの管理を必要とする。場合によっては造血幹細胞移植を実施する必要もある。さらに万一，再発を来したときに再寛解導入，サルベージ療法をどのタイミングでどう選択するかなどについては，血液学専門医または血液学指導医の指導の下で専門医を志す若い医師に任せるべきであろう。また，疾患そのものの病因・病態などについても，ごく最近のトピックに触れるのみとした。治療についての本邦の標準的なアプローチについて，興味のある方は，日本血液学会から治療ガイドラインが示されているので，これを参照いただきたい*。また，個別的な疾患についての詳細な情報については血液学の教科書を参照されたい。なお，本書の作成に関しては，『Wintrobe's Clinical Hematology 13th Edition』（Greer JP, et al. eds., Wolters Kluwer, 2013），『Williams Hematology 8th Edition』（Lichtman MA, et al. eds, McGraw-Hill Global Holdings, 2010），『三輪　血液病学　第3版』（浅野茂隆他監修，文光堂，2006），『今日の臨床サポート』（https://clinicalsup.jp/index.html，永井良三他　編集，Elsevier Japan KK，2015），『Merck Manuals Online Medical Library，18th Edition』（https://merckmanual.jp/mmpej/index.html. Porter RS. Ed, MSD KK, Merk & Co., Inc., 2015）などを大きく参考にした。

各テーマに応じて，まずそのテーマについての基本情報をできるだけ簡潔にまとめた。この基本情報を踏まえた上で，効率のよい問診を展開し，身体所見をとる。これらの諸情報から，検体検査の取捨選択を行い正しい診断に至る過程について解説した。次いで，鑑別診断について，できるだけエビデンスを示しながら解説を加えた。また，適宜代表的な症例を提示し，血液異常を呈する患者において実践されている鑑別診断のプロセスの理解を深めることを狙った。計35症例，どれも興味深く，時に難解な症例もあるが，よく読み込んで，意図しているところを汲み取っていただきたい。むしろ，これらの症例から得られる実際的な診断手法に習熟して，さらに我々を超える診断技術を体得されることを願っている。

本書に馴染みを持つことで，血液診療の理解が深まり，その奥深さ・楽しさを実感していただき，一人でも多くの血液学を志す医師が増えることを著者としては心から願っている。

* 日本血液学会．造血器腫瘍診療ガイドライン．2013年版（第1版）．東京：金原出版；2013.

2015年11月

大野辰治

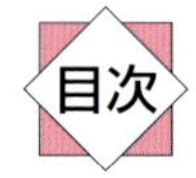
目次

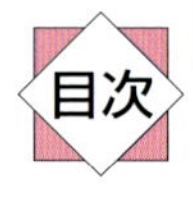
目次

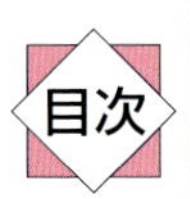
目次

総合診療ライブラリー

Generalist

血液内科診療のススメ

1章 血液疾患を意識した診察

問診のポイント

問　診

- 血液疾患患者のほとんどは，全身の倦怠感，発熱を主訴に受診する。また，検査値異常を指摘されて紹介される場合も多い
- 時間軸にそってどのような症状が持続，または出没しているかを整理する。
- 血液疾患固有の症状は通常ないと考えてよい。貧血があれば易疲労感が出るが特異的な症状ではない。白血球や血小板の増加や減少そのものによる固有の症状は通常自覚できない。
- 前もって血液異常がわかっているときは，鑑別診断を意識しながら問診を行う。
- 全身症状だけでは曖昧であっても，血液疾患はきわめて多彩な局所症状を呈する。これらを詳細に聴取して次のステップに備える分析的な姿勢が大切である。

▶ 病歴を取るときにおさえておきたいことは

主訴を聞き，適切な問診，注意深い全身の身体所見から抽出されてくる諸問題を整理し，特に重点を置くべき諸点を絞り出し，さらに詳しく問診すべき事項を整理し直す。これは，当然のことながら血液疾患に限らず，広く内科における初診患者の診察の基本原則である。

血液疾患とはいっても血液疾患固有の症状はむしろ少なく，他の疾患による二次的な血液変化による症状を観察することのほうが多いことも事実であり，血液疾患以外の原疾患が呈する症状・徴候を強く意識しながら診察することも大切である。

1. 全身症状を聴取するときのポイント

全身倦怠感，発熱，体重減少

① 全身倦怠感に代表される症状，易疲労感，不快感，無気力感等はきわめて多様な疾患の主訴である。当然これらの訴えのみから疾患を特定することは不可能であるが，貧血を伴う患者からよく聴取する訴えでもある。

② 貧血を考える場合，その原因を考えることが前提になる。最も多い貧血は鉄欠乏性貧血であるが，短期間に症状が増悪し，心肺症状も伴えば進行中の出血を想定する。

③ 慢性に進行する場合は，高度の貧血があっても訴えが軽くて驚かされることがよくある。治療により貧血が改善して初めて治療前の症状を認識する患者が多い。

④ 鉄欠乏性貧血では軽度の貧血であっても全身倦怠感を訴えることがある*。全身の代謝に必要な鉄の不足によると考えられている。逆に，血管内溶血を来す発作性夜間ヘモグロビン尿症では，エクリズマブによる治療によってそれほど貧血が改善していない状態でも，これらの症状が軽快する症例が多い。遊離ヘモグロビンが著減した結果と考えられている**。

* Ross EM. Evaluation and treatment of iron deficiency in adults. Nutr Clin Care. 5 : 220- 224, 2002.

** Heitlinger E. Learnings from over 25 years of PNH experience: the era of targeted complement inhibition. Blood Rev 27 Suppl 1: S1–6, 2013.

⑤ 発熱は感染症によるものをまず考えるが，血液疾患の中では悪性リンパ腫，白血病によるものが多い。また，種々の原因による発熱性好中球減少症，または血液疾患に頻発する随伴症状としての感染によるものもある。

⑥ ホジキンリンパ腫では Pel-Ebstein 熱が有名であるが，実際は定型的なものはまれであり，ホジキンリンパ腫に特異的というわけでもない。こうした波状熱を伴うときは，造血器悪性疾患を疑ってみる。

⑦ 不明熱の 3 大原因は造血器悪性腫瘍，膠原病，感染である *,**。

* Iikuni Y, et al. Current fever of unknown origin 1982-1992. Intern Med 33: 67-73, 1994.

** Hayakawa K, et al. Fever of unknown origin: an evidence-based review. Am J Med Sci 344: 307-316, 2012

⑧ 寝汗は悪性リンパ腫の B 症状としても有名であるが，造血器悪性腫瘍以外にも，膠原病，感染症なども常に鑑別の対象疾患である。

⑨ 体重減少は重症血液疾患でも認められるが，血液疾患では多くは軽度にとどまり，むしろ固形癌の全身播種や結核などの消耗性疾患などに認められることが多い。

2. 局所症状を聴取するときのポイント

a. 神経系

① 頭痛は発症が急か否か，拍動痛か否か，高度の痛みかどうか等により，貧血，多血症，造血器悪性腫瘍の髄膜浸潤，これらに随伴する感染症，血小板減少による頭蓋内出血などとの鑑別を考える。

② 知覚異常は悪性貧血，造血器悪性腫瘍やアミロイドーシスによる末梢ニューロパチーを一般に考えるが，vincristine や bortezomib 等，薬剤による末梢神経障害として経験されることも多い。

③ 意識障害については頭蓋内出血，頭蓋内腫瘍による頭蓋内圧亢進の場合は頭痛を伴うことが多い。高 Ca 血症を来しているとき，骨髄腫や原発性マクログロブリン血症，鎌状赤血球貧血などによる過粘稠度症候群 * などを来しているときにも観察される。

* Stone MJ, et al. Evidence-based focused review of management of hyperviscosity syndrome. Blood 119: 2205-2208, 2012.

b. 頭頸部

① 視力障害は網膜出血の症状である可能性を考える。眼窩内，海綿静脈洞付近の病変で複視や眼球運動障害などを来す。

② 鼻出血，歯肉出血はさまざまな出血性疾患で生じる。

③ 嗅覚異常，舌の感覚異常は悪性貧血で，舌の痛みは鉄欠乏性貧血でも生じることが多い。

④ 巨大舌はアミロイドーシス，歯肉腫脹は急性単球性白血病で有名である。

⑤ 嚥下困難は長期の鉄欠乏性貧血による高度の咽頭粘膜萎縮による Plummer-Vinson 症候群として有名である。

⑥ オトガイ神経領域のしびれ・感覚鈍麻は numb chin 症候群 * といわれ，悪性疾患，特に Burkitt リンパ腫に比較的特異的といわれたが，下顎神経を圧迫する病変なら何でも来し得る。

* Ohno T, et al. Acute monoblastic leukemia（M5a）presenting numb chin syndrome. Am J Hematol 45: 352, 1994.

⑦ 頸部の無痛性リンパ節腫脹は悪性リンパ腫でよく観察される。Virchow のリンパ節と呼ばれる左鎖骨上リンパ節は，他の癌腫の好発転移巣であり，癌であればきわめて予後不良の徴候である。この部位の腫脹したリンパ節が硬く可動性のないときはまず癌腫を考える。

c. 心・肺

① 労作時呼吸困難，動悸は貧血で多く認める。貧血で心不全（high output failure）を来すことがあるし，狭心症を来すことも高齢者ではあり得る。

② 縦隔のリンパ節腫脹で咳嗽を来すことがある。上大動脈を圧迫すれば上大静脈症候群を来す。場合によっては反回神経麻痺により嗄声を来すこともある。

③ 胸痛は悪性リンパ腫や骨髄腫の肋骨，胸骨などへの浸潤で認められる。急性白血病でも前胸部痛を来すことがあり，心筋梗塞と鑑別が必要な場合がある。血液疾患に関連して頻発する帯状疱疹の好

発領域でもある。

d. 消化器

① 高 Ca 血症や腎不全では食欲不振，悪心，嘔吐を生じる。こうした消化器の一般的な症状と血液疾患，または他の疾患と関連づけて考えることが重要である。

② 肝脾腫が進行していると腹部膨満感を訴える。特に骨盤腔にも至るような巨脾の場合は血液疾患をまず考えてもよい。

③ 種々の血液疾患で腹痛を来し得る。原因はさまざまであるが，Schönlein-Henoch 紫斑病（SHP）では必発で，下血を伴うことも多い。また，SHP に加え，消化管の悪性リンパ腫などで下血を来すことがある。場合によっては穿孔を来すことがある。悪性リンパ腫の場合，化学療法でも出血，穿孔を来すことがあるので，消化管の病変の評価は大切である。

e. 泌尿生殖器

① 出血性疾患であれば血尿は珍しくないが，想定される病態と異なるときは鑑別の対象となる。

② 赤血球尿か，ヘモグロビン尿かの鑑別は大切である。ヘモグロビン尿は一般に「コカコーラ色」とたとえられ，血管内溶血を来す疾患で認められる。Anthracycline 系の薬剤の投与後は尿が赤くなるが，薬剤によるもので，治療中に十分な利尿が図られていれば問題はない。

③ 不正性器出血は出血傾向を来す疾患すべてで起こり得る。月経過多は女性の鉄欠乏性貧血の大多数を占める。子宮筋腫が原因と判断できる場合もあるが，経血量については評価が難しいため，いわゆる「出血源不明」の鉄欠乏性貧血である。von Willebrand 病の唯一の症状が鉄欠乏性貧血であったりすることは珍しくない。

④ 持続勃起（priapism）* は白血病や鎌状赤血球貧血で認められる。前者は動脈性で後者は静脈性とされており，後者の処置が遅れると機能障害を来す。

*Huang YC, et al. Evaluation and management of priapism: 2009 update. Nat Rev Urol 6: 262-271, 2009.

f. 四肢

① 血友病などの重症血液凝固因子欠損においては，コントロールが不良になると関節内血腫を来し，激しい関節痛を訴える。関節内出血エピソードが重なるうちに，関節の拘縮・変形を来すに至る。

② 骨痛は白血病などの造血器悪性腫瘍，鎌状赤血球貧血など，先天性溶血性貧血，骨髄線維症などで認められる。

③ リンパ節が上大静脈，下大静脈を圧迫するときにはそれぞれ上大静脈，下大静脈症候群を来し，主に右上肢，下肢の浮腫を来す。

④ 下腿潰瘍は鎌状赤血球貧血で有名だが，ハイドロキシウレアの副作用としてもよく知られている。

g. 皮膚

① 血液疾患が皮膚症状を伴うことは多く，さまざまな皮疹が合併する。疾患に特徴的なものもあれば，非特異的なものもある。

② 鉄欠乏性貧血患者で は皮膚は乾燥して，爪はもろく，スプーンネイルといわれるように正常な爪の形態を取れなくなることがある。

③ 溶血性貧血，巨赤芽球性貧血においては黄疸が特徴的である。

④ T 細胞性リンパ腫は皮疹を作りやすい *。紅斑性の小丘疹が多いが，成人 T 細胞リンパ腫でなくても紅皮症様の変化を来すことがある。

* Prince HM, et al. Cutaneous lymphomas: which pathological classification? Pathology 34: 36-45, 2002.

⑤ 斑状の隆起性紅斑を特徴とする，好中球の機能亢進を引き金に発症する Sweet 病は骨髄異形成症候群や骨髄増殖性疾患によく合併する。

⑥ ヘモクロマトーシスでは皮膚の色調はブロンズ調になるが，一般の過剰輸血による鉄過剰症では皮膚の色調は暗褐色調を呈する。

⑦ チアノーゼはデオキシヘモグロビン＞ 5g/dL で出現する。したがって，多血症でよく認められる。貧血ではそれほど大量のデオキシヘモグロビンは存在しにくい。メトヘモグロビン血症，スルフヘモグロビン血症など，酸素親和性の低い，ヘモグロビン異常症ではよく認められる。

⑧ チアノーゼを皮膚が暗赤色に変化することと定義するならば，クリオグロブリン血症，寒冷凝集素症で寒冷曝露時に耳や指先にチアノーゼを来しやすい。

⑨ 点状出血斑（petechia），溢血斑（ecchymosis）は特発性血小板減少性紫斑病でよく認められるが，

血小板減少を来すすべての疾患で認められる。

⑩ 下肢を中心とした直径が 10 ～ 20 mm 程度の皮下出血の出没は若い女性によく認められるが，詳しく検索を行っても原因が同定できないのが一般である。一応，軽度の von Willebrand 病が鑑別の対象になるものの，治療の対象となることは少ない。

3. 既往歴を聴取するときのポイント

過去に罹患した疾患，治療歴などは重要である。特に他の悪性疾患に罹患している場合，何年前にどのように手術がなされたか，放射線療法，化学療法はどのようになされたかなどについては具体的に把握する必要がある。一般に，これらの既往があると治療関連造血器腫瘍の頻度は高い。

今回のエピソードに関連して化学療法などが必要になってくる場合は，各臓器機能の評価のためにも，場合によっては診断や治療を実施された医療施設に問い合わせることも必要である。職業，飲酒，喫煙，服用薬剤，ペット飼育歴，アレルギー歴，さらに趣味までを，有機化学物質や重金属などに恒常的に曝露されているかを念頭に置いて聴取しておきたい。服用薬剤については最近変更された薬剤の服用情報はきわめて有力な診断根拠になる可能性がある。

4. 家族歴を聴取するときのポイント

どのような疾患においても家族歴の聴取は重要である。生活習慣病は家族の生活習慣を知るところから始まるといっても過言ではない。血液疾患の場合，特に，溶血性疾患や出血性疾患においては遺伝性が比較的明らかになってきているため，黄疸，貧血，胆石，摘脾など，近親婚の有無，幼児期に死亡した家族の死因などは診断の参考になるし，これからの予防法も提示できる可能性が大きくなる。しかしながら，個人情報であることを念頭に知り得た情報は厳重に管理しなければならない。

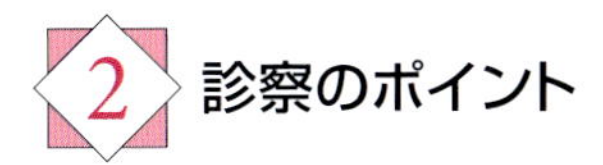

2 診察のポイント

身体所見

- 身長・体重は体表面積算出上必須，体温，SpO_2 程度は診察前情報として必要。
- 女性の場合，化粧，ボディスーツなどはとるか，外して診察する。マニキュアも同様。
- 皮膚の病態，皮疹の状況を観察すると同時に内臓の評価を行うため，診察に時間がかかるのはやむを得ない。

身体所見を取るときにおさえておきたいことは

すべての患者について，全身的に注意深い診察をすべきことは当然であるが，最近は画像診断に頼る傾向が強くなり，軽視されがちである。しかし，日常の細かい身体変化を的確に評価できる指標を見つけておくことはきわめて大切である。血液疾患に関連して特に注意を払う必要がある臓器を挙げた。

1. 皮膚

① 皮膚の色調のみで貧血を評価することは困難。皮膚のメラニン色素の多寡は患者の個性である。発熱，日焼け，化粧で皮膚の色調は変化する。しかし貧血の場合，皮膚への酸素の供給量が低下する結果，皮膚の保湿機能が低下し乾燥症状を呈するようになる。毛根への血流低下は体毛，とりわけ頭髪に現れやすい。細く切れやすい，抜け毛・枝毛が目立つようになる。チアノーゼも皮膚の色素沈着が進んでいると判別が困難になる。チアノーゼとして判別できるヘモグロビン（Hb）量は還元 Hb> 5 g/dL，メト Hb>2 g/dL，スルフ Hb>0.5 g/dL とされている。口腔粘膜，爪床などを注意深く観察し評価する。

② 粘膜，爪床のほうが皮膚よりヘモグロビン量の推定には信頼性がある。ここでもマニキュアそのものや除光液による爪の劣化など，化粧の影響に惑わされないことは大切である。慢性貧血で爪は薄く割れやすくなり，縦に走る爪の縦筋が目立つようになり，古くからスプーンネイルといわれる状態になる。手掌を強く背屈させて掌紋を観察するとき，掌紋の赤みが消失しているのは高度の貧血の徴候である。これも肝硬変などで手掌紅斑（palmar erythema）を伴うときは注意が必要である。

③ 紅斑と紫斑は時に鑑別困難なことがあるが，圧迫にて色調が消退するときは紅斑と診断できる。点状出血は径 1 〜 3 mm で赤色から褐色調を呈する出血による斑点である。主として静脈圧が高い下肢などに認められ，出血であるから圧迫によって色調が変化することはない。止血機転の低下している徴候である。通常，平坦であるが，SHP，クリオグロブリン血症など血管炎を伴った出血などではやや隆起していることがある。溢血斑は種々の大きさと形を示し，色調も出血のタイミングにより赤色，紫色，青色，黄緑色などを呈する。平坦なものからやや膨隆しているものまである。毛細血管の内圧の上昇，低酸素あるいは無酸素状態で毛細血管の透過性の亢進，毛細血管壁の痙攣などが成因と考えられる。溢血斑は窒息死の診断上重要な徴候と考えられている。造血器疾患では Osler 病（遺伝性出血性末梢血管拡張症）に認められる紫斑が定型的である。上下眼瞼や鎖骨上窩から前胸部にかけての不定形紫斑ではアミロイドーシスが鑑別の対象になる。

④ 黄疸も皮膚の色調だけで評価することは困難である。結膜や他の粘膜の色調を参考にする。造血器疾患に特徴的な間接ビリルビンよりも直接ビリルビンのほうが黄疸を検知しやすい。皮膚の黄染はカロテン（カロチン）の過剰摂取でも来し得る。β-カロテンを豊富に含む食物の大量摂取により「皮膚カロテン症」として知られる皮膚の黄染を来す＊ β-カロテンは脂溶性でビタミン A の前駆物質であるが，β-カロテンサプリメントの常用歴の有無は診断の参考になる。「皮膚カロテン症」の病的意義は認められていない。

＊ Silverberg NB, et al. Generalized yellow discoloration of the skin. The diagnosis: carotenemia. Cutis 93: E11-12, 2014.

2. 目

① 黄疸は眼球結膜，貧血・多血症は眼瞼結膜で感度よく徴候が認められる。重症貧血や血小板減少では網膜出血を認めることがある。多血症では網膜静脈の怒張・蛇行を認める。

② 高粘稠度症候群では網膜静脈が拡張し，所々で分節を作ってソーセージ状を呈する，特徴的な像を示すことが特徴とされている。

③ 複視などの視力障害を訴えるとき，注意深い診察により病変部位の確定に迫ることができる。

④ 造血器腫瘍が髄膜播種を来したときには乳頭浮腫を生じることがある。

3. 口腔

① 口腔粘膜は貧血により蒼白になり，鉄欠乏性貧血では乾燥を伴うようになる。口腔粘膜の潰瘍は化学療法，とりわけメソトレキセート，アルケランなどの粘膜障害の一部症状として認められることが多い。ある種の骨髄異形成症候群はベーチェット病様の症状の部分症として口内炎を来すことがある＊。

＊ Kimura S, et al. Trisomy 8 involved in myelodysplastic syndromes as a risk factor for intestinal ulcers and thrombosis--Behçet's syndrome. Leuk lymphoma 42: 115-121, 2001.

② 歯肉腫脹は急性単球性白血病に特徴的であるとされている。

③ どのような出血性疾患においても歯肉出血は認められる。

④ 悪性貧血を含む巨赤芽球貧血や鉄欠乏性貧血においては舌乳頭が萎縮し，舌の異常感覚や舌痛を伴う。

⑤ アミロイドーシスにおける巨舌は有名で，舌に歯列の圧痕を作る。

4. リンパ節

① 悪性リンパ腫においては，どのリンパ節，どの領域のリンパ節群もおかされ得る。頸部リンパ節腫脹を訴えることが多いが，表在リンパ節は腋窩，肘部，鼠径，大腿，膝窩，それぞれのリンパ節をチェックする。

② 正常成人では通常鼠径部リンパ節以外の表在リンパ節を触れることは少ない。

③ 頸部，鼠径部，特に後者にはやや硬いリンパ節を触れることがあるが，一般に，小豆大までの扁平な，可動性のある，圧痛のないリンパ節であれば特に問題となることはない。

④ 球形を呈する腫大リンパ節は異常ととる。

⑤ 発熱を伴っているか，圧痛が強いかなどは炎症との鑑別に有用だが，絶対ではない。

⑥ 通常，悪性リンパ腫では可動性があり，やわらかく，圧痛を伴わないなどといわれているが，可動性がなくて，硬く，固形癌の転移のように思われても悪性リンパ腫は否定できない。また，急速に大きくなるリンパ節は炎症であっても腫瘍であっても，被膜が緊張し，圧痛ばかりか自発痛を伴うことがある。

5. 胸部

① 胸骨の圧痛，叩打痛は白血病でしばしば認められる。自発痛として主訴になることもある。肋骨，脊椎などの圧痛，疼痛を伴うことも多い。たいていは，腰痛，腸骨痛を伴う。痛みは激烈なことが多く，場合によっては十分な鎮痛効果を得るためには麻薬が必要である。
② 骨痛の原因の大部分は骨髄での細胞増殖が激しく骨膜を伸展させているためと考えられており，G-CSF を使った末梢血幹細胞採取時の骨痛と同様な機序と考えられている。
③ 骨髄腫に伴う胸骨痛では，逆に骨破壊的な変化による疼痛であるため，圧迫が強すぎると骨折を誘発する恐れがある。肋骨も全く同様である。椎体の骨折を伴っていることも多い。骨髄腫の場合は，骨の破壊的な変化は骨全体に均等に進行するわけではないので，慎重な触診が必要である。

6. 脾

① 代表的な造血臓器のひとつなので，血液疾患，特に造血器腫瘍の際に脾腫が合併することが多い。
② 健常人の脾は 150 g 程度で左腹腔上部背側，左横隔膜下に固定されている。したがって，打診，触診は仰臥位で触れなければ，必ず右側臥位でも行う。
③ 脾は一般には触診にて触れることはなく，触れる場合は診断上意義のある所見である。
④ 脾は通常触れないので，脾濁音界の拡大の有無を評価することになる。中腋窩線上で，下方が第 12 肋骨を超え，前方が中腋窩線を超えるとき，脾腫を疑う。
⑤ 骨髄増殖性疾患，慢性白血病，悪性リンパ腫等，さまざまな造血器疾患において脾腫を大なり小なり認める。
⑥ 脾腫は硬い場合も軟らかい場合もあるが，巨脾を呈するような骨髄増殖性疾患の場合は硬く触れることが多い。
⑦ 脾腫の合併は一般に予後不良の徴候で，治療に対する反応を敏感に汲み取ることができるので，図に書いて経過を追いかける。可能ならマーカーで皮膚に印をつけるなど細かく観察してゆくことは重要である。

7. 肝

① 肝臓も脾臓と並んで代表的な造血臓器のひとつである。肝脾腫といわれるように，肝臓は脾臓と同時に病変を作ることが多い。大きい腹部臓器なので打聴診で評価が脾臓よりも詳しくできる。しかしながら，さまざまな肝疾患を中心に肝腫，肝の変形を来すので，肝臓が触れるからといって，造血器疾患の診断上，必ずしも意義のある所見ではない。脾腫の有無，他疾患の鑑別との関連で総合的に判断する必要がある。
② 右鎖骨中線上，肋骨弓下に 1～2 横指を触れても異常とはとらない。打診上，右鎖骨中線上で男性は 10 cm，女性は 8 cm 程度であれば腫大とはとらない。肥満，腹筋は常に打聴診の妨げになる。皮下脂肪をうまく避ける，腹筋の緊張を上手に除く技を身につける必要がある。
③ 診察ベッドに仰臥位になった患者の肝脾腫の評価をするためには，まず患者の精神的な緊張を解いてリラックスさせる。両下肢を曲げて腹筋の緊張をとる。不器用な患者に対しては腹式呼吸を 2～3 回練習させる。大きな呼気の後から触診を始めるなどの工夫が必要である。
④ 肝臓もさまざまな造血器疾患に関連して腫大する。しかしながら，肝疾患の合併を除けば脾臓ほど硬くなることはなく，やはり病勢の指標となり得るので，肝腫を認めた場合でも脾臓と同様に，図に書いて追いかける，皮膚にマーカーで印をつけるなどして観察してゆくことが重要である。

8. 神経系

多くの血液疾患で神経学的な異常を来すので，系統的な神経系の評価が必要である。白血病や悪性リンパ腫では髄膜浸潤，出血，感染を来す頻度が高いので，頭痛，視力障害，脳神経症状などを来したときには神経学的評価が必要である。脊髄症状は脊椎骨折に伴い多発性骨髄腫に多く認められる。圧迫骨折により対麻痺，膀胱直腸障害が進行するので，整形外科において圧迫を解除したところ，形質細胞腫であったということは珍しくない。

 仮診断のポイント

主訴，現病歴，既往歴，家族歴，薬剤使用歴などの必須の病歴を聴取し，身体所見によって得られた情報を有機的に集約・評価・整理し，おおよその仮診断（tentative diagnosis）を考える。これは検査の的を絞り，その後，確定診断のために必要な検査を抽出し，どのように実施していくか，他科への依頼や助言を求めることが必要か，緊急検査が必要か，入院検査・治療が必要か，外来通院でよいか等の決定の根拠となる思考過程であり，臨床医としての幅広い知識と，磨かれたスキルが要求される。比較的簡単に診断の的が絞れる場合もあれば，鑑別が困難な場合は検査の途中で仮診断の再評価のため，再度，病歴聴取・身体所見を取り直すことも日常的に経験される。

 検査のポイント

① 各種検査は仮診断に基づき，必要十分な項目に絞って行うべきである。最近では自動血球計数器が普及しているので，全血算（complete blood count；CBC）*，白血球 5 分画，網状赤血球は時間をおくことなく判明する。RDW，MPV，PDW 等のデータ ** も与えられることが多いので，これで末梢血球異常の種類と程度が明らかになるし，骨髄における造血環境がおおよそ評価できるようになった。

* 白血球数，赤血球数，ヘモグロビン，ヘマトクリット，MCV，MCH，MCHC，血小板の基本 8 項目をいう。

** RDW（red cell distribution width）とは，赤血球粒度分布，顕微鏡下で赤血球の直径を測定して算出した分布を Price-Jones 曲線と呼ぶが，この曲線をイメージして，その標準偏差等を指標に計算したもの。MPV（mean platelet volume）とは，文字どおり赤血球恒数 MCV の血小板における指標。PDW（platelet size distribution width）とは，赤血球の RDW の血小板における指標。

② 鉄欠乏が疑われる場合は血清鉄，総鉄結合能，フェリチンが必要であろう。

③ 黄疸，脾腫などから溶血性貧血を疑う場合はビリルビン，LDH などをオーダーする。

④ 出血傾向についても，診断に迫るためには異常を見出して確定診断への最短コースを狙ったスクリーニング検査を実施する。PT，APTT，フィブリノーゲン，必要に応じて D-dimer，FDP，AT-III，TAT，PIC 等を適度の組み合わせでオーダーする。

⑤ 自動血球計数器が普及しても末梢血の塗抹標本の価値は変わらない。血球異常は必ず顕微鏡下で確認するべきである。

⑥ 不自然な血小板減少を観察したときは，血小板の EDTA 凝集についてチェックをするとともに，採血時に時間がかからなかったか等の確認は必要である。血球測定までの時間も重要である。

⑦ 伝染性単核球症を疑うときは異型リンパ球のチェックを欠かさない。顆粒リンパ球を評価したいときは必ず油浸で確認する。

⑧ 血液疾患の診断には血液検査室との緊密なやりとりが必須であるので，臨床検査部と連絡を密にして診療に当たることが大切である。検査のオーダーに当たってはその検査の目的や異常値について熟知していなければならないことは当然である。

⑨ 診断上必要な検査は絶対に欠かしてはいけない。同時に，各検査ごとにどれだけの負担が臨床検査部にかかるかも了解しておくことは，必要性の低い検査で臨床検査部に無用の負担をかけることを避けることになる。

⑩ 検査計画を立てるに当たって，検査の順序，検査の禁忌にも配慮が必要である。悪性貧血の診断の骨髄穿刺の前に Schilling 試験（最近は行われなくなった）をしてしまうと，定型的な巨赤芽球が観察されなくなり骨髄検査の意義を失う。骨髄腫やマクログロブリン血症では画像診断に造影剤の使用は非常に危険である。

 治療方針決定のポイント

正しい治療方針の決定のためには，正しく病態，病勢を診断する必要がある。悪性リンパ腫においては病期の評価は治療決定のための大きな指標となっている。主要臓器の予備能力の評価も大切である。高齢者は種々の合併症を持っており，これにより治療が大きく制限を受けることがあるが，主要臓器にサブクリニカルな異常がある可能性を念頭に置いて治療に当たることは重要である。肺結核の既往，肝炎の既往などは意識的なモニターを実施しながらの治療が必要である。常用薬が治療の妨げになることもある。

近年，外来化学療法に力点が置かれるようになり，外来にてかなり強力な化学療法が実施されるようになってきた。在宅で患者の急変を来したときの病院の速やかな対応は必須である。

CASE1　汎血球減少症，発熱

患　者
- 70歳，女性

現病歴
- 20年来の関節リウマチ（RA）にて，近所の整形外科医院通院中であった独居女性。プレドニン（PSL）2.5 mg/day，リウマトレックス（MTX）6 mg/week でコントロールは良好であったが，最近左膝関節痛が悪化してきていた。しかし，膝関節については MRI 上滑膜の増殖を認めず，RA の病勢の悪化とは考えられていなかった。一方，L4/5 の椎間板ヘルニアは脊柱管を強く圧排しており，これについては手術加療を検討されていた。
- 一方で，3カ月ほど前から，薬剤の飲み間違い，誤って過量に服用してしまうというエピソードで2回の入院歴（ソラナックスの過量内服と考えられた）がある。
- 3週間ほど前から食欲不振が出現，数日前から口腔内びらんが出現・増悪してきており，口腔粘膜痛を主訴に救急搬送，汎血球減少を認めたため緊急入院となる。

既往歴
- 関節リウマチ，出血性胃潰瘍，高血圧，帯状疱疹後神経痛，骨粗鬆症，高尿酸血症，常習便秘など。アレルギー歴なし。

身体所見
- JCS level 1，GCS E4,V5,M6。
- HR 100/min，整。BP 143/63 mmHg，Temp 37.3℃，$SpO_2$95%。
- 口腔内びらんは著明で，全体に発赤腫脹を伴う粘膜出血を認める。頭頸部をはじめ表在リンパ節腫脹を認めず。
- 四肢には新旧の皮下出血を認めるも，特に出血点は認めず。
- 呼吸音は清，心音雑音聴取せず。
- 腹部は平坦，圧痛なし，腸蠕動正常，肝脾触知せず。

検査結果
- 表1参照。
- 血中の MTX は感度以下。
- 骨髄塗抹標本（胸骨）：NCC 2,500/μL，Meg. 0/μL，M/E 4.6，Erythroid 9.2%，Myeloid（Eosin 18.4%）42.2%，lymphoid 39.6%，Plasma cell 6.6%。
- 低形成骨髄，芽球や明らかな異形成を認めず，赤芽球は減少，巨核球は認めず，好中球は著明に減少，好酸球，リンパ球，形質細胞の相対的増加を認める。

臨床経過
- 病歴，骨髄所見，口腔粘膜障害などより，MTX を誤って過量に，あるいは連日内服したものと考えられた。血小板減少に対しては濃縮血小板（platelet concentrate，PC）製剤の輸血を適宜実施した。間欠的な悪寒戦慄を伴う発熱性好中球減少症に対してはクリーン・ルームに収容するとともに G-CSF と抗生剤で対応した。血液培養によって細菌の同定には至らず，G-CSF と CFPM → CFPM+TEIC，キャンディン系抗真菌剤，CFPM → MEPM などの抗生剤治療をしていたが，発熱はコントロール不十分なまま経過した。しかしながら，血球の回復とともに熱型は改善していった。第5病日には好中球は 500/μL を超え，汎血球減少症もゆっくりと回復に向かっていった。このような臨床経過からも，今回のエピソードは MTX による骨髄抑制が原因であったと考えられる。
- しかし，入院後は MTX を中止しているためと思われるが，CRP は 2～4 mg/dL で経過するようになり，両側手関節，両側股関節，膝関節の腫脹・疼痛を来すようになったため，RA

表 1

CBC		下限値	上限値	単位	生化学		下限値	上限値	単位	血清・凝固・その他		下限値	上限値	単位
WBC	8	35	70	x10^2/μL	AST	30	8	35	U/L	CRP	16.4	0.0	0.5	mg/dL
RBC	193	350	510	x10^4/μL	ALT	14	5	40	U/L	IgG	977	870	1700	mg/dL
Hb	6.6	11.7	15.8	g/dL	AlP	149	100	360	U/L	IgA	339	110	410	mg/dL
Ht	19.7	37.0	49.0	%	CPK	16	40	200	U/L	IgM	97	46	260	mg/dL
MCV	102.2	80.0	98.0	fL	LDH	140	80	230	U/L	PT	84	70	130	%
MCH	34.3	27.5	33.2	pg	S-AMY	58	30	130	U/L	APTT	28.1	25.0	40.0	sec
MCHC	33.6	31.0	35.5	%	T-Bil	1.21	0.20	0.80	mg/dL	Fibrinogen	526	180	350	mg/dL
RDW	16.4	11.5	14.5	%	TP	6.1	6.0	8.0	g/dL	AT-III	82	70	130	%
PLT	0.6	14.0	35.0	x10^4/μL	UA	7.5	2.0	6.0	mg/dL	D-dimer	3.6	0.0	1.5	μg/mL
PCT	0.006	0.148	0.296	%	BUN	31.7	8.0	20.0	mg/dL	βD-glucan	17.3		<20.0	pg/mL
MPV	9.3	7.1	10.1	fL	CRE	1.38	0.40	1.20	mg/dL	アスペルギルス抗原	0.2(-)			
PDW	20.2	16.6	18.9	%	Na	135	135	147	mEq/L					
Retics	1.2			%	K	4.3	3.5	4.8	mEq/L					
塗抹標本					Cl	98	95	110	mEq/L					
stab	6			%	Ca	8.9	8.5	11.0	mg/dL					
seg	21			%	BS	74	60	110	mg/dL					
eosin	11			%	Fe	136	55	110	μg/dL					
baso	0			%	UIBC	58	139	297	μg/dL					
mono	2			%	Ferritin	1566.0	3.6	114.0	ng/mL					
lymph	60			%										

の再燃を来したものと判断したが，MTX を再開することは危険と考え，PSL を 5mg/day に増量したところ，炎症所見および自覚症状は著明に改善した。なお，本症例では RF は陰性であったが，抗 CCP 抗体は 29.5 U/mL と陽性であった。

● 服薬の間違いを何度も繰り返し，いずれも生命の危機に瀕しており，重大な問題と考え頭部 MRI を実施したところ，海馬の萎縮を認めたため，Alzheimer 型認知症と診断，当院の神経内科よりレミニールの投与が開始され，リハビリを進め，ADL を回復させ，ようやく独歩が可能となり，第 52 病日，退院とした。

● なお入院時投与されていた薬剤は，

1　リウマトレックス（2 mg）　3 cap/week　分 3，12hr 毎，水曜日朝より
2　フォリアミン（5 mg）　1 錠，分 1 朝食後，金曜日
3　エディロール（0.75 μg）　1 錠，分 1 朝食後
4　エビスタ（60 mg）　1 錠，分 1 朝食後
5　ユリノーム（25 mg）　1 錠，分 1 朝食後
6　ウラリット　4 錠，分 2 朝夕食後
7　プレドニン（5 mg）　0.5 錠，分 1 夕食後

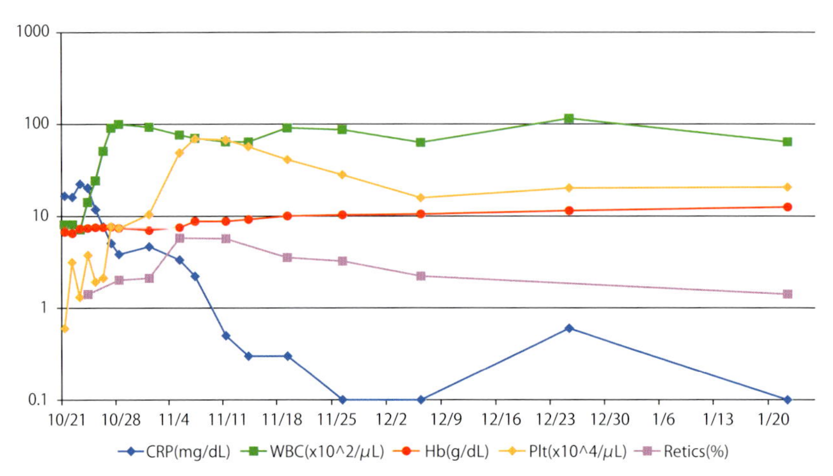

図 1　血球の臨床経過

8　ノイロトロピン（4単位）　3錠，分3食後

解　説

- 本症例はさまざまな医学的，さらには社会的問題点を孕んでおり，入院から退院に至るまで多職種の職員の関与と時間を必要とした。患者は，高齢，認知症，独居，慢性基礎疾患といった種々の問題点を抱えながら，何とか日常生活を送っていたが，限界を感じて，救急外来を受診するに至った。詳細な病歴を聴取することは不可能であったし，現在の正確な投薬内容を把握することにも困難を感じた。唯一，当院への入院歴が2回あることで，入院歴からかなりの情報を入手することができた。
- 患者は発熱と口腔内の多発性のびらんによる疼痛，および出血による摂食困難を主訴に当院救急外来を受診し，ここで著しい汎血球減少症を認め，原因精査および加療のため入院となった。
- 出血を伴う血小板減少に対してはPCの輸血にて対応し，1回目10単位投与により，1時間後の血小板が5.5万まで上昇し，輸血が有効であり，破壊・消費の亢進ではないことを確認し，当面補充で対応できると判断された。
- 発熱性好中球減少症に対しては広域抗生剤にて対応すると同時にG-CSFの投与も適宜行っている。原因菌については同定できなかったが，血球の回復とともに発熱，CRPなどの感染による炎症反応は消退していった。
- 口腔の著しい粘膜障害や汎血球減少症の原因については，これまでの鎮静剤過量摂取による入院の履歴，RAに対してリウマトレックスが処方されていたことから，服用量は不明ではあるが，リウマトレックスの過量服用，誤服用による粘膜障害と骨髄抑制が考えられた。
- リウマトレックスの服用量，時期などが不明であったため，粘膜障害や骨髄抑制がいつまで持続するか予見ができなかったが，骨髄穿刺の結果，骨髄は著しい低形成ではあるものの，好中球系の分化傾向がある程度確認できたため，骨髄抑制はそれほど長くは続かないものと判断された。
- 好中球はG-CSFによく反応して，比較的短期間で回復を示した。血小板は当初，輸血を必要としたが，やはり速やかに回復し，入院2週目にはovershootを来した。この時期に一致して網状赤血球も増加に転じ，貧血もゆっくり回復していった。
- 実際，臨床経過は概ね我々の予想どおりではあったが，認知症やRAによるADLの低下が，今回のエピソードで悪化を認めたため，リハビリを積極的に行い，MSWが入り，キーパーソンである長男と同居して療養を続けることとし退院となった。

2章 リンパ節腫脹

基礎知識

- 正常リンパ節の大きさは通常直径 10 mm 以下であり，これを超えるリンパ節はリンパ節腫脹と考える。リンパ組織の過剰反応を来しやすい小児，若年成人では病的意義なくリンパ節を触知することが多い。成人では健常状態でも鼠径リンパ節の触知は可能（5 ～ 10 mm）であり，その他の部位でも過去の感染の既往などによりリンパ節を触知することがある.
- 原因疾患は炎症性と悪性腫瘍に分けられる。若年者では炎症性疾患が比較的多いが，中高年者では悪性腫瘍の割合が高い *。腫脹リンパ節が円盤形を保っており 20mm までであれば腫瘍性の腫脹は考えにくい。可動性は一般に良好で，これを欠くものは小さくても病的腫脹を考える。リンパ節腫大も 20mm を超えると悪性の可能性が高くなる **。

  * Lee T, et al. Lymph node biopsy for diagnosis: a statistical study. J Surg Oncol 14: 53-60, 1980.

  ** Steinkamp HJ, et al. Cervical lymphadenopathy: ratio of long- to short-axis diameter as a predictor of malignancy. Br J Radiol 68: 266-270, 1995.

- リンパ節に自発痛，圧痛が明らかであり，球形に腫脹していれば感染を考える。急性であればあるほど疼痛は著明で緊満感をもち，かつ軟らかい。腫瘍性のものは縮小傾向を示さず，増大傾向を示すのが通常であるが，T 細胞性リンパ腫，濾胞性リンパ腫，ホジキンリンパ腫などでは経過とともに縮小する場合があるので注意が必要である。
- 年齢に関係なく結核によるリンパ節腫脹は見逃してはならない。感染症を考える場合は HIV 感染も見逃せない。
- 確定診断はあくまでもリンパ節生検による組織学的な評価によって行われる *。針生検が有用である場合も多いが，十分な検体が採取できないことも多い。結核性リンパ節炎の場合，安易にリンパ節を穿刺すると難治性の瘻孔を形成する恐れがあるため，針生検は適応を慎重に検討する。

  * Ben-Yehuda D, et al. Image-guided core-needle biopsy in malignant lymphoma: experience with 100 patients that suggests the technique is reliable. J Clin Oncol 4: 2431-2434, 1996.

問診のポイント

1. 出現時期

- 数日のうちに腫脹し，発熱を伴い有痛性の場合はウイルス性感染症などを疑う。
- 数週から数カ月かけて進行し，無痛性の場合は悪性疾患を前提に検索を進める。
- 悪性リンパ腫および急性白血病でも急速に腫脹する場合は，腫瘍の急速な増大に伴うリンパ節被膜の伸展でも痛みが生じるため注意が必要である。

2. 経過

- 腫瘍性の場合は，持続的に増大し，縮小傾向を認めないことが多い。しかし濾胞性リンパ腫などの

低悪性度 リンパ腫やある種のT細胞性リンパ腫では，リンパ節が自然に縮小するかまたは縮小と腫脹を繰り返すことがある。ホジキンリンパ腫でも同様な傾向を認めることがある。

- 悪性リンパ腫の場合は，しばしば急速に全身性に腫脹を来すが，癌の転移では全身性になることはまれである。

3. 既往歴

- 結核・自己免疫性疾患・アトピー性皮膚炎などの既往，薬剤の服用歴，ペット飼育歴，HIV 感染症の有無を聴取する。
- 関節リウマチなどでは methotrexate などの免疫抑制薬の使用の有無を聞くことが重要である*。

* Habermann TM, et al. Lymphadenopathy. Mayo Clin Proc 75: 723-732, 2000.

4. 全身，局所症状

- 感染性リンパ節炎では発熱や全身倦怠感などの全身症状を認めることが多い.
- 悪性リンパ腫では，ホジキン リンパ腫における Pel-Ebstein 型発熱（約1週間の弛張熱と 2～3 週間の平熱を繰り返す）が有名だが，定型的な発熱の頻度はまれで特異性もあまりなく，体重減少や寝汗などの B 症状のひとつと認識して重要な症状ととる。時に全身掻痒感が認められる*。

* Talbot TR. Cases from the Osler Medical Service at Johns Hopkins University. Hodgkin's disease with Pel-Ebstein fevers. Am J Med 112: 312-313, 2002.

- 歯科および耳鼻科領域の炎症で頸部リンパ節腫脹を認めることがあり，う歯やピアス使用の有無についても注意が必要である。

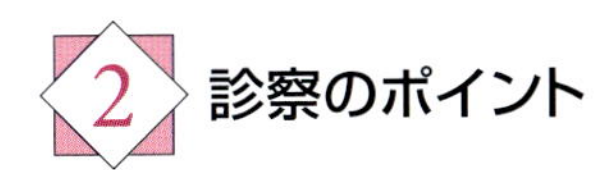

2 診察のポイント

1. リンパ節腫脹の部位

- 全身性の場合は，ウイルス性感染，自己免疫性疾患，白血病，リンパ腫などを考える。
- 局所性リンパ節腫脹の場合は，局所炎症，癌の転移，結核などを考える。

2. 腫脹リンパ節の性状

- 腫大しているのはリンパ節か否かの判断が必要である。リンパ節の大きさ，数，硬さ，部位（局在性 / 全身性），圧痛の有無，下層軟部組織との癒着の有無，肝脾腫の有無などを診察する。
- リンパ節の性状は，炎症性の場合，表面は平滑でやわらかく可動性があり，強い自発痛・圧痛を認める。一方，癌の転移では，表面が不整で著しい硬さを示し，相互に癒合し可動性がなく，自発痛・圧痛のないことが多い。悪性リンパ腫では表面は平滑であるが，充実性で比較的やわらかく，可動性があり圧痛はないことが多い。ただし急速に増大するときは疼痛（リンパ節の被膜が引っ張られることによる自発痛・圧痛）を訴えることがある*。

* Bazemore AW, et al. Lymphadenopathy and malignancy. Am Fam Physician 66: 2103-2110, 2002.

- リンパ節腫脹の好発部位に触れる腫瘤がすべてリンパ節というわけではない。Warthin 腫瘍などを含む耳下腺腫瘍，顎下腺などの唾液腺腫脹，甲状腺腫瘍，正中・側頸嚢胞，粉瘤などは常に鑑別に上がる。頸部の神経鞘腫をリンパ節腫脹と誤診することがあるので，これには注意が必要である。

上記を踏まえて，具体的な問診の聴取と身体所見の評価

① 身長，体重，血圧，脈拍，呼吸，体温
② リンパ節の疼痛の有無
③ 悪寒，発熱，体重の変化，寝汗
④ 関節痛・関節腫脹
⑤ 皮疹，掻痒感

⑥ 動物との接触歴，常用薬
⑦ 腫脹リンパ節の広がりと性状，圧痛の有無
⑧ 咽頭・扁桃の病的所見の評価
⑨ 肝脾腫の評価

検査のポイント

- 血液検査，胸部 X 線撮影をまず行い，その結果で非腫瘍性疾患が疑われたら，ウイルス抗体価，自己抗体，細菌学的検査などを行う．
- 血液検査では必ず白血球像を顕微鏡下で確認し，異型リンパ球や異常リンパ球を確認することが重要である。局所的な細菌感染によるリンパ節腫脹では特異的な徴候は得られない。ウイルス感染では白血球，血小板などは減少していることが多い。定型的には顆粒球減少による白血球減少である。悪性リンパ腫や転移性癌が骨髄まで進行していれば貧血が明らかに認められるし，有核赤血球が認められる。破砕赤血球を認めたときは凝固系の評価が必要になる。
- 生化学的なデータは，局所的な細菌感染によるリンパ節腫脹では特異的な徴候は得られない。ウイルス感染では軽度でも肝細胞障害を示すことが多い。特に伝染性単核球症（infectious mononucleosis；IM）を疑うような場合，肝細胞障害は明らかで，AST>ALT であること，これらの値に比して LDH，ADA の上昇が目立つことが特徴である。この場合，LDH アイソザイムは LDH2-3 と LDH4-5 を足したようなパターンを示す。このようなときは可溶性インターロイキン 2 受容体（soluble IL-2 receptor；sIL-2R）やフェリチンも上昇している。
- 血小板減少が著明なときは血球貪食症候群（hemophagocytic syndrome；HPS）に入っていく可能性を考え，凝固系などもチェックする。結核などでも診断が遅れ，結核治療に入れないと HPS を来す可能性のあることを念頭に置いて検索を進める。悪性リンパ腫においては IM のような特徴的な血液像を示すことはないし，一般に LDH を除いて明らかな肝障害は認められない。sIL-2R の上昇が特徴である。sIL-2R の上昇はウイルス感染でも認められるが，悪性リンパ腫に匹敵するほどには上昇しないのが通常である。HPS を来すとウイルス感染が原因の場合でもすぐに 10,000 IU/L を超えるようになる。悪性リンパ腫においても同様に，病勢がきびしく，sIL-2R が高値で，B 症状が明らかな場合，HPS に入っていく可能性を考え，診断および治療を急ぐ。
- HPS は骨髄穿刺で血球を貪食しているマクロファージの増生を認めれば診断できる。HPS を起こしたウイルス感染，結核，悪性リンパ腫などの予後は不良なので，疾患に特異的な治療を急ぐ。可能であれば IL-6，TNFα，IFNγ，IL-10，IL-12 などのサイトカインを測定して，cytokine storm を証明すれば HPS の診断補助になる*。

* Ohno T, et al. The serum cytokine profiles of lymphoma-associated hemophagocytic syndrome: a comparative analysis of B-cell and T-cell/natural killer cell lymphomas. Int J Hematol 77: 286-294, 2003.

- 表在リンパ節腫大の原因について速やかに鑑別可能な情報が得られる検査は，超音波検査である。最近は解像度が飛躍的に向上し，血流などもアナログ，デジタルで表現でき，画像配信システムがあれば動画でも描出できる。おかげで数 mm 径のリンパ節の基本構造，つまりリンパ節門およびこれに出入する動静脈，皮質の性状を客観的に評価できるようになった。これで腫れているのがリンパ節か否か，リンパ節であれば基本構造は保てているかどうか，基本構造が保てていれば炎症が疑わしいし，壊死像なども明瞭に描出できる。基本構造が破壊されていれば悪性リンパ腫などの腫瘍性疾患が強く疑われる。転移性リンパ節腫脹であれば，周囲への組織やリンパ節相互の癒着の状態などから鑑別が行える*。

* Ahuja A, et al. An overview of neck node sonography. Invest Radiol 37: 333-342, 2002.

- sIL-2R が上昇する疾患は悪性リンパ腫以外でも多数認められるが，sIL-2R が 2,000 IU/L 以上の場合は，悪性リンパ腫を念頭に置いて精査をする必要がある。しかし，sIL-2R が低値でも早期または低悪性度群の悪性リンパ腫は否定できない。
- 白血病が疑われたら骨髄検査を施行し，リンパ腫が疑われたらリンパ節生検を行う。癌の転移が疑われた場合は，消化管内視鏡，CT，超音波，腫瘍マーカーなどで原発巣を検討する。

- 生検などでリンパ腫を診断した場合，PET にて病期を決定することが一般的である。最近は CT と組み合わされて PET-CT とも呼んでいる。これらにて得られた情報をもとに，病変部の詳細像を CT や MRI にてさらに詳細に確認し，治療の指標にする。

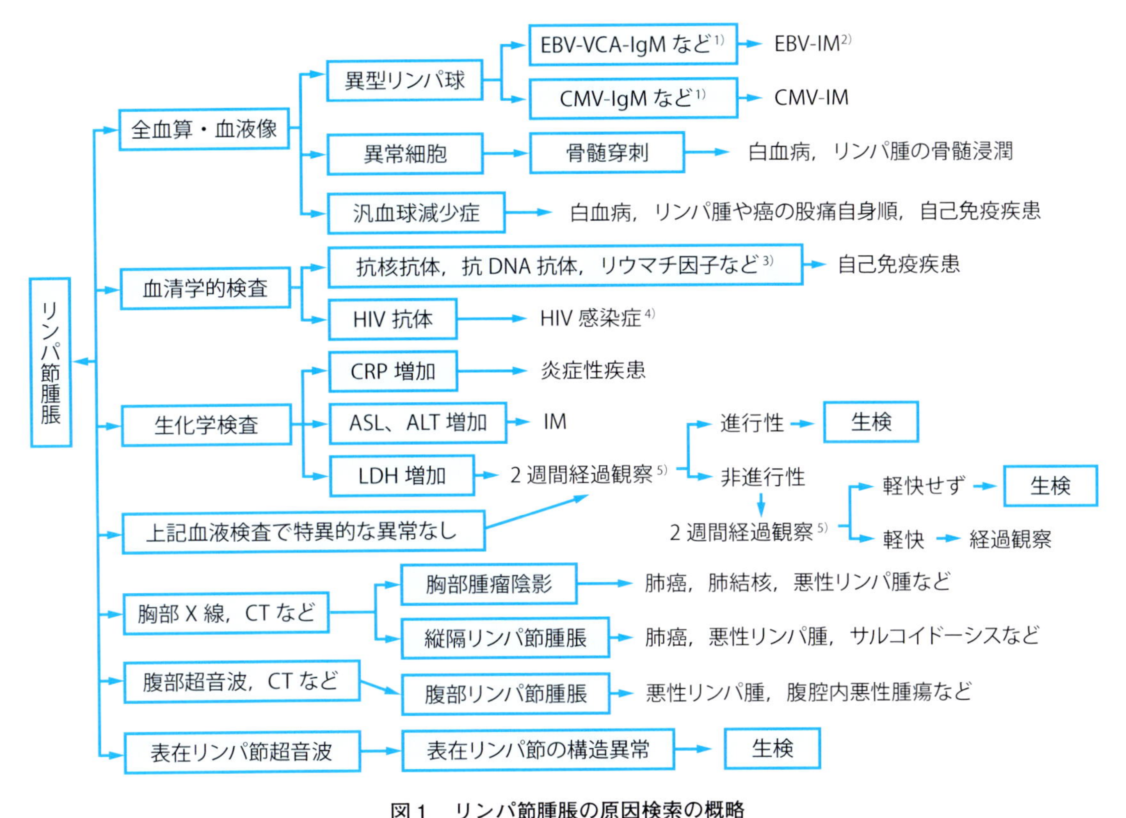

図 1　リンパ節腫脹の原因検索の概略

新津　望．悪性リンパ腫診療スキルアップ．東京：中外医学社：p.5，2012.

図 1 にリンパ節腫脹の鑑別診断のためのフローチャートを示した。概略を示したのみで実臨床はこれほど単純ではない。

1）〝など〟と示してあるのはほかにも検索項目があるということ，可能ならば EBV を疑う場合は VCA-IgG，EA（DR）-IgG，EBNA を FA で押さえておきたい。CMV に関しては IgG もできれば知りたいところ。
2）IM は infectious mononucleosis を示す。IM 様の反応を示すウイルス感染症は多い。ウイルスを同定することは一般に困難だが，軽症で一相性に経過することがほとんどである。
3）〝など〟と示してあるのはほかにも測定可能な血清学的指標があるということと，血清学的異常を認めなくても診断が可能な自己免疫疾患，膠原病は珍しくない。
4）急性の初感染のときもあれば，PGL（persistent generalized lymphadenopathy）のときもある。
5）2 週間放置するというわけではなく，熱型を調べたり，倦怠感，リンパ節腫脹の広がりの変化を追うという意味の経過観察である。

上記を踏まえた，具体的な検査計画

下記の鑑別診断に基づいて，下記を病態に合わせて適宜行う。

① CBC，白血球分画
② TP，Alb，T-Bil，D-Bil，AlP，AST，ALT，LDH，CK
③ CRP
④ 検尿一般，尿沈渣
⑤ ACE（サルコイドーシスを疑うとき）
⑥ Ca，随時尿中 Ca（サルコイドーシスを疑うとき）
⑦ トキソプラズマ（IgG，IgM 抗体，血中 / リンパ節中トキソプラズマ DNA）

⑧ 梅毒（RPR 定性，STS，梅毒 TPHA 定性）
⑨ EB（EA-IgG，VCA-IgG，VCA-IgM，EBNA）
⑩ HIV 抗体
⑪ HBs 抗原，HCV 抗体
⑫ HTLV-1 抗体
⑬ HIV-RNA（急性 HIV 感染症を疑うとき）
⑭ 抗核抗体，RF, 血清補体価（自己免疫疾患を疑うとき）
⑮ 胸部 X 線写真
⑯ 腹部超音波（脾腫と腹部リンパ節腫大の評価には欠かせない）*-***
⑰ CT（部位は特定できない，適宜必要に応じて決定する）*-***
⑱ 消化管内視鏡（消化管に腫瘍性疾患を疑うとき）
⑲ 穿刺吸引細胞診（生検に代わるものではない。解釈は慎重に行う）
⑳ リンパ節生検（当然ながら確定診断には必須）

* Ahuja A, et al. An overview of neck node sonography. Invest Radiol 37: 333-342, 2002.
** Lee Y, et al. Lymph node biopsy for diagnosis: a statistical study. J Surg Oncol 14: 53-60, 1980.
*** Pangalis GA, et al. Clinical approach to lymphadenopathy. Semin Oncol 20: 570-582,1993.

4 仮診断が得られたのち

上記の問診・身体所見に続き，検査（の一部）などを実施し，仮診断が得られたあとは，できるだけ速やかに専門医との情報交換が必要になる。実際，生検などをどの部位で実施するか，生検はどこに依頼するかについては専門科との相談の上で決定したほうがよい。

- 経験的治療として抗菌薬やステロイド投与を行うことは推奨されない。まず行うべきことは，治療でなく診断である。全身状態が許せば対症療法で対応する。
- サルコイドーシスや結核などを疑うときは呼吸器科，必要に応じて循環器科など臓器特異的にそれぞれ対処する。
- 同様に，耳鼻科，眼科，口腔外科など臓器特異的対応が必要な場合も，臓器特異的に対処する。
- 血液疾患を疑うときは血液内科に紹介する。白血病など緊急の対応が必要な場合は血液内科専門医との迅速な連携が必要になる。DIC または血球貪食症候群などを疑う場合はさらに迅速な血液内科専門医への紹介・相談が必要になる。
- 悪性腫瘍を疑う場合には生検を行い，診断が確定した後に，当該専門医による治療のために，必要に応じて加療目的の入院となる。

5 鑑別診断のポイント

表 1 にリンパ節腫脹を来す主な原因および疾患を示す。表 2 にリンパ節腫脹を来す原因となり得る薬剤を示す。

1. 頻度の高い疾患

a. 感染性リンパ節炎

局在性のリンパ節腫脹で発熱や上気道症状あるいは歯周炎，咽頭扁桃炎を伴っている場合に疑う。風疹やアデノウイルスでは全身性リンパ節腫脹を来すことが多い。

b. 伝染性単核球症（infectious mononucleosis；IM）

若年者で全身性リンパ節腫脹，肝脾腫，発熱を伴う場合に疑う。血液検査にて単核球増加を認める。EBV，CMV の初感染により発熱，全身倦怠，咽頭扁桃炎，全身リンパ節腫脹，肝障害，LDH 上昇，異型リンパ球増加などを来す。抗 EBV 抗体や抗 CMV 抗体を測定する。EBV-CVA-IgM 上昇，EBNA 陰性，CMV-IgM 上昇で診断する。EIA 法はスピードに優れるが定量性に難あり。FA 法は時間がかかるが，血清の希釈倍数で表記されるため経過を追うにも便利。後者を薦める。CMV-IM に比べて EBV-IM のほう

表1 リンパ節腫脹を来す主な原因または疾患

Ⅰ．感染

主に限局性

化膿性細菌，結核，非定型抗酸菌症，梅毒，鼠径リンパ肉芽腫（chlamydia trachomatis），らい，放線菌症（actinomyces israelii），ブルセラ症（brucella spp.），ツツガムシ病（orientia tsutsugamushi），猫ひっかき病（bartonella henselae），流行性耳下腺炎，野兎病（francisella turarensis）など

全身性

伝染性単核球症（EBV，CMV），風疹，麻疹，水痘，HIV 感染症，トキソプラズマ症（toxoplasma gondii），真菌など

Ⅱ．悪性腫瘍

悪性リンパ腫，慢性リンパ性白血病，原発性マクログロブリン血症，H 鎖病，癌や肉腫の転移など

Ⅲ．その他の腫脹

反応性増殖

好酸球性リンパ節炎（軟部好酸球肉芽腫症，木村病），薬物アレルギー，全身性エリテマトーデス，混合性結合組織病，若年性関節リウマチ，皮膚筋炎，シェーグレン症候群など

Langerhans 組織球症

好酸球肉芽腫症，Letterer-Siwe 病，Hand-Schuller-Christian 病など

脂質代謝異常症

Gaucher 病，Niemann-Pick 病

サルコイドーシス

キャッスルマン病

亜急性壊死性リンパ節炎（組織球性壊死性リンパ節炎，菊池病）

全身性 IgG4 関連疾患など

感染症で一般細菌以外にもリンパ節腫脹を来してくるリケッチア，原虫などは日常的ではないかもしれないが，一応鑑別の対象にしておいたほうがよい。Langerhans 組織球症や脂質代謝常は，通常小児科領域で診断される疾患ではあるが一応挙げた。

井野晶夫．リンパ節検査．浅野茂隆他監修．三輪血液病学．東京：文光堂：p.1897，2006.

表2 リンパ節腫脹を起こす薬剤

降圧薬	抗菌薬	その他
アテノロール カプトプリル ヒドララジン	ペニシリン系 セファロスポリン系 サルファ薬	アロプリノール スリンダク 金製剤 フェニトイン カルバマゼピン ピリメサミン キニジン プリミドン

井野晶夫．リンパ節検査．浅野茂隆他監修．三輪血液病学．東京：文光堂：p.1897，2006.

が症状・徴候が激しく，派手で，若年層（20 歳代，CMV-IM は 30 歳代）に多い。対症療法で 2 ～ 4 週間で軽快することが多いが重症化すると，血球貪食症候群を来す可能性もある。

c. 亜急性壊死性リンパ節炎（菊池病）

比較的若年に多く，特に若い女性での発熱を伴う頸部のリンパ節腫脹で疑う。血液検査で白血球減少を認める。確定診断はリンパ節生検による。

d. リンパ節結核

全年齢で発熱を伴い，周囲に癒着するリンパ節腫脹の場合に疑う。局在性のことが多い。リンパ節腫脹は数カ月～ 1 年にわたり，結核の既往のある患者，初感染の患者，いずれにも認められる。画像検査，血液検査をオーダーする。針生検が有用の場合がある。塗抹（抗酸菌検査），PCR，インターフェロン γ - 遊離試験などで診断する。圧痛を伴わない頸部リンパ節腫脹で発症することが多いが，胸部 X 線写真に異常がないこともある。

2. 重篤な疾患

a. 悪性リンパ腫

原因不明の局在性あるいは全身性の比較的軟らかい可動性のあるリンパ節腫大で疑う。しかし，可動性がなくても，硬くても，疼痛を伴っていても悪性リンパ腫の可能性は否定できない。発熱や体重減少などの B 症状を伴わない場合も多い。血液検査，CT，MRI，PET など画像検査をオーダーする。生検にて確定診断を得る。

b. 白血病

全身倦怠や発熱を伴う全身性リンパ節腫大，肝脾腫で疑う。多くは慢性リンパ性白血病である。急性白血病がリンパ節を腫らすことは Burkitt リンパ腫，リンパ芽球性リンパ腫などの白血化した場合を除けば少ない。血液検査にて一般に白血球増加，貧血と血小板減少を認めた場合には，専門医に相談し，緊急の対策が必要か否かを判断する。

c. 悪性腫瘍のリンパ節転移

頸部に生じた石様硬のリンパ節腫大では甲状腺癌，咽頭喉頭癌を，鎖骨周囲では消化器癌，肺癌，乳癌を，腋窩では乳癌，肺癌を疑う。血液検査，CT，超音波エコー，マンモグラフィ，内視鏡検査をオーダーする。

d. HIV 感染症

発熱を伴う全身性のリンパ節腫脹で疑う。慎重に問診を行い，リスクの高い行動があれば了承を得て HIV の検査を行う。急性 HIV 感染症のみならず，持続性全身性リンパ節腫大（persistent generalized lymphadenopathy；PGL）を来すことがある。多剤併用療法（HAART）中の免疫再構築症候群として全身性のリンパ節腫脹を来すこともある。必要に応じてリンパ節生検を行う。結核および非定型好酸菌の培養も行う。

3. まれな疾患

a. トキソプラズマ症

感染初期は伝染性単核球症（infectious mononucleosis；IM）と同様の症状を来す。血清にて抗体検査を行う。

b. サルコイドーシス

咳や呼吸困難，目のかすみなどの症状を伴う場合に疑う。胸部 X 線写真にて肺門部リンパ節腫脹を確認する。ACE 活性，血清・尿中 Ca 測定を行う。

c. 梅毒

リスクの高い性行動の傾向がある場合には疑う。第 1 期では鼠径部，第 2 期では全身のリンパ節腫脹が起こる。血清学的検査をオーダーする。HIV 検査，HBV や HCV など肝炎ウイルスの検査も同時に行ったほうがよい。

6 脾腫の鑑別診断

- 脾臓は基本的に 2 種類の構造からなり，2 種類の機能を果たしている。まず，白脾髄はリンパ節と同様，免疫組織として働く。動脈周囲のリンパ鞘と胚中心からなり，リンパ球の産生および成熟の場所である。次いで，赤脾髄は血管腔（脾索および脾洞）の内側を覆うマクロファージおよび顆粒球からなり，食作用器官として働く。抗体や補体に覆われた細菌，血液細胞，老廃した，または欠陥のある赤血球を除去する。また，赤脾髄は血液成分，特に白血球および血小板の貯蔵所としても働く。赤血球生成の最終段階でハインツ小体（Heinz body），ハウエル・ジョリー小体（Howell-Jolly body）などの封入体や核を除く。
- 脾腫はほとんどの場合他の疾患の部分症として触発するもので，まず原疾患を考えることが前提となる。しかしながら，その原疾患は限りなく多く，血液疾患ばかりではないことは論を俟たない。脾腫が巨大な場合，原因は，通常は慢性骨髄性白血病，骨髄線維症など，一連の骨髄増殖性疾患，慢性リンパ性白血病，絨毛リンパ球脾リンパ腫（splenic lymphoma with villous lymphocytes），有毛細胞白血病などの成熟 B 細胞腫瘍などである。
- 脾腫に伴う症状のほとんどは基礎疾患に由来するが，巨脾を来すと腹部膨満感の原因となる。左上腹部痛も起こり得るが，脾梗塞を来すと同部に激痛を来す。何らかの血球減少を認めたら，脾機能亢進の影響を考える。
- やせた人でも正常な場合は，脾臓は最大 3%でしか触れない。脾臓を触知する場合は，まず病的なものを考える。脾臓でない可能性も鑑別に入れるべきである。脾腫は触診，打診に加え，腹部 X 線写真，エコーなどがその評価には有用である。CT，MRI，シンチグラム，PET などによりさらに詳細な情報が得られる。
- 一般に脾腫の原因が特定できないときは，感染症の可能性を考える。地理的に特定の慢性感染症が多い地域では最優先の原因と考える。免疫グロブリン異常，リンパ節腫脹や末梢血の異常リンパ球を認める場合はリンパ増殖性疾患，自己免疫疾患を血清尿酸値，LDH，血清アルカリフォスファターゼ，カリウムなどの高値を伴うとき，肝疾患が除外されれば骨髄増殖性疾患を疑う。好中球アルカリフォスファターゼの上昇は骨髄増殖性疾患を，低下は慢性骨髄性白血病を考える。脾腫以外に異常を認めなければ経過観察とし，半年に一回，あるいは新たな症状が出てきたとき再評価を行う。

- 脾機能亢進症

脾機能亢進症は脾腫によって起きる血球減少症であるが，あらゆる原因で誘起される二次的な過程である。一般にその他の原因が共存してその重症度を上げない限り，貧血や，白血球減少，血小板減少は中等度であり，無症状である。球状赤血球症や黄疸が明らかな場合，赤血球はそれなりの形態的変化を来す。

- 摘脾後

正常な脾臓は莢膜を持つ細菌による感染症を強く抑制するので，摘脾を行う場合は肺炎レンサ球菌，髄膜炎菌，インフルエンザ菌についての予防接種が重要である。

- 脾破裂

脾腫があると，腹部への鈍的外傷の結果脾破裂が起こりやすくなる。一般には腹腔内に大量の出血を来し，腹痛，腹部膨満，出血性ショックを来す。脾臓の損傷が被膜下血腫にとどまれば疼痛が主な症状で，緊急の対策を必要としないこともある。摘脾，血管塞栓術ということになるが，特に小児の場合は細菌感染に対する抵抗性が減弱するのを防ぐため，できる限り保存的な方法を考慮する。

表3 脾腫の一般的な原因

脾腫の一般的な原因
Banti 症候群
肝硬変
門脈，皮静脈の圧迫や血栓症
感染症および炎症性疾患
急性感染症（伝染性単核球症，感染性肝炎，亜急性細菌性心内膜炎，オウム病など）
慢性感染症（粟粒結核，マラリア，ブルセラ症，梅毒など）
サルコイドーシス
アミロイドーシス
自己免疫疾患（SLE，Felty 症候群など）
骨髄増殖性およびリンパ増殖性疾患
悪性リンパ腫
慢性リンパ性白血病
慢性骨髄性白血病
真性多血症
本態性血小板血症
骨髄線維症
慢性，通常は先天性の溶血性貧血
遺伝性球状赤血球症
遺伝性楕円赤血球症
サラセミア
鎌状赤血球症
先天性ハインツ小体性溶血性貧血を伴う異常ヘモグロビン症
赤血球酵素異常症（ピルビン酸キナーゼ欠乏症）
蓄積症
リポイド（Gaucher 病，Niemann-Pick 病，Hand-Schuller-Christian 病など）
非リポイド（Letterer-Siwe 病など）
アミロイドーシス

木村昭郎他．血中板の分布異常（脾機能亢進症）．三輪史朗他編．血液病学．第2版．東京：文光堂；p.1249，1995.

CASE1 発熱，咽頭痛，頸部リンパ節腫脹

患　者
● 19 歳，女性

現病歴
● 10 日ほど前から左頸部のリンパ節腫脹を自覚するようになった。6 日前に近医受診，急性扁桃炎の診断のもと抗生剤の投与が開始されたが，当日，夜間から高熱を認めるようになり，昨日からは高熱が一日中持続するようになったため，本日，同近医から当院耳鼻科を紹介，耳鼻科にて扁桃に膿栓の付着，両側頸部リンパ節腫脹を認め，血液検査にて肝障害と異型リンパ球の出現を認めたため，当科紹介入院となる。

既往歴
●特記すべきものなし。

家族歴
●特記すべきものなし。

身体所見
●身長 160 cm，体重 48 kg，血圧 102/58 mmHg，脈拍 88/min，整。両側頸部リンパ節の腫脹を認める。腫脹リンパ節は軟，可動性で圧痛を認める。左扁桃に白苔を認める。胸部打聴診異常なし。腹部は平坦で軟，圧痛なし。肝脾を触知しない。神経学的な異常を認めず。皮疹なし。

検査成績
●表 1 参照。

表 1

CBC		下限値	上限値	単位	生化学		下限値	上限値	単位	血清・凝固その他		下限値	上限値	単位
WBC	125	35	70	$x10^2$/μL	AST	386	8	35	U/L	CRP	1.7	0.0	0.5	mg/dL
RBC	490	350	510	$x10^4$/μL	ALT	346	5	40	U/L	PT	79	70	130	%
Hb	13.2	11.7	15.8	g/dL	AlP	1577	100	360	U/L	APTT	44.4	25.0	40.0	sec
Ht	39.7	37.0	49.0	%	γGTP	340	0	72	U/L	Fibrinogen	214	180	350	mg/dL
MCV	81.0	80.0	98.0	fL	CPK	27	40	200	U/L	D-dimer	4.8	0.0	1.5	μg/mL
MCH	26.9	27.5	33.2	pg	ChE	236	185	430	U/L	sIL-2R	2220	145	519	U/mL
MCHC	33.3	31.0	35.5	%	LDH	895	80	230	-	CMV IgG	11.3(+)	2.0		EIA
RDW	12.3	11.5	14.5	%	T-Bil	2.03	0.20	0.80	mg/dL	CMV IgM	0.49(−)	0.8		EIA
PLT	11.2	14.0	35.0	$x10^4$/μL	TP	7.3	6.0	8.0	g/dL	EBV VCA IgG	80	10		倍
PCT	0.110	0.148	0.296	%	Alb	3.6	4.0	5.0	g/dL	EBV VCA IgM	40	10		倍
MPV	9.9	7.1	10.1	fL	A/G ratio	0.97				EBV EADR IgG	20	10		倍
PDW	16.7	16.6	18.9	%	UA		2.0	6.0	mg/dL	EBNA	<10	10		倍
Retics				%	BUN	9.3	8.0	20.0	mg/dL	HBs-Ag	Neg			
塗抹標本					CRE	0.78	0.40	1.20	mg/dL	HVC-Ab	Neg			
myelo	1			%	Na	141	135	147	mEq/L					
meta	0			%	K	3.9	3.5	4.8	mEq/L					
stab	14			%	Cl	102	95	110	mEq/L					
seg	23			%	BS	81	60	110	mg/dL					
eosin	0			%	S-AMY	44	30	130	U/L					
baso	0			%	Fe	26	55	110	μg/dL					
mono	8			%	UIBC	385	139	297	μg/dL					
lymph	41			%	Ferritin	224.2	3.6	114.0	ng/mL					
atypical ly	13			%	ADA	148.8	5.0	20.0	U/L					

●腹部・頸部エコー：肝脾腫を認める。腹腔内リンパ節周囲に腫脹を見出せず。
●頸部リンパ節の基本構造は保たれており，動静脈の走行にも異常を認めない。

臨床経過
●発熱，咽頭周囲の炎症性変化，頸部リンパ節痛，肝障害，異型リンパ球の出現などから伝染性単核球症と診断した。後になって，EBV の初感染が原因と判明した。安静・解熱剤を中心とする対症療法にて，発熱・肝障害は第 4 病日をピークとして次第に軽快していった。自覚症状が消失した時点で退院とし，肝障害の正常化を確認するまで外来通院とした（図 1，図 2）。

解　説
● Adolescence，young adult の発熱を伴う頸部リンパ節腫脹の多くは，ウイルス感染により，このような伝染性単核球症または IM 様の病態をとると考えてよいと思われる。肝障害を伴い，末梢血で異型リンパ球（図 3）を認めればほとんど診断は確定する。原因ウイルスは EB ウイルスが最も多いが，次いでサイトメガロウイルス（CMV）が多い。CMV の場合も，EBV と同様，初感染でこのような病態を示すが，EBV よりかなりマイルドであり，30 歳台，

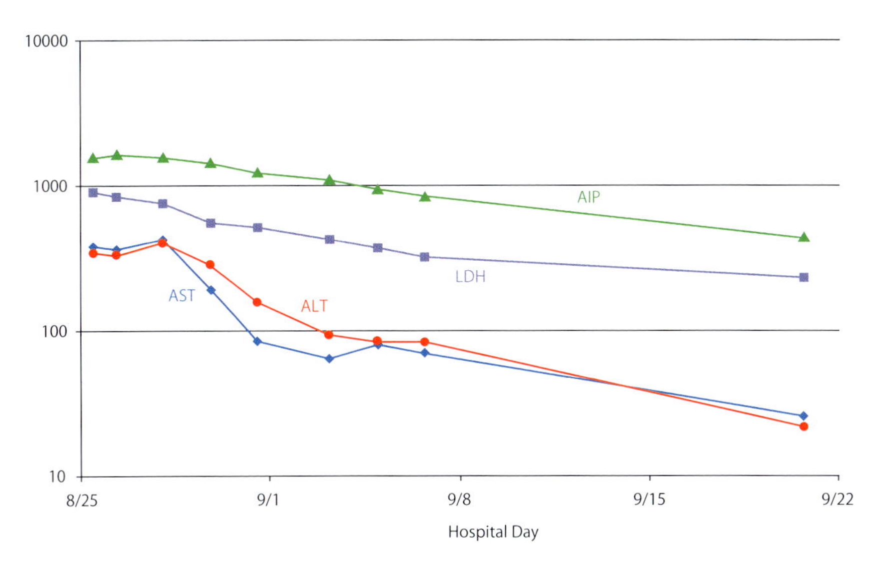

図１　肝障害の経過

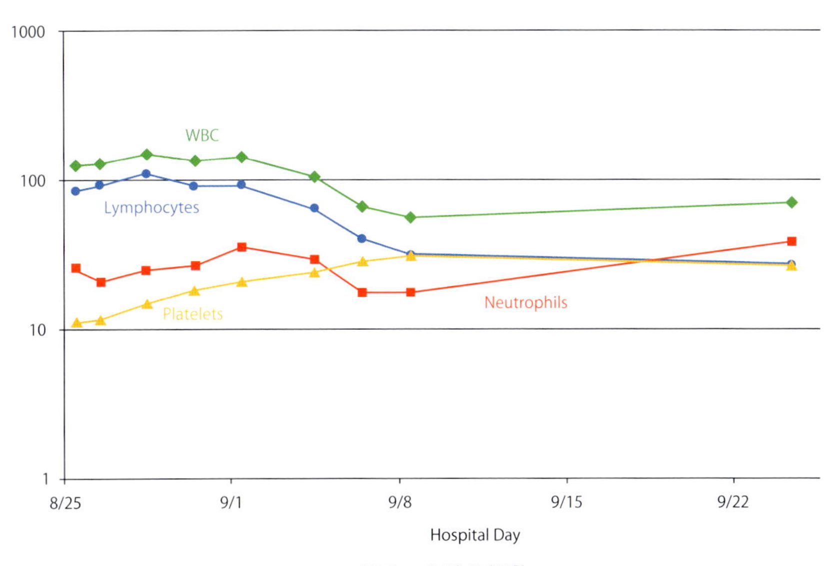

図２　血球の経過

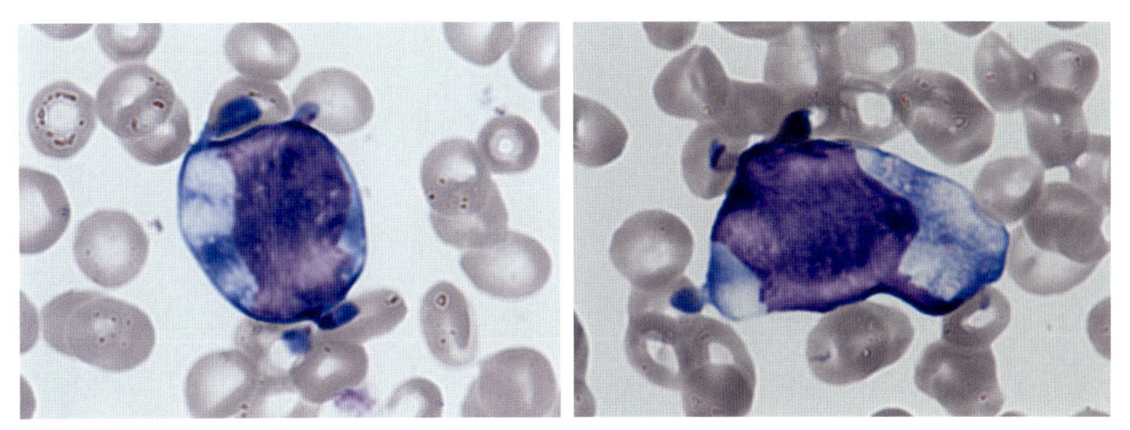

図３　異型リンパ球

40歳台の比較的高齢者に多い。もちろんウイルスが特定できないこともある。むしろこのようなことのほうが多いのかもしれないが，このような場合は一般に，病勢は，EBV，CMVと比べるとおとなしく，IMとして認識されないまま経過していることが多いのではないかと思われる。

- 本症例は，典型的なEBV-IMである。近年，小児期の衛生状態の変化によるのか，以前と比べるとずいぶん増加してきた。いわゆるkissing diseaseとしての初感染が多くなってきている。ウイルス関連血球貪食症候群（virus-associated hemophagocytic syndrome；VAHS）を来さない限り，対症療法で乗り切れる一相性の急性感染症として経過する。内科領域ではVAHSを来しても，ステロイドでcytokine stormを乗り切れることが多い。
- 肝障害は診断当初はAST>ALTのパターンが多く，これらの異常値に比してLDHが必要以上に高い印象を持っている。アイソザイムはLDH4,5+LDH2,3のようになる。ADAも肝細胞傷害に比して必要以上に高くなる傾向がある。T細胞の活性化を反映しているのであろう。同様にsIL-2Rの上昇も一般の急性肝炎時と比して高値をとる。また，マクロファージが動き出すとフェリチンが著明に上昇する。これらの指標がIMの病勢を示す重要なマーカーとなる。血球，とりわけ血小板が下がり始めて，これらsIL-2R, フェリチンが5桁に上昇するような勢いを見せるときはVAHSに移行する可能性が大きいものと考えてcoolingを早期から始めるべきである。
- 本症例のような典型的なIMでは，病勢は一相性に経過するので，肝障害もピークを越えたと判断できれば，必ずしも入院の必要はないが，時に解熱してからも食欲不振や倦怠感が強く残る症例も経験される。

CASE2 食欲不振，倦怠感

患者
- 22歳，男性

現病歴
- 生来健康であったが，2週間ほど前から食欲不振，倦怠感が出現，昨日他院を受診し異型リンパ球の出現と肝機能障害を認め，伝染性単核球症を疑われて当科紹介，本日受診，精査，加療の目的で入院となった。

既往歴
- アレルギーを含め特記すべきものなし。

家族歴
- 特記すべきものなし。

身体所見
- 身長174 cm，体重62 kg，血圧112/64 mmHg，脈拍72/min，整。体温37.8℃。両側頸部リンパ節の腫脹と圧痛を認める。腫脹リンパ節は軟，可動性で圧痛を認める。口腔内は異常なし。胸部打聴診異常なし。腹部は平坦で軟，圧痛なし。肝脾を触知しない。神経学的な異常を認めず。皮疹なし。

検査成績
- 表1参照。
- 腹部・頸部エコー：軽度の肝脾腫を認める。腹腔内リンパ節に腫脹を認めず。頸部リンパ節の基本構造は保たれており，動静脈の走行にも異常を認めない。

臨床経過
- 入院後，熱型は38℃を超え，頸部リンパ節痛，肝障害，異型リンパ球の出現などから伝染性単核球症と診断した。後日，CMVの初感染が原因と判明した。安静・解熱剤を中心とする対症療法にて，発熱・肝障害は第1病日をピークとして次第に軽快していった。自覚症状が消失した時点で退院とし，肝障害の正常化を確認するまで外来通院とした。

解説
- 症例1にきわめて類似している病態を示している。若年男性で，肝障害を伴い，末梢血で異型リンパ球を認めた。原因ウイルスは当初EBVと考えていたが，EBVは既感染であり，CMVの初感染であった。CMV-IMとしては平均よりかなり若い症例と考えられる。また，病像もCMV-IMにしては症状がやや重い印象を持った。年齢のせいであろうか？
- IMと診断できてしまえば，一相性の経過をたどることが予見できるので，自覚症状が消失すれば外来観察が可能と考える。

表 1

CBC		下限値	上限値	単位
WBC	59	35	70	$x10^2$/μL
RBC	502	350	510	$x10^4$/μL
Hb	15.3	11.7	15.8	g/dL
Ht	44.6	37.0	49.0	%
MCV	88.9	80.0	98.0	fL
MCH	30.4	27.5	33.2	pg
MCHC	34.2	31.0	35.5	%
RDW	13.4	11.5	14.5	%
PLT	22.1	14.0	35.0	$x10^4$/μL
PCT	0.171	0.148	0.296	%
MPV	7.8	7.1	10.1	fL
PDW	16.4	16.6	18.9	%
Retics	1.9			%
塗抹標本				
stab	8			%
seg	39			%
eosin	0			%
baso	0			%
mono	8			%
lymph	38			%
atypical ly	7			%

生化学		下限値	上限値	単位
AST	294	8	35	U/L
ALT	626	5	40	U/L
AIP	368	100	360	U/L
γGTP	87	0	72	U/L
CPK	118	40	200	U/L
ChE	341	185	430	U/L
LDH	518	80	230	-
T-Bil	0.56	0.20	0.80	mg/dL
TP	7.4	6.0	8.0	g/dL
Alb	4.4	4.0	5.0	g/dL
A/G ratio	1.44			
UA	6.7	2.0	6.0	mg/dL
BUN	10.3	8.0	20.0	mg/dL
CRE	0.89	0.40	1.20	mg/dL
Na	138	135	147	mEq/L
K	4.2	3.5	4.8	mEq/L
Cl	102	95	110	mEq/L
Ca	9.4	8.5	11.0	mg/dL
iP	3.1	2.5	4.5	mg/dL
BS	99	60	110	mg/dL
S-AMY	52	30	130	U/L
T-Chol	177	130	230	mg/dL
TG	102	50	149	mg/dL
Fe	77	55	110	μg/dL
UIBC	301	139	297	μg/dL
Ferritin	208.5	3.6	114.0	ng/mL
ADA	85.2	5.0	20.0	U/L

血清・凝固その他		下限値	上限値	単位
CRP	1.7	0.0	0.5	mg/dL
PT	104	70	130	%
APTT	32.3	25.0	40.0	sec
Fibrinogen	222	180	350	mg/dL
AT-III	118	83	118	%
FDP	5.6			μg/mL
sIL-2R	1640	145	519	U/mL
CMV IgG	6.3(+)	2.0		EIA
CMV IgM	5.00(+)	0.8		EIA
EBV VCA IgG	80	10		倍
EBV VCA IgM	<10	10		倍
EBV EADR IgG	<10	10		倍
EBNA	80	10		倍
HBs-Ag	Neg			
HBs-Ab	Neg			
HVC-Ab	Neg			
HA-IgM	Neg			

CASE3　頸部リンパ節腫脹

患　者　● 76 歳，男性

現病歴　● 1 カ月ほど前から頸部リンパ節腫大に気づいた。次第に大きくなってきたため，他院耳鼻科受診。針生検にてリンパ腫と診断，当科紹介。

既往歴　●特記すべきものなし。

家族歴　●特記すべきものなし。

身体所見　●身長 158 cm，体重 53.5 kg，体温 37.0℃，血圧 130/72 mmHg，脈拍 78/min，整。SpO_2 98%。眼瞼結膜貧血なし。眼球結膜黄染なし。両側頸部に大小種々のリンパ節を触知する。可動性は良好で軟，しかし圧痛あり。両側腋窩，左鎖骨上窩，両側鼠径部にも種々の大きさのリンパ節を触れる。胸部打聴診異常なし。腹部はやや膨隆し，軟，上～中腹部にやや可動性のある腫瘤を触れる。圧痛なし。肝脾を触知しない。神経学的な異常を認めず。皮疹なし。四肢に浮腫を認めず。

検査成績　●表 1 参照。

● PET-CT：上咽頭部びまん性肥厚，両側頸部・腋窩・右上腕・縦隔・肺門・上腹部・傍大動脈・総腸骨動脈・外内腸骨動脈・腸間膜・右結腸間膜リンパ節，腰椎（L2）に集積を認める。肝脾に集積を認めない（図 1 → p.24）。

●骨髄穿刺：NCC 195,000/mL，Meg 250/mL，M/E 2.4。異常細胞は認めず。特記所見なし。FCM にて異常細胞集団なし。染色体は 46，XY で正常核型。

●リンパ節生検（頸部リンパ節）：リンパ節の固有構造は完全に消失しており，やや大型な細胞で，角張った核形態からなるリンパ球が monotonous な増殖をしている。びまん性大細胞型 B 細胞リンパ腫（diffuse large B-cell lymphoma；DLBCL）と考える。CD20（w+），CD5（−），CD10（+），CD3（−），cyclin-D1（−），Bcl-2（w+），Ki-67 40 ～ 60 %（→ p.26，図 4）。

表 1

CBC		下限値	上限値	単位	生化学		下限値	上限値	単位	血清・凝固その他		下限値	上限値	単位
WBC	66	35	70	x102/μL	AST	33	8	35	U/L	CRP	5.6	0.0	0.5	mg/dL
RBC	343	350	510	x104/μL	ALT	29	5	40	U/L	IgG	1951	870	1700	mg/dL
Hb	11.0	11.7	15.8	g/dL	AIP	154	100	360	U/L	IgA	355	110	410	mg/dL
Ht	32.9	37.0	49.0	%	γGTP	56	0	72	U/L	IgM	84	33	190	mg/dL
MCV	95.8	80.0	98.0	fL	CPK	63	40	200	U/L	sIL-2R	9540	145	519	U/mL
MCH	32.0	27.5	33.2	pg	ChE	186	185	430	U/L	PT	73	70	130	%
MCHC	33.4	31.0	35.5	%	LDH	354	80	230	U/L	APTT	26.2	25.0	40.0	sec
RDW	12.6	11.5	14.5	%	T-Bil	0.22	0.20	0.80	mg/dL	Fibrinogen	494	180	350	mg/dL
PLT	27.4	14.0	35.0	x104/mL	TP	7.0	6.0	8.0	g/dL	Fe	28	55	110	μg/dL
PCT	0.208	0.148	0.296	%	UA	7.4	2.0	6.0	mg/dL	UIBC	186	139	297	μg/dL
MPV	7.6	7.1	10.1	fL	BUN	21.5	8.0	20.0	mg/dL	Ferritin	273.0	3.6	114.0	ng/mL
PDW	16.2	16.6	18.9	%	CRE	1.45	0.40	1.20	mg/dL					
Retics	1.8			%	Na	141	135	147	mEq/L					
塗抹標本					K	4.3	3.5	4.8	mEq/L					
stab	0			%	Cl	106	95	110	mEq/L					
seg	66			%	Ca	9.3	8.5	11.0	mg/dL					
eosin	5			%	BS	109	60	110	mg/dL					
baso	0			%	S-AMY	96	30	130	U/L					
mono	14			%	T-Chol	104	130	230	mg/dL					
ymph	15			%	TG	82	50	149	mg/dL					

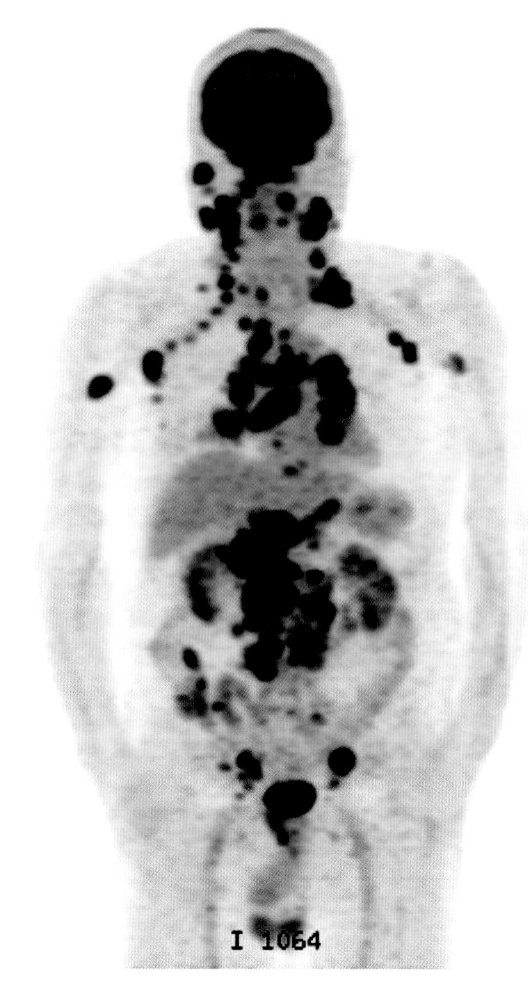

図 1　FDG-PET

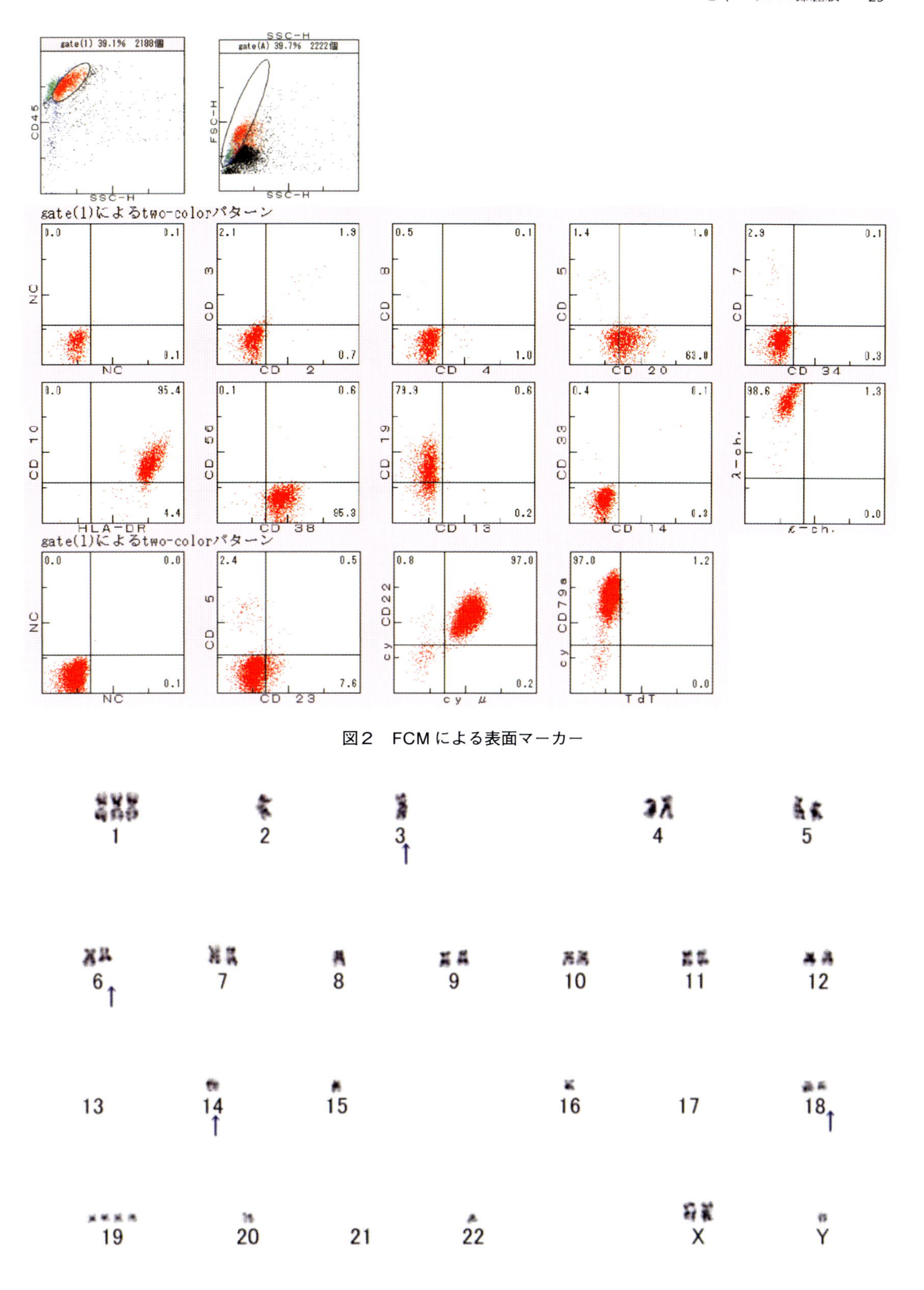

図２　FCM による表面マーカー

図３　リンパ腫細胞の染色体異常

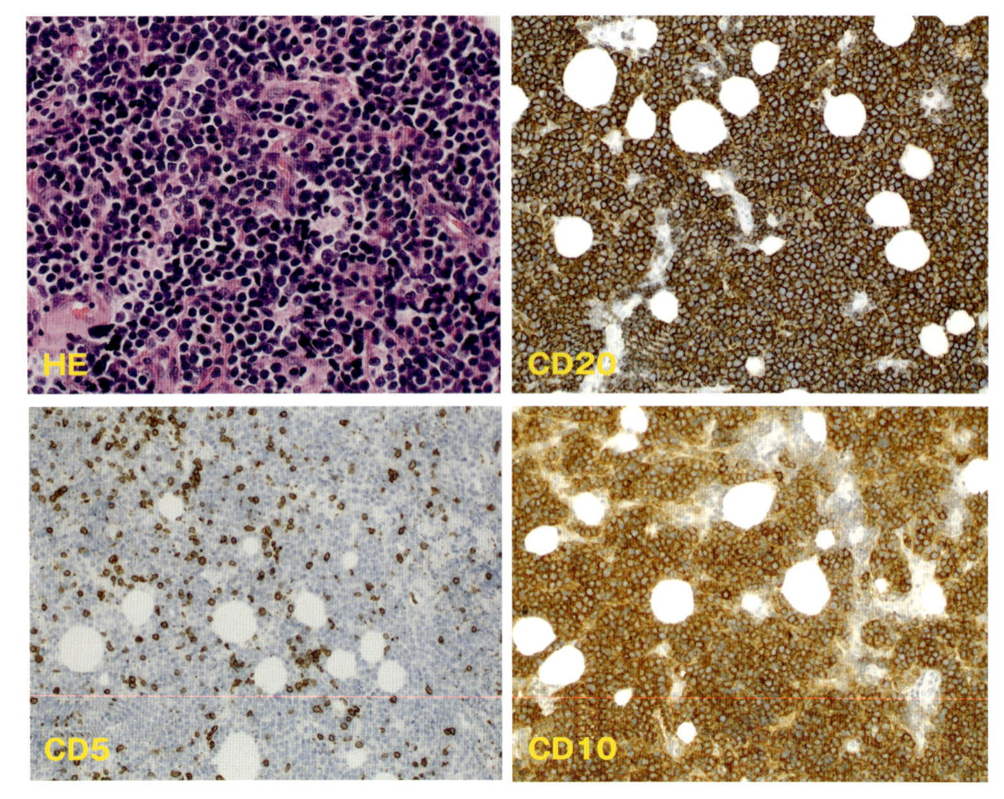

図４　リンパ節の病理組織

Flow cytometry（FCM）では図 2（→ p. 25）のように染め分けられた。

●染色体分析は下記のような複雑核型を認めたが，異常細胞には共通して t(14；18)(q32；q21）を認めた（→ p. 25 図 3）。

A：86<2n>，XY，+X，+1，-2，-3，add(3)(q11.2)，del(5)(q?)，-8，-13，-13，-14，?t(14；18)(q32；q21)，−15，−16，−17，−17，+19，+19，−20，−21，−21，−22，+5-mar，3dmin

B：46，XY

・総分析細胞数 7 細胞中, 4 細胞に異常を認める。A タイプ由来クローンの染色体数 84: 2 細胞, 85: 1 細胞の異常細胞を認めたが核型が一致しなかった。

病理診断

● Cervical lymph node and surrounding fatty tissue. Malignant lymphoma consistent with diffuse large B-cell lymphoma（DLBCL）.

臨床経過

● DLBCL，Stage IVA（骨髄浸潤なし），IPI high として，CHOP による化学療法を開始した。Rituximab の投与は infusion reaction を避けるため 2 コース目から開始した。後半から febrile neutropenia を来すことがあったが反応も良好で，R-CHOP を 8 コース完遂し，現在外来で経過観察中。

解　説

●高齢者の進展期の悪性リンパ腫。非ホジキンリンパ腫で DLBCL は最も多いタイプである。一応，標準治療は R–CHOP を 8 コースということになっているが，本症例のような高齢者の場合は，標準量の薬剤で治療を貫徹することは困難なので，一定の減量基準に従って化学療法を行うが，6 コースで終了せざるを得ない場合も少なくない。

● CD20 を標的にする rituximab（抗 CD20 抗体）による分子標的療法と化学療法の併用により，組織型にもよるが，B 細胞性リンパ腫の治療成績は著しく向上した。しかしながら，高齢者の治療成績は依然として若年者のようなわけにはいかず，また，治療選択肢も制限を受けるところから，本症例も今後の注意深い観察が必要である。

● Rituximab の投与に当たっては，リンパ腫細胞の CD20 の発現量にも左右されるが，本症例の場合，CD20 の発現は少ないが，腫瘍量そのものが多いことから，最初から rituximab を投与すると腫瘍崩壊症候群を合併する危険性が大きいものと考えられる。したがって，初回治療はまず化学療法を行い，治療反応性を評価しながら rituximab の投与を考慮することにしている。

- t(14；18)(q32；q21) は濾胞性リンパ腫できわめて一般的な染色体異常である。IgH−bcl2 の異常再構成により anti−apoptotic advantage を得た結果と解釈されているが，本症例においても同様な survival advantage を持っていると考えられる。また CD10 陽性であることも共通した特徴である。
- 病変の広がりを考えると，低悪性度濾胞性リンパ腫が形質転化をして DLBCL に進展してきたことが想定されるし，CD10 陽性であることからも GCB タイプの DLBCL を想像するが，経過が早いこと，周囲の脂肪組織に浸潤していること，複雑な核型などから，経過観察は注意深く行う必要がある。

3章 貧血

基礎知識

- 赤血球（RBC）の産生は，エリスロポエチン（EPO）の制御のもと骨髄内で行われる。腎の尿細管間質細胞は O_2 運搬量の減少，アンドロゲン濃度の増加に応じてEPOを産生・分泌する。赤血球の産生にはEPOのほか，主として鉄，葉酸，ビタミン B_{12} などの供給が必要である。
- 赤血球の寿命は約120日で，脾臓，肝臓，骨髄の食細胞により循環血中から除去される。RBCを定常状態に保つためには毎日その細胞数の120分の1を再生する必要があり，そのため未熟なRBC（網状赤血球）は常に放出されており，末梢赤血球群の0.5～1.5%を構成する。
- 女性および高齢者においてはアンドロゲン濃度の低値，EPOの低下，赤血球産生に関わる骨髄造血能の低下などの要因のもと，貧血に陥る素因を持っている。加齢とともにHbおよびヘマトクリット（Ht）はわずかに減少する。月経による累積的な失血は，女性においてしばしば貧血の一因となる。
- CBCや赤血球指数の測定は，現在ではほとんどすべてが自動血球計数によっている。したがって通常の場合は，まずHb，RBC，MCVを直接測定しHt，MCH，MCHCは以下のように自動計算されている。

  Ht（%）=MCV（fL）x RBC（10^6/μL）x 1/10

  MCH（pg）=｛Hb（g/dL）/RBC（10^6/μL）｝x10

  MCHC（%）=｛Hb（g/dL）x1000｝/｛MCV（fL）xRBC（10^6/μL）｝

  という具合に現在ではHtは直接測定されていないことは知っておくべきである。
- 貧血とはRBC, Hb, Htの減少である。赤血球量は赤血球の産生と崩壊，または喪失とのバランスによって決まる。したがって貧血は3つの基本的機序，つまり失血，赤血球産生低下，溶血（崩壊）亢進のうち1つまたは2つ以上の組み合わせの結果生じる。WHO基準では，成人男子は13 g/dL未満，成人女子や小児は12 g/dL未満，妊婦や幼児は11 g/dL未満と定義されている。
- 失血は急性のことも，慢性のこともある。前者の場合失血から数時間して，間質液が血管内腔に拡散し，残っている赤血球量が希釈されるまでは貧血と認識されない。しかし，最初の2～3時間は好中球，血小板の増多が起こり得る。重度の出血では幼若白血球，有核赤血球の出現をみることがある。慢性失血は，失血が造血を上回って持続する場合，つまり赤血球の産生加速によって体内の鉄貯蔵量が枯渇した場合に貧血を来すものである。
- 赤血球産生低下には無数の原因がある。赤血球の産生が完全に停止すれば，赤血球は1週間に約7～10%減少する。赤血球産生異常は赤血球数の減少を来さなくても，しばしば赤血球の大きさと形状の変化を来す。これらの変化はCBCの自動分析器ではMCVとRDWが指標になるが，塗抹標本のほうが鋭敏にしかも具体的に評価できる。
- 溶血亢進は赤血球に内因的な異常がある場合や赤血球の早期破壊につながる赤血球表面上の抗体の存在のような外因に由来する。腫大した脾臓は正常より急速に赤血球を補足して破壊する。溶血の原因のいくつかは赤血球を変形させる。溶血亢進は鉄や他の造血に必要な栄養が枯渇している場合を除いて，通常は網状赤血球を減少させることはない。

●貧血は病名ではない。基礎疾患の症状・徴候のひとつである。まず出血によるものを考慮すべきだが，赤血球産生障害または溶血亢進のいずれによるものかを鑑別して，軽度の貧血でも基礎疾患を診断し，必要があれば治療がすぐに開始できるよう準備しておくべきである。

表1　成因による貧血の分類

Ⅰ．失血	Ⅲ．溶血亢進
急性 慢性	外因性赤血球障害 　脾腫を伴う細網内皮系の活性亢進 免疫異常 　同種免疫性溶血 　自己免疫性溶血 　　温式抗体 　　冷式抗体（発作性寒冷血色素尿症） 　機械的損傷 　　外傷 　　感染 　膜異常 　　先天性 　　　先天性赤血球生成性ポルフィリン症 　　　遺伝性楕円赤血球症 　　　遺伝性球状赤血球症 　　後天性 　　　有口赤血球症 　　　低リン酸血症 　　　発作性夜間血色素尿症 　代謝疾患（遺伝性酵素欠損） 　　　エムデン-マイヤーホフ経路障害 　　　グルコース-6-リン酸脱水素酵素欠乏 　異常ヘモグロビン症 　　　鎌状赤血球貧血（ヘモグロビンS） 　　　ヘモグロビンC，S-C，およびE症 　　　サラセミアβ，$\beta-\delta$，α 　ヘモグロビンS-βサラセミア
Ⅱ．赤血球産生低下	
小球性貧血 　鉄欠乏 　鉄輸送障害 　鉄利用障害 　鉄再利用障害 　サラセミア（内因性赤血球障害あり） 正球性・正色素性貧血 　産生低下 　　腎疾患 　　内分泌障害（甲状腺，下垂体） 　　蛋白欠乏 　再生不良性貧血 　骨髄癆 　骨髄異形成 大球性貧血 　ビタミンB_{12}欠乏 　葉酸欠乏 　ビタミンC欠乏	

上記（表1）は貧血の成因による鑑別診断の考え方であるが，日常診療においては，経験則と赤血球形態による原因疾患の鑑別診断のほうが実際的である。
浦部晶夫．概念および定義．浅野茂隆他監修．三輪血液病学．第3版．東京：文光堂；pp.955-956，2006.

問診のポイント

① 貧血の症状は感度も特異度も低いので，貧血の種類を鑑別することはできない。脱力，閃輝性暗点，疲労，傾眠，狭心症，失神，労作時呼吸困難，めまい，頭痛，耳鳴り，無月経，性欲消失，消化管の訴えなどの訴えを聞くことが多い。
② 貧血の自覚症状およびその自覚時期。貧血の自覚症状は貧血の進行の速さ，心肺予備力などによって大きく異なる。心不全またはショックが重度の組織低酸素症または血液量減少とともに発現し得る。
③ 市販薬，サプリメントも含めた薬剤の使用履歴（溶血を誘発する薬剤摂取の可能性），アルコール飲酒歴（葉酸欠乏）。
④ 過去の健診データが非常に大きな意義を持つことが多い。
⑤ 遺伝性溶血性貧血を示唆する貧血，黄疸，胆石などの家族歴はないか。遺伝性ではなくても，今ある黄疸，濃色尿は溶血を示唆する。
⑥ 女性の場合は，月経の状態，妊娠・出産歴があれば鉄剤の使用歴など。
⑦ 下血，鼻出血，血便，吐血などの既往は貧血に至る特定の症状として重要である。
⑧ 発熱，体重減少などの慢性炎症性疾患を示唆する症状は症候性貧血の鑑別に重要である。
⑨ 関節症状，骨痛，胸痛，靴下-手袋状感覚異常の有無はどうか？
⑩ 異食症（pica）* や絶対菜食主義者（ビタミンB_{12}欠乏）** の可能性も検討対象である。

* Ypung SL, et al. Toward a comprehensive approach to the collection and analysis of pica substances, with emphasis on geophagic materials. PLoS One 3: e3147, 2008.
** Emst E. Risks and benefits of vegetarianism. Br J Hosp Med 58: 372-374, 1997.

このような貧血に陥る個別的な危険因子，貧血自体による症状，および基礎疾患による症状に注意を向けて病歴をとる。

2 診察のポイント

① 結膜，顔面，爪床，手掌の蒼白では、眼瞼結膜の蒼白を認めた場合は貧血が疑われるが，結膜の蒼白を認めないことによって貧血を除外できない。貧血自体の徴候についても感度も特異度も低い。
② 基礎疾患の徴候のほうがしばしば，貧血の徴候よりも診断する上で的確である。便潜血で消化管出血が同定される。出血性ショックは急性出血の結果として生じる。黄疸は溶血や赤血球の造血障害を示唆する。
③ 鈍的外傷の受傷者における腹部膨満は急性出血を示唆する。
④ 皮下出血，粘膜出血の有無。
⑤ 年齢不相応の白髪の有無。
⑥ 爪の異常の有無。末梢神経障害の有無。
⑦ 舌の所見は重要である。鉄欠乏性貧血で舌乳頭の萎縮，巨赤芽球性貧血で Hunter 舌炎など。意外に軽視されている。
⑧ リンパ節腫大，肝脾腫の有無。
⑨ 心雑音について。貧血があると，高拍出となり，相対的大動脈弁狭窄，僧房弁狭窄となって，心雑音を聴取する。心雑音を聴取し発熱を伴う場合は，感染性心内膜炎を示唆する。
⑩ 脾腫は溶血性貧血，異常ヘモグロビン症，結合組織病，骨髄増殖性疾患，感染，または癌とともに起こり得る。

3 検査のポイント

① CBC，白血球分画，網状赤血球
- 白血球および血小板数，赤血球指数と形態，および末梢血塗抹標本の検査を含む全血球計算により貧血の評価を行う。末梢血塗抹標本を見れば，貧血が赤血球産生低下によるものか，または過剰な赤血球崩壊によるものかを非常に的確に判断できる。
- その後の検査を，これらの結果および臨床像に基づいて選択する。これら一連の総合的診断パターン認識により迅速な診断が可能である。
- MCV と網状赤血球に注目する。貧血の成因から鑑別することは実際的ではない。
- MCV が 80 ～ 100 の場合は正球性貧血で，それよりも大きい場合が大球性貧血，小さい場合が小球性貧血である。
- 小球性貧血の場合，鉄欠乏性貧血の頻度が高く，血清鉄，TIBC，フェリチンを測定する。
- 正球性貧血で網状赤血球増加があれば，急性出血，溶血性貧血を考える。溶血所見があれば，Coombs 試験，赤血球形態の評価を行う。網状赤血球増加がなければ，骨髄疾患，慢性疾患に伴う貧血，腎性貧血，内分泌疾患に伴う疾患を考える。問診，身体所見，CBC 以外の検査所見により血清鉄，TIBC，フェリチン，CRP，抗核抗体，エリスロポエチン，各種ホルモン測定などを行う。
- 大球性貧血で網状赤血球増加があれば溶血性貧血を疑う。網状赤血球増加がなければ，巨赤芽球性貧血を考え，血清ビタミン B_{12} と葉酸を測定する。骨髄異形成症候群では MCV が大球性に傾くことが多く，やはり網状赤血球増加を伴うことが多い。診断には骨髄検査が必要である。

② AST，ALT，LDH，T-Bil，D-Bil，TP，Alb，BUN，CRE
③ CRP

④ Fe，UIBC，フェリチン（鉄欠乏・過剰などの評価）*
（フェリチンの高値は慢性炎症性疾患以外にも骨髄異形成症候群などで無効造血があると上昇する傾向がある。）

* Wang W, et al. Serum ferritin: past , present and future. Biochim Biophys Acta 1800: 760-769, 2010.

⑤ 尿一般，尿沈渣　（腎機能障害を認める，または溶血が疑われるとき）
⑥ 便潜血（2日以上）（鉄の下部消化管からの消失の評価）
⑦ エリスロポエチン　（腎機能障害を認めるとき）*

* National Clinical Guideline Center（UK）. Anemia management in chronic kidney disease. London: Royal Collage of physicians（UK）. 2015 PMID: 26065064.

⑧ ビタミン B_{12}，葉酸（大球性貧血を認めるとき）
⑨ NAP（骨髄異形成症候群，発作性夜間血色素尿症を疑うとき）
⑩ LDH アイソザイム（溶血性貧血を疑うとき）
⑪ ハプトグロビン（溶血性貧血を疑うとき）*
ハプトグロビン低値は，溶血の存在に関して，感度，特異度が高い検査である。

* Shih AW, et al. Haptoglobin testing in hemolysis: measurement and interpretation. Am J Hematol 89:443-447, 2014.

⑫ 直接・関節クームス試験（溶血性貧血を疑うとき）
⑬ 抗核抗体（膠原病を疑うとき）
⑭ TSH，FT3，FT4（甲状腺機能異常を疑うとき）*, **

* Fein HG, et al. Anemia in thyroid diseases. Med Clin North Am 59: 1133-1145, 1975.
** Sinclair D. Clinical and laboratory aspects of thyroid autoantibodies. Ann Clin Biochem. 43: 173-183, 2006.

⑮ 尿素呼気試験または抗ヘリコバクター・ピロリ IgG（原因不明の鉄欠乏性貧血 *，胃切除後でないビタミン B_{12} 欠乏性貧血 ** のとき）

* Papagiannakis P, et al. The role of Helicobacter pylori infection in hematological disorders. Eur J Intern Med 24: 685-690, 2013.
** Franceschi F, et al. Clinical effects of Helicobacter pylori outside the stomach. Nat Rev Gastroenterol Hepatol 11: 234-242, 2014.

⑯ 赤血球膜 CD55，CD59 表現評価（発作性夜間血色素尿症を疑うとき）
⑰ 蛋白電気泳動（多発性骨髄腫を疑うとき）
⑱ IgG，IgA，IgM（多発性骨髄腫を疑うとき）
⑲ 骨髄穿刺，染色体検査，骨髄細胞表面抗原検査（骨髄疾患を疑うとき）
⑳ 胸部 X 線写真
㉑ 腹部超音波検査（肝疾患を伴う，子宮筋腫を疑うなどのとき）
㉒ 消化管内視鏡検査（上部消化管からの出血が疑われるとき）

4 鑑別診断のポイント

- MCH は MCV とはほぼ同じ臨床的意義を持つため MCV に注目する。MCHC は球状赤血球症や先天性溶血性貧血でのみ上昇する。
- RDW（red blood cell distribution width）は注目されないことが多いが，赤血球の大きさのばらつきの範囲を示し，高値は赤血球大小不同（anisocytosis）の存在を示す。網状赤血球は成熟赤血球より大きいので，亜急性貧血においては高い RDW は同時に生じた小赤血球症および網状赤血球増加の唯一の徴候であることがある。このようなパターンの場合，平均値を測定しているに過ぎない MCV は正常となるので注意が必要である *。

* Kamad A, et al. The automated complete blood cell count. Use of the red blood cell volume distribution width and mean platelet volume in evaluating anemia and thrombocytopenia. Arch Intern Med 145: 1270-1272, 1985.

- 正球性貧血で網状赤血球増加があれば（絶対数で 10 万 /μL 以上），急性出血，溶血性貧血を考える。溶血所見があれば，クームス試験，赤血球形態の評価を行う。
- 正球性貧血で網状赤血球増加がなければ，骨髄疾患，慢性疾患に伴う貧血，腎性貧血，内分泌疾患に伴う貧血を考える。問診，身体所見，CBC 以外の検査所見により血清鉄，TIBC，フェリチン，CRP，抗核抗体，エリスロポエチン，各種ホルモン測定などを行う。
- 大球性貧血で網状赤血球増加があれば溶血性貧血を疑う。網状赤血球増加がなければ，巨赤芽球性貧血を考え，血清ビタミン B_{12} と葉酸を測定する。骨髄異形成症候群では MCV が大球性に傾くことが多く，やはり網状赤血球増加を伴うことが多い。診断には骨髄検査が必要である。
- 高齢者では男女とも Hb 11 g/dL 以下を貧血とする。高齢者の貧血は複数の原因が存在する場合があり，定型的な所見を示さないことがある。
- 血清ビリルビンおよび LDH は時に溶血と失血を鑑別するために役立つ；両者は溶血では高く，失血では正常である。ハプトグロビンで確認できる。
- 治療は貧血の基礎原因に向けられる。貧血が危険水準（一般的には 7 g/dL）まで進行したら赤血球の輸血を考慮する。

鑑別疾患

貧血の鑑別診断のフローチャートを図 1 ～ 4 に示す。

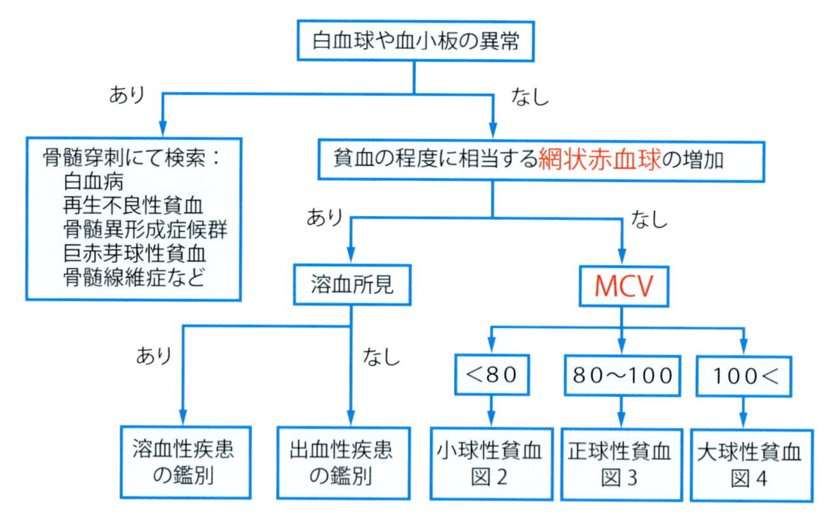

図 1　臨床検査値の評価と鑑別診断

澤田賢一．初診で貧血を診た場合．日本内科学会雑誌　95: 1996, 2006.

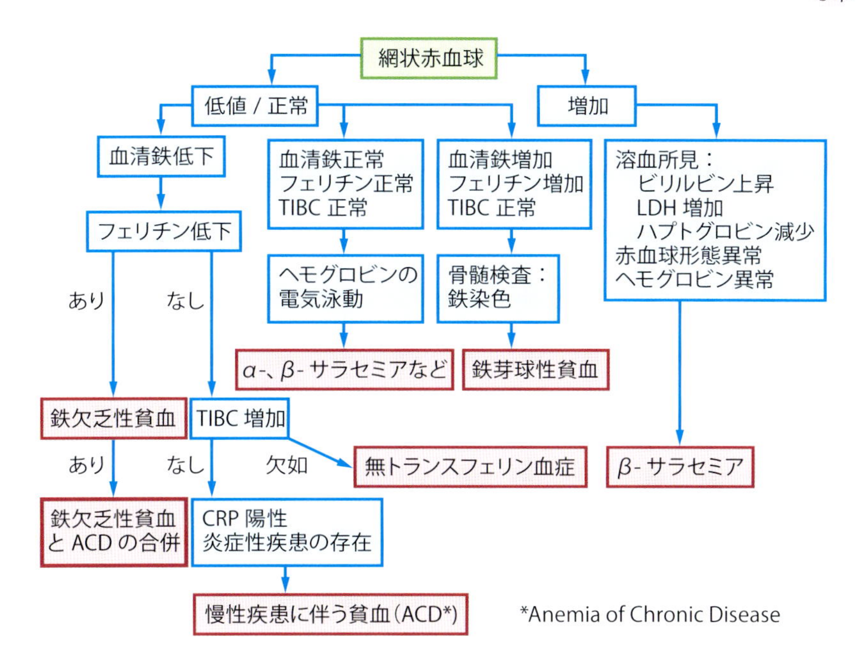

図２　小球性貧血の鑑別診断

澤田賢一．初診で貧血を診た場合．日本内科学会雑誌　95: 1996, 2006.

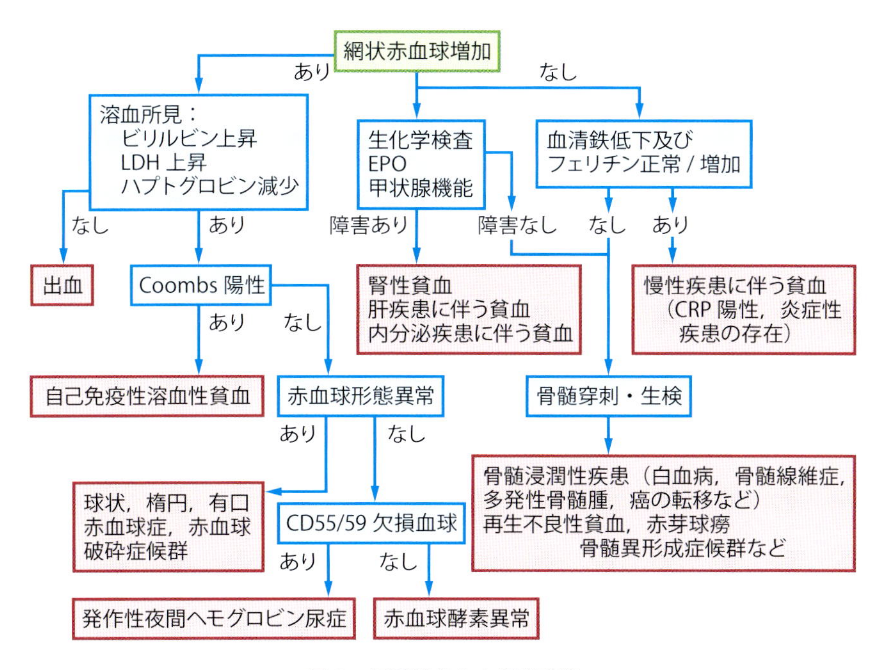

図３　正球性貧血の鑑別診断

澤田賢一．初診で貧血を診た場合．日本内科学会雑誌　95: 1996, 2006.

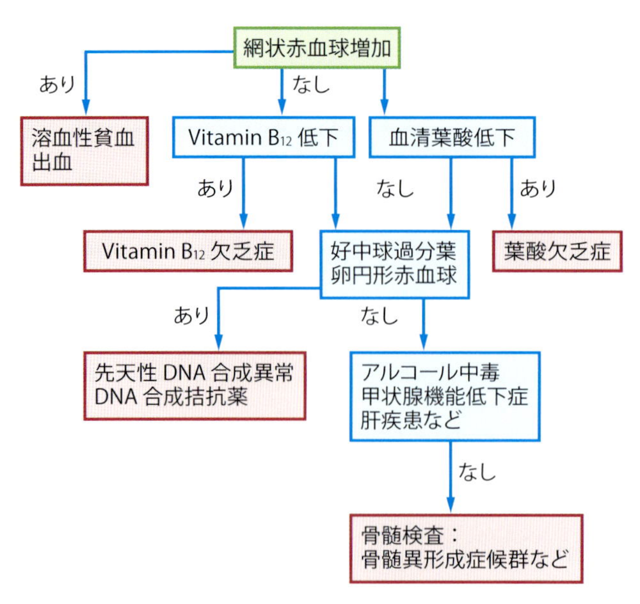

図４　大球性貧血の鑑別診断

澤田賢一．初診で貧血を診た場合．日本内科学会雑誌　95: 1996, 2006.

1. 頻度の高い疾患

a. 鉄欠乏性貧血

MCV が小さい小球性貧血で，血小板増加を認めることがあるほかは，他の血球に異常を認めないことで疑い，血清鉄，総鉄結合能（TIBC），血清フェリチンを検査する。この場合の血小板増加は，増加した EPO に反応したものとされている。

b. 急性出血に伴う貧血

出血症状を確認できる場合が多い。網状赤血球増加を認めるが，溶血の所見を認めない場合に疑う。消化管出血であれば，BUN や K の上昇が多くの場合参考になる。

c. 慢性疾患に伴う貧血

正球性または小球性貧血で網状赤血球増加がなく，炎症所見を認めたり，基礎疾患を伴うときに疑う。血清鉄低下，血清フェリチン高値が比較的特徴的である。

d. 腎性貧血

腎機能障害の存在が疑われる時，エリスロポエチンを測定して確認する。

2. 頻度の低い疾患

a. 溶血性貧血

貧血，黄疸を認め，間接型優位の高ビリルビン血症，LDH 高値を認める場合，赤血球形態検査，凝固検査，クームス試験，好中球アルカリホスファターゼ活性などをオーダーする。薬剤使用歴にも注意する。下記の無効造血との鑑別は重要である。

b. 骨髄異形成症候群

高齢者に多い疾患で，軽度の大球性貧血を呈することが多く，赤血球以外の血球異常を伴うことが多い。LDH，フェリチンが高値のときは可能性が高くなる。骨髄検査，染色体検査を行う。

c. 白血病

白血球数の異常，白血球分画異常，血小板減少症を伴うとき，骨髄検査，染色体検査，遺伝子検査，細胞表面マーカー検査などを行う。

d. 多発性骨髄腫

高齢者で，骨病変，腎障害を伴うとき，総蛋白，アルブミン，血清 Ca 値，免疫グロブリン定量，蛋白電気泳動，骨髄検査を行う。

e. 再生不良性貧血

好中球減少，血小板減少を伴うときに疑う。骨髄検査（生検），骨髄 MRI をオーダーする。

f. 赤芽球癆

正球性貧血のみを認め，網状赤血球が著明に低下しているとき。骨髄検査を行う。

g. 巨赤芽球性貧血

通常 MCV が 120fL を超える大球性貧血を認め，間接ビリルビン，LDH 高値を伴うとき。ビタミン B_{12}，葉酸を測定する。胃全摘術の既往があると積極的に疑う。

h. 癌の骨髄転移

Leukoerythroblastosis を認めるとき，LDH，AlP が参考になる。骨髄検査を行う。

i. 肝疾患に伴う貧血

肝障害を認める場合。

j. アルコール性

アルコール多飲歴があるとき。

k. 内分泌疾患に伴う貧血

貧血以外にそれぞれのホルモン異常に伴う症状が存在することを確認し，ホルモンを測定する。

3. まれな疾患

a. 発作性夜間ヘモグロビン尿症

起床時の褐色尿，溶血性貧血から疑う。好中球アルカリホスファターゼ活性，赤血球表面 CD55，CD59 発現をオーダーする。鉄はむしろ欠乏パターンに傾いている。

b. 赤血球酵素異常症

溶血性貧血で特に家族歴を確認し，赤血球酵素測定を行う。

c. サラセミア

血清鉄，フェリチンの低下を伴わない小球性貧血。赤血球形態の鏡検，ヘモグロビン分析を行う。

CASE1　労作時呼吸困難，易疲労性

患　者
- 31 歳，女性

現病歴
- 1 カ月ほど前から，次第に労作時の呼吸困難を感じるようになってきた。2 週間ほど前から，疲れやすくなってきて，2 階へ行くのがしんどくなってきた。

既往歴
- 3 歳男児の母。妊娠中，鉄欠乏性貧血にて鉄剤投与あり。満期安産，出血量が特に多いとも，また止血不良を指摘されてもいない。その他，中学時代に貧血を指摘されていたが治療歴はなし。月経過多と思う。打撲で紫斑を作りやすいが関節内出血などの既往はない。

家族歴
- 姉と弟の 3 人兄弟，姉が von Willebrand 病と診断されたことがきっかけで，全員を調べたが，全員 von Willebrand 因子が低値であり，一応 type I の von Willebrand 病と診断されている。

身体所見
- 身長 162 cm，体重 51 kg，血圧 112/68 mmHg，脈拍 96/min，整。胸部打聴診異常なし。腹部は平坦で軟，圧痛なし。神経学的な異常を認めず。皮疹なし。

検査成績
- 表 1 （→ p. 36）参照。

解　説
- 小球性低色素性貧血である。白血球はやや低値を示し，血小板はやや高値をとる傾向，血清鉄は低く，UIBC は高値をとる。フェリチンも低く，鉄欠乏性貧血として定型的な検査値を示している。慢性の鉄欠乏状態により，病像は完成しており鉄欠乏性貧血としての徴候を容易に読み取れる。
- 家族歴があり，患者本人が von Willebrand 病についての病識があったため，労作時呼吸困難，易疲労性などの症状から，鉄欠乏性貧血を疑い，初診時に基礎疾患についての情報を自ら提供してくれたので，原因診断に至ることには困難を感じなかった。しかしながら，上部消化管内視鏡，便 Hb，腹部超音波にて出血源，子宮筋腫などの除外は一応している。
- CBC 上は完成された鉄欠乏性貧血であり，貧血症状はあるものの，現在活動性の大量出血はないものと想定できる。本症例では上記のような情報があったものの，鉄欠乏性貧血についての定型的な原因診断，つまり消化器，婦人科的な器質的病変の有無についてのスクリーニング的な検索を念のために実施した。von Willebrand 病の場合，出血傾向が顕著に出ない症例がむしろ多いので，原因疾患を見誤る可能性を指摘しておきたい。

表 1

CBC		下限値	上限値	単位
WBC	33	35	70	$x10^2/\mu L$
RBC	365	350	510	$x10^4/\mu L$
Hb	6.9	11.7	15.8	g/dL
Ht	23.0	37.0	49.0	%
MCV	63.0	80.0	98.0	fL
MCH	18.9	27.5	33.2	pg
MCHC	30.1	31.0	35.5	%
RDW	19.8	11.5	14.5	%
PLT	31.9	14.0	35.0	$x10^4/mL$
PCT	0.232	0.148	0.296	%
MPV	7.3	7.1	10.1	fL
PDW	17.3	16.6	18.9	%
Retics	1.1			%
塗抹標本				
stab	0			%
seg	52			%
eosin	2			%
baso	0			%
mono	10			%
lymph	36			%

生化学		下限値	上限値	単位
AST	16	8	35	U/L
ALT	10	5	40	U/L
ChE	219	185	430	U/L
LDH	162	80	230	U/L
T-Bil	0.66	0.20	0.80	mg/dL
TP	7.4	6.0	8.0	g/dL
UA	2.8	2.0	6.0	mg/dL
BUN	6.4	8.0	20.0	mg/dL
CRE	0.45	0.40	1.20	mg/dL
Na	141	135	147	mEq/L
K	4.2	3.5	4.8	mEq/L
Cl	106	95	110	mEq/L
Ca	9.0	8.5	11.0	mg/dL
BS	93	60	110	mg/dL
T-Chol	137	130	230	mg/dL
Fe	12	55	110	μg/dL
UIBC	471	139	297	μg/dL
Ferritin	1.8	3.6	114.0	ng/mL

血清・凝固その他		下限値	上限値	単位
CRP	0.0	0.0	0.5	mg/dL
PT	77	70	130	%
APTT	35.8	25.0	40.0	sec
Fibrinogen	236	180	350	mg/dL
AT-III	107	83	118	%
D-dimer	0.6	0.0	1.5	μg/mL
vWF 定量	30	50	155	%

CASE2 労作時の動悸，全身倦怠感，両下肢のむくみ

患　者
- 49 歳，女性

現 病 歴
- 約 3 週間前から労作時に動悸を意識するようになり，1 週間ほど前から全身の倦怠感と下肢のむくみが顕著になってきたため，昨日，近医受診，著明な貧血を指摘され当科紹介。当日，診察，採血，胸部 X 線写真，ECG にて，やはり重い貧血と心不全を指摘され入院となる。
- 最近 5 年ほどは健康診断実施せず，医療機関の受診歴もなし。これまでに貧血を指摘されたことはなかった。
- 食事摂取に偏りはないと思っている。血便，黒色便の既往はない。
- 月経は 28 日周期，規則正しく，出血は通常 7 日間続き，第 2，3 日目の経血が多いことは若い頃から自覚していた。最近はさらに経血量の増加を自覚している。とりわけ前回（2 週間前）は多かった。

身体所見
- 血圧 117/55 mmHg。心拍数 106/min，整。体温 36.9℃。SpO_2 99%。
- 眼瞼結膜に貧血を認めるが，眼球結膜に黄染を認めず。
- 頸部リンパ節など表在リンパ節腫脹を認めず。
- 胸部打聴診上，Levine 2-3/6 の収縮期雑音を心尖部中心に聴取する。呼吸音は清，左右差なし。
- 腹部は平坦で腸蠕動異常なし，自発痛，圧痛なし，腹水なし。
- 両側下腿に著明な圧痕浮腫を認める。スプーンネイルを認める（→ p. 37 図 1）。

既 往 歴
- 特記すべきものなし。薬剤・食物アレルギーなし。

内 服 歴
- 頭痛時に市販のナロンエース（イブプロフェン，エテンザミドなどの合剤）を服用する。2 カ月に 1 回程度，1 日 1 錠，3 日間程度。

家 族 歴
- 2 児を含め，貧血を疑わせる家族歴はなし。

検査成績
- 表 1（→ p. 37）参照。

入院時プロブレムリスト

①鉄欠乏性貧血

②高拍出性心不全

解　説
- Hb 2.1 g/dL と，驚くべき貧血は MCV 55.8 fL と小球性を呈しており，ここまで貧血が重くなると MCH ばかりではなく，MCHC まで低くなる。これは教科書的ではないがいかに鉄欠乏の程度が重く，ヘモグロビン合成が障害されているかを示している。RDW は当然のごとく上昇している。完成された超重症型鉄欠乏性貧血を考える。実際，Fe は 9 μg/dL まで低下し，

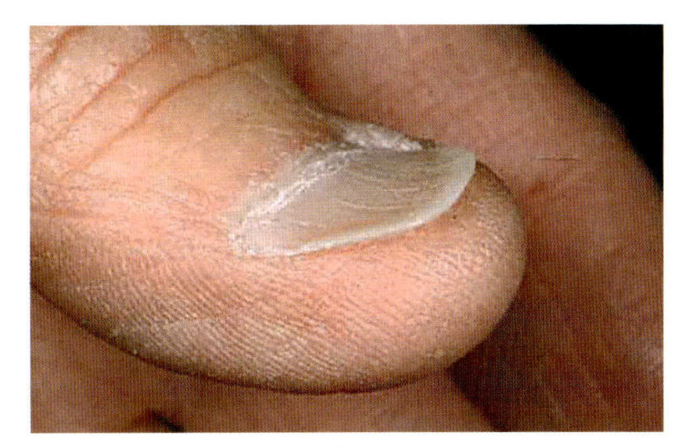

図1　スプーンネイル

表1

CBC		下限値	上限値	単位
WBC	26	35	70	$x10^2$/μL
RBC	137	350	510	$x10^4$/μL
Hb	2.1	11.7	15.8	g/dL
Ht	7.6	37.0	49.0	%
MCV	55.8	80.0	98.0	fL
MCH	15.6	27.5	33.2	pg
MCHC	28.0	31.0	35.5	%
RDW	23.0	11.5	14.5	%
PLT	18.1	14.0	35.0	$x10^4$/μL
PCT	0.147	0.148	0.296	%
MPV	8.1	7.1	10.1	fL
PDW	17.1	16.6	18.9	%
Retics	2.7			%
塗抹標本				
stab	7			%
seg	66			%
eosin	4			%
baso	0			%
mono	5			%
lymph	21			%

生化学		下限値	上限値	単位
AST	21	8	35	U/L
ALT	18	5	40	U/L
AlP	199	100	360	U/L
γGTP	22	0	72	U/L
ChE	108	185	430	U/L
CPK	42	40	200	U/L
LDH	175	80	230	U/L
S-AMY	27	30	130	U/L
T-Bil	0.55	0.20	0.80	mg/dL
TP	5.9	6.0	8.0	g/dL
Alb	3.7	4.0	5.0	g/dL
UA	5.1	2.0	6.0	mg/dL
BUN	7.3	8.0	20.0	mg/dL
CRE	0.54	0.40	1.20	mg/dL
Na	141	135	147	mEq/L
K	3.9	3.5	4.8	mEq/L
Cl	108	95	110	mEq/L
Ca	8.2	8.5	11.0	mg/dL
BS	139	60	110	mg/dL
T-Chol	68	130	230	mg/dL
TG	38	50	149	mg/dL

血清・その他		下限値	上限値	単位
Fe	9	55	110	μg/dL
UIBC	465	139	297	μg/dL
Ferritin	0.6	3.6	114.0	ng/mL
CRP	0.0	0	1	mg/dL
CA19-9	12.1		<37	U/mL
CA125	73.5		<35	U/mL
CEA	1.3		<5	ng/mL
BNP	1042.5		<20	pg/mL

UIBCは465 μg/dLと上昇しているのは定型的ではあるが，フェリチンが0.6 ng/mLと極端に低下していることに注目される。慢性貧血には慣れが来ることは周知の事実ではあるが，これほど重症の貧血患者については，重症貧血による臓器障害，時には緊急処置が必要になってくることも考えておかねばならない。本症例ではその極端な貧血にもかかわらず，ADLが大きく損なわれることなく，通常の外来を受診できており，完成された鉄欠乏性貧血を呈していることから，急性の出血の存在は考えにくい。

- 本症例では明らかな心不全症状の徴候を示していた。高拍出性心不全と考えてよいと思われる。実際，労作時の動悸，両側下腿浮腫，胸部X線写真における著明な心拡大や肺野における血管陰影の増強（→ p. 38 図2），ECGにおけるII，III，aVf，V4-6のST-Tの平低化，BNP 1042.5 pg/mLなどはこれを支持する。このように慢性に経過した超重症の貧血においては，貧血による二次的な臓器障害を伴うことが多い。
- また，本症例では肝障害は認めないが，栄養障害を認める。貧血が進行すると食物摂取後の倦怠感が次第に強くなることから，食餌の摂取量が次第に低下して，これがさらに鉄欠乏に代表される栄養障害を進行させるという悪循環を来しているものと考える。
- 重症の鉄欠乏性貧血であったため，消化器・婦人科系の腫瘍マーカーが測定されている。CEA，CA19-9は正常域内であったが，CA125の軽度な上昇を認めた。これだけで確定的なことはいえないが，婦人科系臓器の炎症・腫瘍が考えられる。本症例は子宮筋腫で説明が可

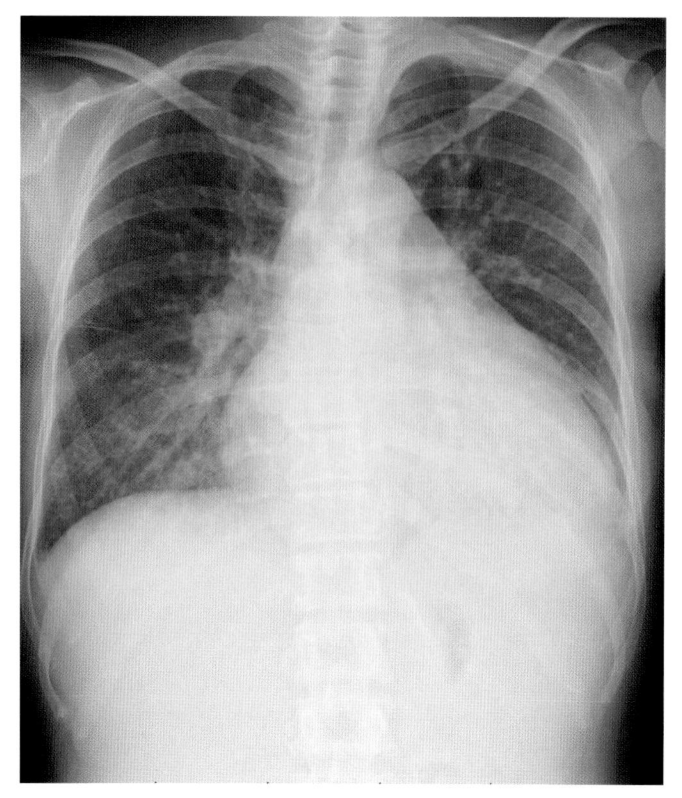

図２　胸部Ｘ線写真

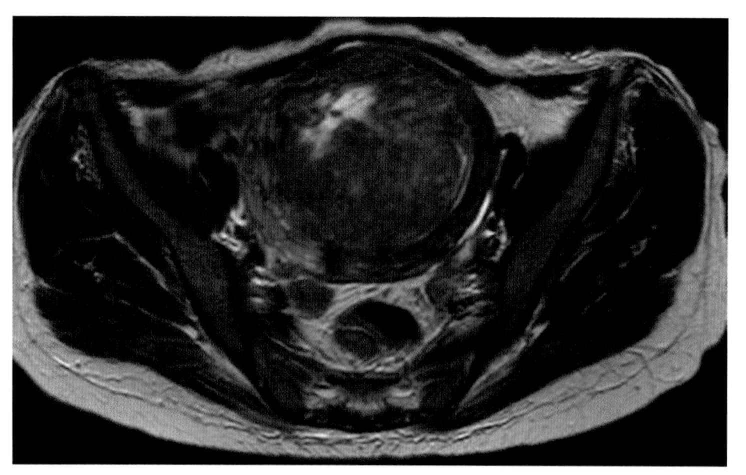

図３　骨盤 MRI

能と考えられる。

- 定型的な鉄欠乏性貧血を認めたときは，その原因診断，つまり鉄の喪失部位を同定することが重要である。本症例においては過多月経の既往から，また重度の貧血から女性器の器質的疾患が強く疑われた。実際，腹部エコー，CT，MRI などによって径 8 cm の境界明瞭で，内部に変性，壊死を伴った子宮粘膜下筋腫を認めた（図 3）。消化管からの出血を除外する目的で上部消化管内視鏡や，便ヘモグロブリンなどで検索したが，特記すべき異常は認められなかった。
- 通常は慢性の鉄欠乏性貧血に対して輸血は適応とならないが，心不全を伴う重症貧血ということで，入院第 1 病日に，速やかに RCC を 4 単位輸血し，Hb は 4.1 g/dL まで回復，利尿剤の投与も実施し，自覚症状は劇的に改善した。第2病日には原因疾患として子宮筋腫を診断，さらにRCCを4単位輸血し，Hb 6.5 g/dLと改善を認め，両下肢の浮腫も軽快傾向を示し，胸部X線写真上も心拡大，増強していた血管陰影なども改善傾向を認めたため，鉄剤の投与を開始し，産婦人科にて待機的子宮全摘術を実施することとなり，第12病日退院。退院時Hb 8.6 g/dL。

CASE3 健診にて赤血球数増多を指摘された。自覚症状はなし

患　者　● 24歳，女性

現病歴　●生来健康であった。小児期より現在に至るまで，健診などで異常を指摘されたことはない。今回会社の健診において赤血球数の増多を指摘され当科外来受診。

既往歴　●特記すべきものなし 。アレルギー歴なし。尿の色調の変化などを自覚したことはない。特に貧血に関連した自覚症状もなし。

家族歴　●母親も以前，同様の所見を指摘されているが，精査していない。

検査成績　●表1参照。

表1

CBC		下限値	上限値	単位	生化学		下限値	上限値	単位	血清・凝固その他		下限値	上限値	単位
WBC	49	35	70	x10^2/μL	AST	18	8	35	U/L	TSH	2.739	0.350	4.940	μIU/mL
RBC	568	350	510	x10^4/μL	ALT	15	5	40	U/L	FT3	3.1	2.5	4.3	pg/mL
Hb	12.3	11.7	15.8	g/dL	AlP	161	100	360	U/L	FT4	1.2	1	1.8	ng/mL
Ht	37.9	37.0	49.0	%	γGTP	9	0	72	U/L	Alb	67	59.8	63.8	%
MCV	66.7	80.0	98.0	fL	CPK	51	40	200	U/L	α1-G	1.9	2	2.8	%
MCH	21.6	27.5	33.2	pg	ChE	270	185	430	U/L	α2-G	6.9	6.3	7.6	%
MCHC	32.4	31.0	35.5	%	LDH	161	80	230	U/L	β-G	7.8	7.8	9	%
RDW	14.2	11.5	14.5	%	T-Bil	0.48	0.20	0.80	mg/dL	γ-G	16.4	19.1	21.9	%
PLT	24.5	14.0	35.0	x10^4/μL	TP	6.8	6.0	8.0	g/dL	A/G ratio	2.03			
PCT	0.254	0.148	0.296	%	UA	4.5	2.0	6.0	mg/dL	IgG	1133	870	1700	mg/dL
MPV	10.3	7.1	10.1	fL	BUN	8.6	8.0	20.0	mg/dL	IgA	141	110	410	mg/dL
PDW	18.4	16.6	18.9	%	CRE	0.55	0.40	1.20	mg/dL	IgM	113	34	220	mg/dL
Retics	1.0			%	Na	141	135	147	mEq/L	血液型	AB, Rh(D)(+)			
塗抹標本					K	4.2	3.5	4.8	mEq/L	直接クームス	-			
stab	2			%	Cl	106	95	110	mEq/L	間接クームス	-			
seg	56			%	Ca	9.0	8.5	11.0	mg/dL	VitB$_{12}$	336	249	938	pg/mL
eosin	2			%	BS	79	60	110	mg/dL	葉酸	7.5	2.4	9.8	ng/mL
baso	0			%	S-AMY	74	30	130	U/L	Transferrin	247	200	340	mg/dL
mono	5			%	T-Chol	137	130	230	mg/dL	Haptoglobin	100	66	218	mg/dL
lymph	35			%	TG	40	50	149	mg/dL	CH50	29			CH50/mL
NAP	64.0	75	98	%	Fe	105	55	110	μg/dL	抗核抗体	<40	0	40	倍
NAP score	182.0	163	384	%	UIBC	223	139	297	μg/dL	ヘモグロビン分画				
凝固					Ferritin	35.0	3.6	114.0	ng/mL	Hb-A2	2	2	6	%
PT	61	70	130	%	CRP	0.0	0.0	0.5	mg/dL	Hb-F	1	0	1	%
APTT	32	25.0	40.0	sec						Hb-A	97	93	97	%
Fibrinogen	242	180	350	mg/dL										

腹部エコー　●特記すべき異常を認めず。脾腫なし。

骨髄穿刺　● NCC 220,000/μL，Meg 55/μL，M/E ratio 2.9。芽球の増加を認めず，異形成を認めず。小球性赤血球を認める。フローサイトメトリーでは特異的な細胞集団を認めず。G-bandingでは46,XX，Normal Female Karyotype。

解　説　●小球性低色素性赤血球を認める。これに見合うような貧血は認めない。実際，鉄，フェリチンは十分に保たれており，UIBCも正常で鉄欠乏状態にはない。トランスフェリンも正常値を示しており，鉄輸送に異常があるとは考えられない。骨髄穿刺では造血巣に異常はなさそうである。スメアを見るとRDWは正常域にあるが，大小不同，奇形赤血球，標的赤血球などを認める。

- 溶血が亢進している徴候はない。脾腫はなく，網状赤血球は増加していないし，LDH，T-Bilなども正常域にあり，クームステストは陰性。ハプトグロビンも十分に保たれている。
- 骨髄穿刺などを含めて，大方の血液疾患は除外できている。鉄欠乏がない小球性貧血といえば，まずサラセミアを疑うが，溶血所見が認められないので，少し診断に迷うところがある。貧血を認めないことからも，かなり代償機転が有効な，軽症型ヘテロ接合体と考えられた。ヘモグロビン分画を検索してみたが，異常は認められなかったので，可能性としてはβサラセミアよりはαサラセミアの可能性が考えられた。
- 診断を確定するために，母親と本症例の同意の下，専門施設で遺伝子検索を含め検索を依頼したところ，αサラセミアを示唆するHbH（β鎖4量体）inclusion bodyが1/30,000-60,000の頻度で認められたことから，αサラセミアの保因者，つまりαグロビン合成の軽度の抑制が認められる，αサラセミア-1（--/αα or -α/-α）が推測された。PCRにて既知のαサラセミアと比較したところ，定型的なものではなく，この家系に限局したものか，あるいはきわめてまれな変異ではないかと考えられた。
- サラセミアは熱帯，亜熱帯に多い先天性の溶血性疾患であり，その原因はHb（α2 / β2）を形成するα鎖，β鎖各2分子の一方の鎖のみの産生が悪いために血球中の正常のHbが少なくなり小型赤血球になる。と同時に，正常に作られた鎖が相対的に余剰となり，それが変性した結果，赤血球膜に障害を及ぼして溶血性貧血に至らせる疾患である。α，βサラセミアはそれぞれα，β鎖の産生低下を意味する。このホモ接合体は輸血なしでは生きられないが，ヘテロ接合体は軽度の貧血にとどまるだけでなく，サラセミア血球が特に熱帯熱マラリア感染に対して抵抗性があるために，マラリアの流行地ではヘテロ接合体の幼児はむしろ選択的に生き残るという恩恵に浴する。
- 本症例のようなきわめて軽症のサラセミアでは，わが国においては確定検査が日常臨床ではきわめて困難である。従来，わが国においてはサラセミアやヘモグロビン異常症は存在しないと言われてきたが，その理由は現在，比較的低頻度でヘテロ接合体などのほとんど無症状な症例であったためとされている。
- 小球性貧血を認めたときに，鉄欠乏状態の評価をせずに治療に入る，あるいは貧血というだけで漫然と鉄剤を投与するなどは絶対避けるべきである。本症例のようなヘテロ接合体はわが国において，まれでなく存在している。確定診断の第一ステップはまさしく鉄欠乏状態の評価である。

CASE4　労作時の動悸，息切れ，倦怠感

患者
- 81歳，男性

現病歴
- 1カ月ほど前から，次第に労作時に全身倦怠感，動悸，息切れを自覚するようになった。次第に症状が強くなってきて，以前は坂道や階段を上るときの自覚症状であったが，最近は平地の歩行でも症状が出現，20～30m歩くのがやっとになってきた。昨日，近医受診，高度の貧血を指摘されて本日当院救急外来受診。間欠性跛行のように長時間の歩行にて腰から下がだるくなる感じで，しばらく休めばまた歩けるようになる。食欲の低下はなく血便，黒色便などは認めていない。

既往歴
- 小児期に虫垂炎で手術。20年ほど前に痔核で手術，現在は出血なし。10年ほど前，アキレス腱断裂にて手術。ほかに消化管の手術の既往はなし。喫煙なし。飲酒はビール350 mL/day。

家族歴
- 特記すべきものなし。1年前から鬱病の妻を介護中，疲れているとのこと。

身体所見
- 身長166 cm，体重53 kg，血圧128/88 mmHg，脈拍106/min，整。SpO_2 99%。眼球結膜黄染なし。眼瞼結膜貧血様。口腔に明らかな出血斑なし。表在リンパ節触知せず。胸部打聴診異常なし。不整脈あり。腹部は平坦で軟，圧痛なし。肝脾を触れず。神経学的な異常を認めず。両下肢に浮腫なし。皮疹なし。

検査成績
- 表1（p. 41）参照。

骨髄穿刺
- NCC 28,000/mL，Meg 27/mL，M/E ratio 77.0，Erythroid 1.0%，Myeloid 77.0%，

表 1

CBC		下限値	上限値	単位	生化学		下限値	上限値	単位	血清・凝固その他		下限値	上限値	単位
WBC	37	35	70	x10^2/μL	AST	27	8	35	U/L	CRP	0.1	0.0	0.5	mg/dL
RBC	127	350	510	x10^4/μL	ALT	29	5	40	U/L	IgG	1191	870	1700	mg/dL
Hb	4.7	11.7	15.8	g/dL	AlP	200	100	360	U/L	IgA	184	110	410	mg/dL
Ht	13.6	37.0	49.0	%	γGTP	50	0	72	U/L	IgM	31	33	190	mg/dL
MCV	107.5	80.0	98.0	fL	CPK	273	40	200	U/L	C3	76	85	160	mg/dL
MCH	36.7	27.5	33.2	pg	ChE	265	185	430	U/L	C4	20	16	45	mg/dL
MCHC	34.1	31.0	35.5	%	LDH	232	80	230	U/L	CH50	37.3			CH50/mL
RDW	16.0	11.5	14.5	%	T-Bil	0.50	0.20	0.80	mg/dL	抗核抗体	<40		40	倍
PLT	20.8	14.0	35.0	x10^4/μL	TP	6.2	6.0	8.0	g/dL	TSH	3.344	0.350	4.940	μIU/mL
PCT	0.196	0.148	0.296	%	Alb	3.8	4.0	5.0	g/dL	FT3	2.44	1.71	3.71	pg/mL
MPV	9.4	7.1	10.1	fL	UA	5.8	2.0	6.0	mg/dL	FT4	1.15	0.70	1.48	ng/mL
PDW	16.6	16.6	18.9	%	BUN	16.5	8.0	20.0	mg/dL	VitB$_{12}$	447	180	914	pg/mL
Retics	0.8			%	CRE	0.88	0.40	1.20	mg/dL	葉酸	7.5	4.0<		ng/mL
塗抹標本					Na	144	135	147	mEq/L	Haptoglobin	56	25	176	mg/dL
stab	5			%	K	4.5	3.5	4.8	mEq/L	PT	79	70	130	%
seg	50			%	Cl	111	95	110	mEq/L	APTT	33.4	25.0	40.0	sec
eosin	2			%	Ca	8.3	8.5	11.0	mg/dL	Fibrinogen	182	180	350	mg/dL
baso	3			%	P	4.4	2.5	4.5	mg/dL	D-dimer	1.3	0.0	1.5	μg/mL
mono	13			%	BS	97	60	110	mg/dL	FDP	3.6			μg/mL
lymph	29			%	S-AMY	58	30	130	U/L					
NAP	63	75	98	%	T-Chol	86	130	230	mg/dL					
NAP score	152	163	384	%	TG	55	50	149	mg/dL					
					Fe	362	55	110	μg/dL					
					UIBC	14	139	297	μg/dL					
					Ferritin	307.6	39.4	340.0	ng/mL					

Monocytoid 1.0%，Lymphoid 20.6%。低形成骨髄。赤芽球系の減少が著しい。相対的にリンパ球，とりわけ顆粒球の増加が目立つ。

臨床経過

- 高度な貧血で，軽く大球性に偏っている。ECG では心房細動を認めるが，心不全の徴候は軽い。自覚症状は貧血によって説明できるものと考える。鉄がうっ滞しており，造血障害が疑われた。骨髄穿刺を実施したところ，赤芽球系の細胞がほとんど認められなかったので赤芽球癆（PRCA）と診断した。逆に，リンパ球系の細胞の相対的増加を認めた。骨髄の染色体分析では 46，XY と正常核形であったが，T 細胞とりわけ $CD2^{+}3^{+}4^{-}7^{+}8^{+}57^{+}TdT^{-}HLA\text{-}DR^{W}{+}TCR\alpha\beta^{+}$ の表面形質を持つ，顆粒リンパ球が増加していることが判明した（図 1，図 2）。この顆粒リンパ球は後の検索でサザンブロットにより TCR の Cβ1 領域のクローナリティーが証明されている。以上より顆粒リンパ球を伴う PRCA と診断した。胸部 CT などで胸腺腫などは指摘できなかった。
- 貧血に対しては適宜輸血を実施しながら，シクロスポリンの投与を開始した。現在外来にて経過観察中である。

解　説

- 赤芽球癆はまれな疾患で，わが国の特発性造血障害調査研究班の患者登録集計によると，1979 ～ 1993 年の 15 年間で PRCA は 107 例であり，同期間内の再生不良性貧血は 1,602 例であった。再生不良性貧血の年間罹病率は人口 10 万人に対し 4.1 人であることから，赤芽球癆の年間罹病率は再生不良性貧血の 7%，すなわち人口 10 万人に対し 0.3 人と推定される。男女差はないと考えられている *。

* 小峰光博．赤芽球癆診療の参照ガイド．PRCA の診断基準と診療の参照ガイド作成のためのワーキンググループ．2005 年．www.jichi.ac.jp/zoketsushogaihan/PRCA.doc

- 感染や薬剤による PRCA の多くは急性 PRCA の病態を呈し，感染の終息や薬剤の中止によっておよそ 1 ～ 3 週間で網状赤血球の回復や貧血の改善がみられる。しかし，免疫不全状態にある PRCA では感染の遷延によって，また薬剤性 PRCA の一部の症例では慢性に経過することがある。PRCA における急性と慢性の罹病期間に明らかな基準はない。一方で，特発性 PRCA と診断された症例の 10 ～ 15% が全経過の中で自然寛解する *。したがって，PRCA と診断した場合，薬剤の中止とともに 1 カ月間は免疫抑制療法などの積極的治療を控えて経過

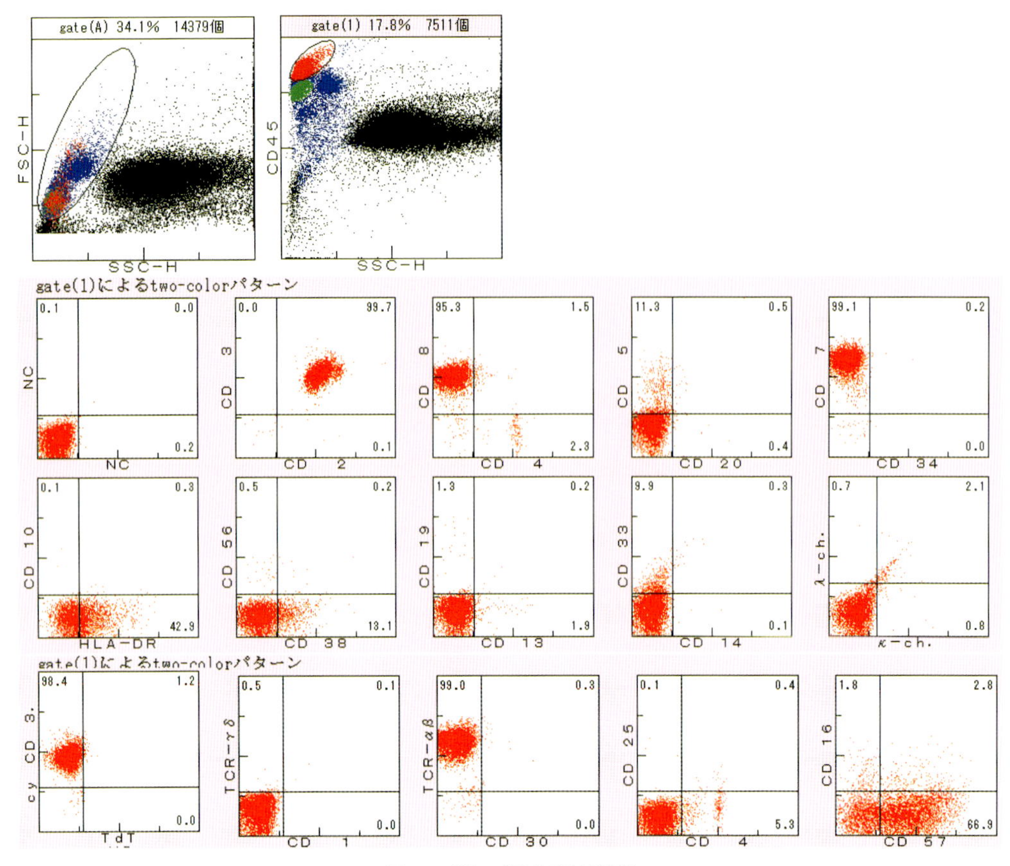

図１　リンパ球の表面形質

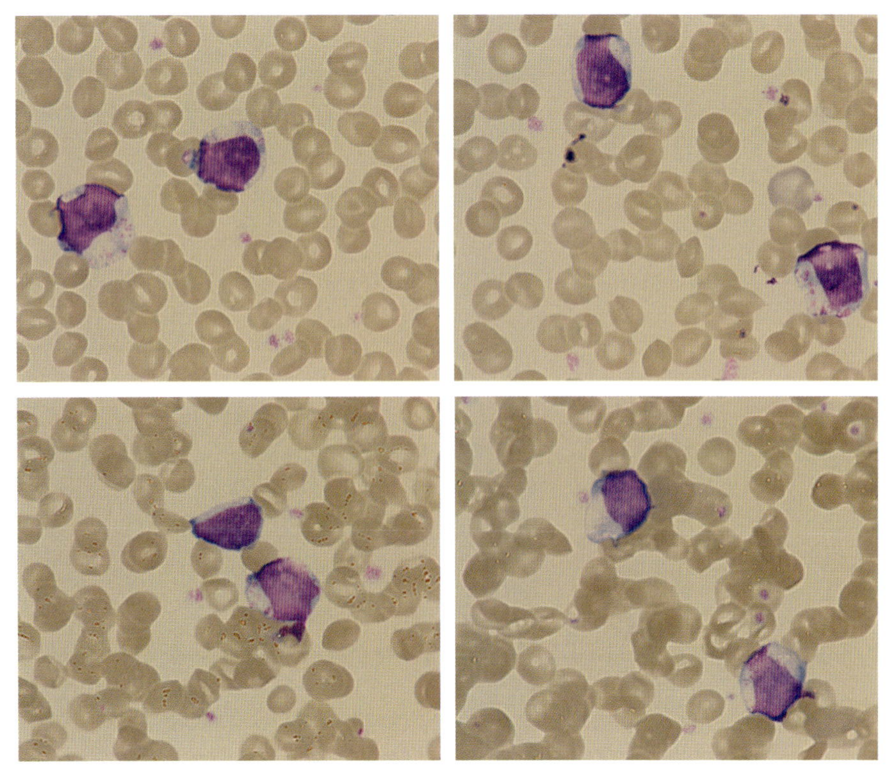

図２　顆粒リンパ球

を観察するのが望ましく，その間に続発性 PRCA の鑑別診断を行う。

* Dessypris EN. Pure red cell aplasia. Baltimore MD, Johns Hopkins Univ Press, 1988.

- PRCA は正球性正色素性貧血と網状赤血球の著減，および骨髄赤芽球の著減を特徴とする疾患で，再生不良性貧血と異なり通常は白血球数と血小板数は正常に保たれる。本症例は軽度の大球性貧血を呈していた。
- 赤芽球癆と診断したら，薬剤の服用歴，感染症の先行，自己抗体を含む免疫学的検査が重要になる。骨髄穿刺による造血器疾患の判定は必須である。また，本症例のように顆粒リンパ球増多を伴うものがあるので，T 細胞受容体遺伝子の再構成は押さえておきたいところである。胸腺腫，悪性腫瘍の検索も必要であろう（表 2）。
- 続発性 PRCA の基礎疾患として最も頻度の高いリンパ増殖性疾患は顆粒リンパ球増多症である。顆粒リンパ球の増加を示す疾患は顆粒リンパ球増多症（lymphoproliferative disease of granular lymphocytes；LDGL）などと称され，多くは慢性的に経過する。顆粒リンパ球は細胞表面 CD3 陽性の T-LGL と CD3 陰性の NK-LGL に大別される。T-LGL はさらにその T 細胞受容体により αβ リンパ球型と γδ リンパ球型に分けられる。急激な臨床経過や著しい白血球増多を示す症例は少なく leukemia と称するには適切でない場合が多い。
- PRCA で発症した症例における胸腺腫の合併率はおよそ 9% であり，逆に胸腺腫に合併する PRCA の頻度は 4% と推定されている *。

* Hirst E, et al. The syndrome of thymoma and erythroblastopenic anemia. A review of 56 cases including 3 case reports. Medicine 46: 225-264, 1967.

表 2　PRCA の病型分類*

先天性低形成性貧血（DBA）	
後天性 PRCA	（続発性のつづき）
特発性	感染症
続発性	ヒト B19 パルボウイルス感染症
胸腺腫	ヒト免疫不全ウイルス感染症
造血器腫瘍	HTLV-1 感染症
慢性リンパ性白血病	伝染性単核球症
B 細胞性	ウイルス肝炎
T 細胞性	流行性耳下腺炎
LDGL	サイトメガロウイルス感染症
ホジキンリンパ腫	マイコプラズマ肺炎
非ホジキンリンパ腫	髄膜炎菌血症
多発性骨髄腫	ブドウ球菌血症
Waldenstrom macroglobulinemia	レシュマニア症
慢性骨髄性白血病	慢性溶血性貧血
慢性特発性骨髄線維症	リウマチ性疾患
本態性血小板血症	全身性エリテマトーデス
骨髄異形成症候群	関節リウマチ
急性リンパ性白血病	混合性結合組織病
固形腫瘍	Sjogren 症候群
胃癌	薬剤・化学物質
乳癌	妊娠
胆道癌	重症腎不全
肺扁平上皮癌	重症栄養失調
皮膚上皮類癌	その他
甲状腺癌	ABO 不適合移植後
腎細胞癌	血管免疫芽球性リンパ節症
原発巣不明癌	自己免疫性内分泌線機能低下症
カポジ肉腫	自己免疫性甲状腺機能低下症
	自己免疫性肝炎
	EPO 治療後の内因性抗 EPO 抗体

DBA: Diamond-Blackfan anemia, LDGL: lymphoproliferative disease of granular lymphocytes, HTLV-1: Human T-cell lymphotropic virus type 1, EPO: erythropoietin
* Dessypris EN. Pure red cell aplasia. Baltimore MD, Johns Hopkins Univ Press, 1988.

CASE5 頭痛，眩暈，労作時呼吸困難，易疲労性

患　者
- 42 歳，女性

現病歴
- 20 歳のときに手指の皮疹で近医受診，主婦手湿疹と診断されたが，同時に血液検査にて血小板減少（20,000/μL）を指摘され，他院血液内科受診。特発性血小板減少性紫斑病（ITP）と診断され，外来にてプレドニン（PSL）の投与が開始となった。1 年ほどで ITP は軽快し，PSL の内服は終了した（血小板 200,000/μL 程度）。しかし 35 歳になり ITP が再燃し（血小板 1,000/μL），当科紹介入院。γグロブリン大量療法と PSL にて約 2 カ月ほどで外来通院となった。その後 4 年ほど外来にて経過を観察したが，特に大きな問題なく，近医に通院することとなった。次第に通院回数も減り，2 年前の血液検査が最後である。その時は特別血球に問題はないとのことであった。
- 2 週間ほど前から頭痛とぼんやりする感じ，黒褐色調の尿異常を自覚していた。1 週間前から上気道を中心とする感冒様症状が出現，近医受診，貧血様顔貌を指摘され，血液検査をしたところ，著明な貧血を指摘され，当科を紹介され受診。

既往歴
- 出産歴 2 回（18 歳，39 歳），特に血液異常を来すことなく満期安産であった。20 歳時，ITP と診断，他院にて治療を受け軽快。35 歳時，ITP の再燃を来し当科にて加療を受け軽快，しばらく外来にて観察を続けたが安定していたため，近医に転院。
- 季節，食物，薬物アレルギーなし。

家族歴
- 血液疾患，膠原病などは指摘されていない。

検査成績
- 表 1，表 2 参照。

骨髄穿刺
- NCC 458,000/mL，Meg 222/mL，M/E ratio 0.9。芽球の増加を認めず，異形成を呈する細胞もなし。赤芽球系の過形成を認めるのみ（図 1）。

臨床経過
- 骨髄で異形成を伴わない赤芽球系の過形成，溶血性貧血，脾腫，クームス試験などから自己免疫性溶血性貧血（autoimmune hemolytic anemia；AIHA）と診断。第 1 病日から PSL 1 mg/kg の投与を開始した。1 週後には Hb 7.0 g/dL まで上昇したが，その後低下に転じ，さらに 1 週間後には 4.0 g/dL まで低下したため，ステロイドパルスを行うと同時に摘脾を巡って検討を開始した。ステロイドパルス後，Hb は 6 g/dL 台まで回復したものの術中出血時の輸血反応を事前確認するため，ハプトグロビン事前投与と輸液とともに，Rh 適合赤血球液 2 単位を投与し，投与時の副作用のないこと，投与後の輸血反応のあることを確認し，PSL 投与下で摘脾を実施した。
- 術後の経過は順調で，摘脾により，溶血も緩和され貧血は次第に改善し，間接クームスは陰性化し，直接クームスも弱陽性となった。PSL の減量を開始したが順調に経過し PSL 17.5 mg/day，Hb 11.0 g/dL と改善した時点で肺炎球菌ワクチンを投与し退院。外来での経過観察とした。
- 退院 7 カ月後に心窩部痛，背部痛を来すようになり，CT を実施したところ（図 2 → p. 46），門脈本幹から肝内門脈にかけて血栓と思われる造影不良域を認め，門脈血栓症と診断した。胆管炎を併発しており，オルガラン，ヘパリン，ワーファリン，プレタールなど抗凝固療法を開始するも，むしろ血栓の増大傾向を認めたため経上腸間膜動脈的にウロキナーゼ投与を開始，あわせて摘脾による血小板増加（500,000 ～ 600,000/μL 程度）も血栓傾向の要因のひとつと考え，ハイドレアにて血小板数を正常域にコントロールした。結局，血栓は器質化したものの，血流は回復し，側副血行路などが発達したため外来通院とし，ワーファリン，プラビックス，プレタール，ハイドレアにて抗凝固療法を継続している。血栓症の再燃は現在のところ認められていない。

解　説
- 大球性貧血である。RDW が上昇しており，スメアでも赤血球の大小不同が認められた。鉄は欠乏していない，網状赤血球が 18.4% と著増しており，これによる影響を考える。LDH の上昇，間接ビリルビンの増加，尿中ウロビリノーゲン，尿中ビリルビンの上昇を認め，さらにはハプトグロビンの消失などで，ヘモグロビン尿は著明ではないが，溶血性貧血を考える。比較的亜急性の貧血によると考えられる症状が出現してきており，コーラ色の尿を訴えているところから，血管内溶血も起きている可能性も考えられる。

表1

CBC		下限値	上限値	単位
WBC	124	35	70	x10^2/μL
RBC	124	350	510	x10^4/μL
Hb	5.6	11.7	15.8	g/dL
Ht	16.0	37.0	49.0	%
MCV	128.7	80.0	98.0	fL
MCH	44.8	27.5	33.2	pg
MCHC	34.8	31.0	35.5	%
RDW	16.7	11.5	14.5	%
PLT	30.7	14.0	35.0	x10^4/μL
PCT	0.226	0.148	0.296	%
MPV	7.4	7.1	10.1	fL
PDW	17.1	16.6	18.9	%
Retics	18.4			%
塗抹標本				
stab	3			%
seg	90			%
eosin	0			%
baso	0			%
mono	2			%
lymph	5			%
凝固				
PT	84	70	130	%
APTT	27.1	25.0	40.0	sec
Fibrinogen	480	180	350	mg/dL
AT-III	114	83	118	%
D-dimer	1.3	0.0	1.5	μg/mL

生化学		下限値	上限値	単位
AST	22	8	35	U/L
ALT	9	5	40	U/L
AlP	141	100	360	U/L
ChE	192	185	430	U/L
LDH	625	80	230	U/L
T-Bil	4.31	0.20	0.80	mg/dL
D-Bil	0.45	0.00	0.30	mg/dL
TP	6.5	6.0	8.0	g/dL
CPK	27	40	200	U/L
UA	4.2	2.0	6.0	mg/dL
BUN	14.7	8.0	20.0	mg/dL
CRE	0.61	0.40	1.20	mg/dL
Na	138	135	147	mEq/L
K	3.9	3.5	4.8	mEq/L
Cl	104	95	110	mEq/L
BS	121	60	110	mg/dL
T-Chol	123	130	230	mg/dL
Ca	8.9	8.5	11.0	mg/dL
Fe	102	55	110	μg/dL
UIBC	139	139	297	μg/dL
Ferritin	183.0	3.6	114.0	ng/mL

血清・検尿その他		下限値	上限値	単位
CRP	1.2	0.0	0.5	mg/dL
IgG	721	870	1700	mg/dL
IgA	100	110	410	mg/dL
IgM	214	46	260	mg/dL
C3	93	85	160	mg/dL
C4	18	16	45	mg/dL
CH50	45.8	25.0	48.0	CH50/mL
Haptoglobin	<10			mg/dL
sIL-2R	746	145	519	U/mL
検尿				
比重	1.019	1.002	1.030	
pＨ	6.5	4.5	8.0	
蛋白	(1+)			
糖	(−)			
ケトン体	(−)			
ウロビリノーゲン	(2+)			
ビリルビン	(1+)			
尿潜血	(1+)			
沈渣				
赤血球	0-1			1/HPF
白血球	5-9			1/HPF
上皮細胞	5-9			1/HPF
硝子円柱	(1+)			

表2

直接クームス		間接クームス	
直接クームス判定	+	間接クームス判定	+
広範囲	3+	血球1	2+
抗 IgG	2+	血球2	W+
抗 C3d	1+	血球3	1+
抗 C3b,d	2+	広範囲	+
		抗 IgG	2+
		抗 C3d	1+
		抗 C3b,d	2+

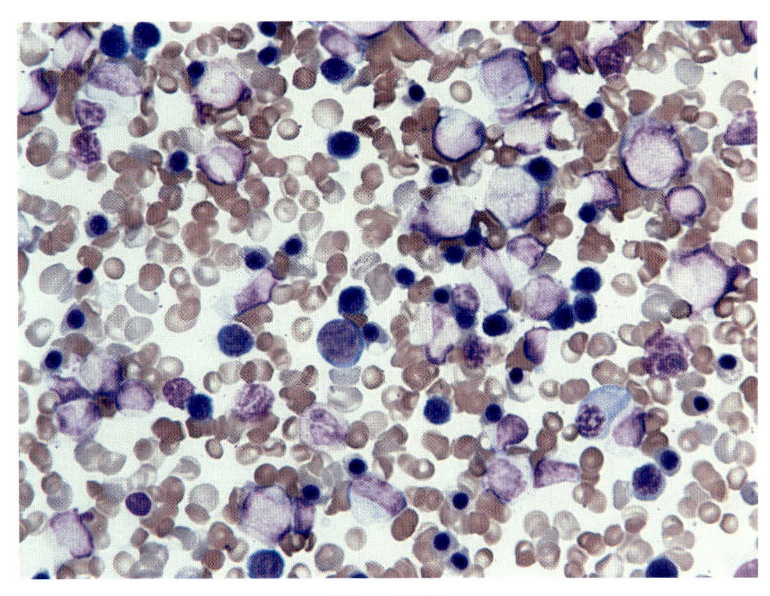

図1　骨髄像

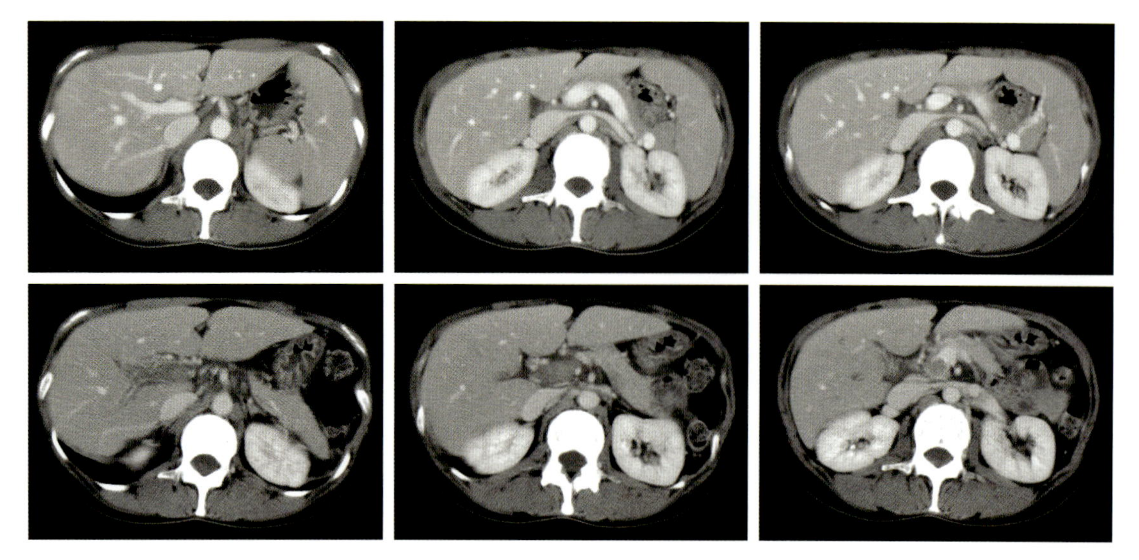

図２　脾腫と摘脾後の門脈血栓
上段：脾腫を認める。下段：摘脾後の門脈血栓

- 免疫グロブリンや補体などに大きな異常を認めないがクームス試験が間接，直接ともに陽性で温式抗体による AIHA と診断できる。ITP の既往があるが，この時点では血小板の減少を認めない。しかしながら，本症例は定義上 Evans 症候群の範疇に入るものである。
- 通常は AIHA の赤血球の肝や脾におけるマクロファージによる貪食が溶血の主因とされているが，ADCC（antibody-dependent cell-mediated cytotoxicity）の機序を伴う場合もある。尿がコーラ色に変わったエピソードから，PNH や CAD，PCH などと同様にヘモグロビン尿を伴う血管内溶血を来している可能性を考えると同時に大量の赤血球が急速に破壊されている可能性を考え，治療を急ぐと同時に治療反応性が不良である可能性も考慮に入れておくことが必要である。
- 長期にわたるステロイド治療は血液の過凝固状態を誘起するし，摘脾をすると血小板の増加状態を来す。一過性といわれているものの，長期にわたる症例や血小板数が下がらない症例も時に認める。ステロイド治療はこの血小板増加状態をさらに長期化させ，血栓症準備状態をさらに悪化させる。
- 本症例においては，溶血性貧血に伴う胆石症が胆管炎の誘因になっており，この炎症を契機に門脈血栓が育っていくという悪循環を来していた可能性を考える。

CASE6　全身倦怠感

患　者
- 48 歳，男性

現病歴
- 痛風（3 年前に初めての発作，投薬をされたが 1 週間で中断），入院 3 カ月前，4 日前にも発作を来した。缶ビール 1 日 5 本，9 年前に禁煙。

既往歴
- 2 週間ほど前から食欲不振，全身倦怠感などを自覚するようになった。1 週間ほど前から咽頭痛，37℃台の発熱，寝汗を認めるようになると同時に，食欲不振，全身倦怠が増悪してきてほとんど食事がとれなくなってきたので当院消化器科を受診，高度な貧血とビリルビン上昇を指摘され，血液疾患を疑われ当科紹介。精査加療の目的で入院となる。

身体所見
- 身長 168 cm，体重 61 kg，血圧 104/54 mmHg，脈拍 102/min，整。眼瞼結膜に貧血を認める。眼球結膜は軽度の黄染を認める。口腔内に粘膜出血は認めず。咽頭も貧血様で発赤は目立たない。扁桃はやや腫大しているが，白苔の付着などは認めず。胸部打聴診異常なし。腹部は平坦で軟，圧痛なし。肝脾は触知しない。神経学的な異常を認めず。両側下肢に浮腫なし。紫斑なし。皮疹なし。

検査成績　●表 1 参照。

表 1

CBC		下限値	上限値	単位	生化学		下限値	上限値	単位	血清・凝固その他		下限値	上限値	単位
WBC	24	35	70	x10^{2}/μL	AST	8	8	35	U/L	CRP	5.0	0.0	0.5	mg/dL
RBC	137	350	510	x10^{4}/μL	ALT	7	5	40	U/L	IgG	1077	870	1700	mg/dL
Hb	5.0	11.7	15.8	g/dL	AlP	186	100	360	U/L	IgA	314	110	410	mg/dL
Ht	14.6	37.0	49.0	%	γGTP	17	0	72	U/L	IgM	198	33	190	mg/dL
MCV	106.7	80.0	98.0	fL	CPK	19	40	200	U/L	C3	112	85	160	mg/dL
MCH	36.3	27.5	33.2	pg	ChE	183	185	430	U/L	C4	32	16	45	mg/dL
MCHC	34.0	31.0	35.5	%	LDH	166	80	230	-	CH50	43.7	25.0	48.0	CH50/mL
RDW	16.7	11.5	14.5	%	T-Bil	1.59	0.20	0.80	mg/dL	抗核抗体	40	0	40	倍
PLT	15.9	14.0	35.0	x10^{4}/μL	D-Bil	0.45	0.00	0.30	mg/dL	Haptoglobin	154	25	176	mg/dL
PCT	0.133	0.148	0.296	%	TP	6.3	6.0	8.0	g/dL	TSH	0.992	0.35	4.94	μIU/mL
MPV	8.4	7.1	10.1	fL	Alb	3.2	4.0	5.0	g/dL	FT3	2.42	1.71	3.71	pg/mL
PDW	18.5	16.6	18.9	%	UA	9.1	2.0	6.0	mg/dL	FT4	1.30	0.70	1.48	ng/dL
Retics	2.9			%	BUN	15.1	8.0	20.0	mg/dL	BNP	29.6		<20	pg/mL
塗抹標本					CRE	0.98	0.40	1.20	mg/dL	Vit B_{12}	207	180	914	pg/mL
stab	8			%	Na	138	135	147	mEq/L	葉酸	15.8	4.0		ng/mL
seg	21			%	K	4.3	3.5	4.8	mEq/L	β2MG	2.9	1.0	1.9	mg/L
eosin	1			%	CL	102	95	110	mEq/L	PT	92	70	130	%
baso	0			%	BS	103	60	110	mg/dL	APTT	24.8	25.0	40.0	sec
mono	2			%	S-AMY	61	30	130	U/L	Fibrinogen	291	180	350	mg/dL
lymph	68			%	T-Chol	113	130	230	mg/dL	AT-III	117	83	118	%
					TG	109	50	149	mg/dL	D-dimer	2.2	0.0	1.5	μg/mL
					Fe	48	55	110	μg/dL	FDP	5.9			μg/mL
					UIBC	157	139	297	μg/dL					
					Ferritin	450.1	3.6	114.0	ng/mL					

骨髄穿刺　● NCC 193,000/mL, Meg 389/mL, M/E ratio 1.9, Erythroid 30.2%, Myeloid 58.8%（Blast 5.8%），3 系統に異形成が認められる（→ p. 48 図 1，A: micromegakaryocyte, B: multinucleated erythroblast, C: neutrophil with excessive nuclear segmentation, D: erythroblast with bizarre and multiple neuclei, E: neutrophil with pseudo-Pelger nuclear abnormality, F: micromegakaryocyte and erythroblast with abnormal nucleus）。MDS（RAEB-1）。染色体分析は，図 2（→ p. 48）。

臨床経過　●診断は骨髄異形成症候群，芽球の増加している不応性貧血（RAEB-1），国際予後判定システム（IPSS）では INT-2 となる。WT-1 mRNA が 1.1x10^4 cpopies/μgRNA と相当高く，予後不良のサインと考えられた。治療ガイドラインに従い同種移植を施行する方針でコーディネートを開始し，移植までアザシチジンにて，できる限り病勢の抑制を図ることになった。

解　　説　●貧血による全身倦怠感であったが，その貧血の原因をめぐってさまざまな鑑別が必要であった。小球性でないこと，血清鉄が十分にあることなどから鉄欠乏性貧血は考えない。LDH，AlP などの上昇を認めないが無効造血，溶血の可能性を除外する必要があった。

●甲状腺機能を測定しているが，全身倦怠を易疲労性ととったのかもしれないし，るい痩と，全身の消耗感から甲状腺機能が気になったのかもしれない。直接クームスが陽性であったので，免疫組織の機能異常をスクリーニングする必要があったと考えるが，特に異常所見は認めていない。軽度ではあるが大球性貧血の異常の原因については骨髄穿刺が必要であった。

●骨髄穿刺では明らかな 3 系統の細胞の異形成と染色体分析にて複雑な核異常を認め，MDS では RAEB-1，予後判定では INT-2 で 50%生存率は 1.2 年ということが示されている。通常の造血幹細胞移植に耐えられる年齢でもあり，移植に向けて今から準備を始めるべきである。

●結局，無効造血が本症例の病態であった。WT-1 が高値を示しているにもかかわらず，LDH や AlP などが動かない，ハプトグロビンも正常域にあることは珍しいのではないかと思われるが，高尿酸血症から本症例における痛風発作と MDS を関連づけて考えることはできないだろうか？

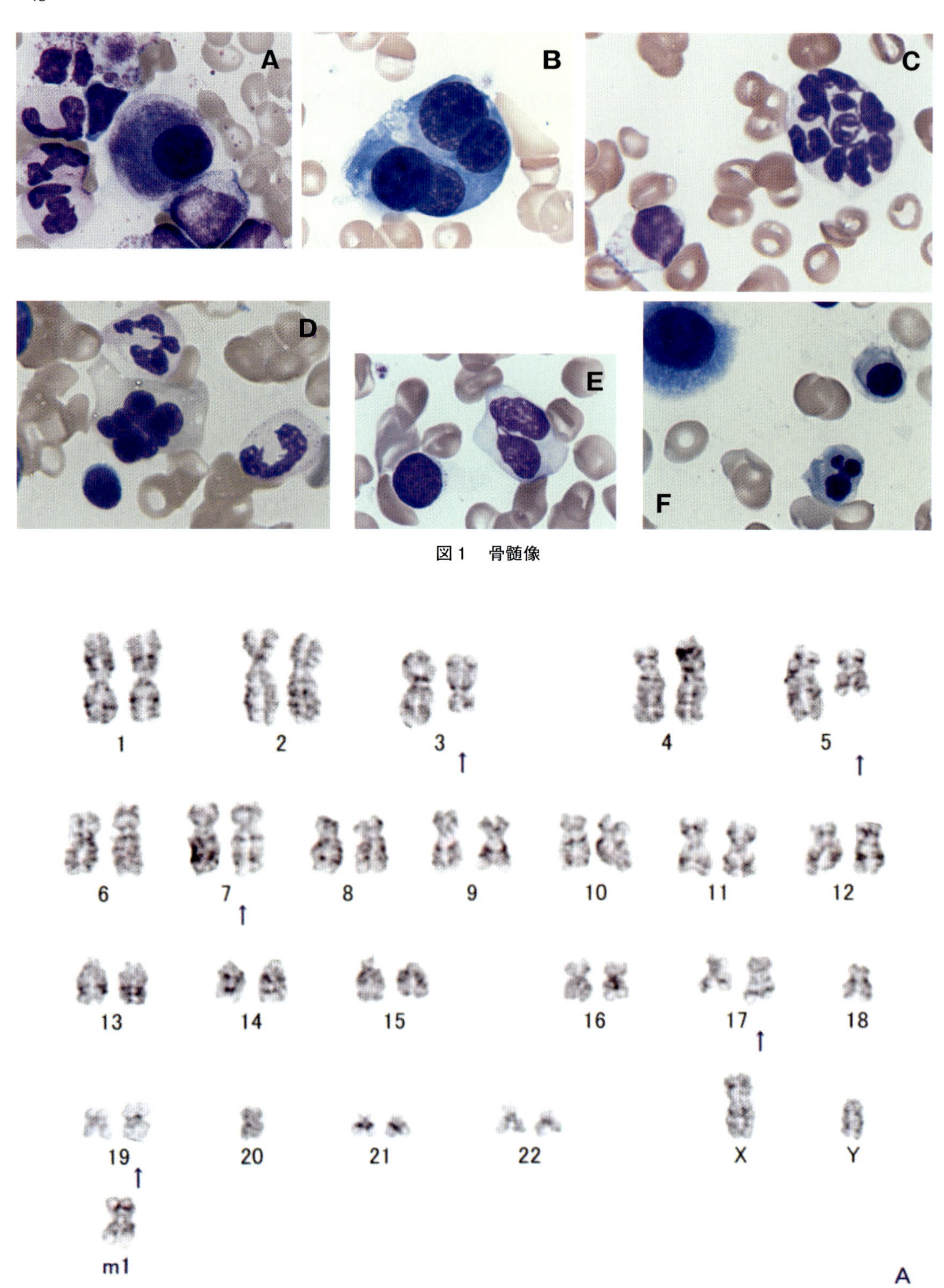

図1　骨髄像

45,XY,add(3)(q11.2),del(5)(q?),add(7)(q22),dic(17;20)(p11.2;q11.2),
-18,add(19)(p13),+mar1[1]/44,idem,-8[11]/46,XY[6]

図2　染色体分析（G-banding）

CASE7　全身倦怠感，舌の違和感，下腿浮腫としびれ

患　者　●75歳，女性

現病歴　●1カ月ほど前から疲れやすいと感じるようになり，次第にひどくなってきたが，同時に舌がざらつき，痛い感じとともに，味覚も曖昧になってきていた。1週間ほど前から下肢の浮腫，しびれを自覚するようになったため，当院循環器内科を受診，貧血を指摘され当科を紹介された。

既往歴　●高血圧症，高脂血症，緑内障，白内障にて加療中。45年前に虫垂炎にて虫垂切除，その他手術歴なし。

家族歴　●特記すべきものなし。

身体所見　●身長152cm，体重46kg，血圧136/88mmHg，脈拍92/min，整。舌は乳頭の萎縮と発赤を伴う。胸部打聴診異常なし。腹部は平坦で軟，圧痛なし。下肢において振動覚の軽度な低下を認める以外，特に神経学的な異常を認めず。皮疹なし。

検査成績　●表1参照。

表1

CBC		下限値	上限値	単位	生化学		下限値	上限値	単位	血清・凝固その他		下限値	上限値	単位
WBC	73	35	70	x10^{2}/μL	AST	28	8	35	U/L	CRP	0.0	0.0	0.5	mg/dL
RBC	78	350	510	x10^{4}/μL	ALT	11	5	40	U/L	PT	69	70	130	%
Hb	3.8	11.7	15.8	g/dL	AlP	106	100	360	U/L	APTT	32.0	25.0	40.0	sec
Ht	11.1	37.0	49.0	%	γGTP	5	0	72	U/L	Fibrinogen	148	180	350	mg/dL
MCV	142.7	80.0	98.0	fL	CPK	20	40	200	U/L	D-dimer	2.4	0.0	1.5	μg/mL
MCH	48.5	27.5	33.2	pg	ChE	136	185	430	U/L	BNP	80.2		<20	ng/mL
MCHC	34.0	31.0	35.5	%	LDH	1279	80	230	-	Vit B_{12}	<50	180	914	pg/mL
RDW	32.0	11.5	14.5	%	T-Bil	3.33	0.20	0.80	mg/dL	葉酸	8.9	4.0<		pg/mL
PLT	10.4	14.0	35.0	x10^{4}/μL	D-Bil	1.17	0.00	0.30	mg/dL	直接クームス	(−)			
PCT	0.087	0.148	0.296	%	TP	6.8	6.0	8.0	g/dL	間接クームス	(−)			
MPV	8.4	7.1	10.1	fL	UA	3.3	2.0	6.0	mg/dL	Haptoglobin	<10			
PDW	19.3	16.6	18.9	%	BUN	15.7	8.0	20.0	mg/dL	抗内因子抗体	(+)			
Retics	5.3	0.5	2.0	%	CRE	0.59	0.40	1.20	mg/dL	後壁細胞抗体	x20			
塗抹標本					Na	140	135	147	mEq/L	LDH isozyme				
myelo	1				K	4.1	3.5	4.8	mEq/L	LDH1	50	21	31	%
meta	2				Cl	103	95	110	mEq/L	LDH2	37	28	25	%
stab	4			%	BS	106	60	110	mg/dL	LDH3	9	21	26	%
seg	69			%	HDL-Chol	26	40	75	mg/dL	LDH4	3	7	14	%
eosin	0			%	LDL-Chol	77	70	139	mg/dL	LDH5	1	5	13	%
baso	0			%	TG	113	50	149	mg/dL					
mono	1			%	Fe	203	55	110	μg/dL					
lymph	23			%	UIBC	43	139	297	μg/dL					
NAP	68	75	98	%	Ferritin	83.1	3.6	114.0	ng/mL					
NAP score	181	163	384	%										

骨髄穿刺　●NCC 265,000/mL，Meg 55/mL，M/E ratio 0.8，Erythroid 50%，Myeloid 41%，Erythroid hyperplasia with megaloblastosis。

臨床経過　●貧血がきびしく心不全症状も伴っていたため，入院の上検索と治療を進めた。入院当日に骨髄穿刺にて巨赤芽球性貧血と診断。第二病日からビタミンB_{12}の筋肉注射を開始したところ，貧血は速やかに改善傾向を示すと同時に，舌の違和感，下肢の浮腫，しびれなどの自覚症状も改善。入院中に各種特殊検査の結果が戻り，診断は確定した。第25病日，Hb 8.3 g/dL，MCV 102 fL，LDH 326 U/Lまで改善したので，以後は外来にて加療を続けてゆくことになり退院とした。

解　説　●定型的な巨赤芽球性貧血である。MCV>140 fLまで赤血球が大きくなる疾患はちょっとほかには考えにくい。本態性血小板血症をハイドレアで治療中にはこの程度まで赤血球が大きくなることはあるが，貧血がそれほど進行することはなく，LDHの上昇も原疾患のそれと変わるところはない。さらに病歴から鑑別は容易である。

- 胃全摘後の巨赤芽球性貧血は，これも病歴からかなりの割合で鑑別できるが，胃粘膜が少しでも残存していると，ビタミン B_{12} の欠乏状態を来すことはまずないものと考えてよいと思われる。患者が胃の全摘を亜全摘と誤認している場合があるので注意が必要である。
- どのような場合でも，巨赤芽球性貧血を認めたら，上部消化管の検索は実施すべきだと考えている。無酸症, 萎縮性胃炎, ヘリコバクター・ピロリ（HP）感染は常に併存している。最近，HP の除菌が一般的になってきて，除菌後にビタミン B_{12} の投与が必要なくなったので，抗内因子抗体，抗壁細胞抗体を測定したところ陰性化していたという症例を経験している。
- 本症例では網状赤血球が増加していた。フローチャートの例外ということになる。実際，当院で診断した他の巨赤芽球性貧血症例においては，本症例を除いて網状赤血球の増加は認めていない。本症例では LDH，T-Bil で認められたように無効造血の割合が高く，この代償機転のひとつとして，赤血球系統の造血のドライブが強くかかったものと理解すべきものかもしれない。

4章 多血症

基礎知識

- 多血症は，通常ヘモグロビン（Hb）濃度が，男性では Hb>18 g/dL and/or Ht（ヘマトクリット）>51%，女性では Hb>16 g/dL and/or Ht>48% を超える場合をいう。ただし，これらのペアが常に揃って増加しているとは限らない。
- 循環血漿量が低下していることによる見かけ上の多血症（相対的赤血球増多症）と，循環赤血球量が増加している絶対的赤血球増多症がある。絶対性赤血球増多症は，骨髄増殖性腫瘍のひとつである真性多血症（PV）とエリスロポエチン（EPO）産生亢進による二次性赤血球増多症がある。多血症の分類を表 1（→ p. 53）に示す。
- 相対性赤血球増多症は，急性の脱水など，体液を急速に喪失した場合のような原因の明らかな場合と，慢性に経過し，生活習慣や慢性的な疾患に起因するものがある。一方，原因が不明な場合もある。
- 狭義では，上記最後の状態をストレス多血症（Gaisböck 症候群）と呼び，よく認められる *。

  * Stefanini M, et al. Gaisböck's syndrome: its hematologic, biochemical and hormonal parameters. Angiology 29: 520-533, 1978.

- ストレス多血症では脾腫を認めず，基本的には他の検査値に異常を認めない。EPO は喫煙者では増加している可能性がある。血小板も同様に炎症性疾患を合併している場合は軽度の上昇を認めることがある。しかし，40×10^9/L を超える場合は真性多血症との鑑別に注意する。
- ^{51}Cr を用いた，循環赤血球量の測定は最近一般的な検査でなくなり通常行われない。Hb（g/dL）/ Ht（%）が，男性で 19.5/58，女性で 17.5/53 を超えていればほとんどの場合で循環赤血球量が増加している。また，Ht ≧ 60% であれば，循環赤血球量が増加していると判断して，絶対的赤血球増多症として扱う *。

  *McMullin MF. The classification and diagnosis of erythrocytosis. Int J Lab Hematol 30: 447-459, 2008.

- 絶対的赤血球増多症ではエリスロポエチン値が一次性と二次性の鑑別に有用である。高値であれば二次性を考えるが，二次性赤血球増加症の原因は多岐にわたる。
- SpO_2 は簡便な検査であり，低値の場合は低酸素血症による二次性赤血球増多症が疑われるので，まず行う。
- ストレス多血症は，中年のやや小太りの男性に多く，多くは喫煙者で，睡眠時無呼吸症候群や生活習慣病患者が多いともいわれる。治療は特に必要なく，生活習慣の改善に努める。
- MCV が小さくて，フェリチン，EPO が低値の場合は真性多血症を疑う。
- 二次性赤血球増多症では，EPO 産生を亢進させる基礎疾患を検討する。通常，基礎疾患の症状が主で多血症の症状は目立たない。

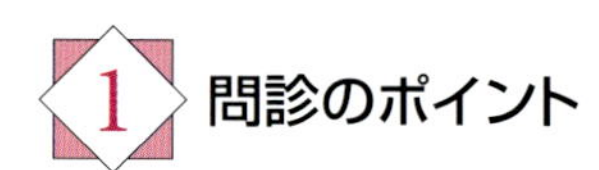

問診のポイント

- 血栓症の既往の有無をチェックする。
- 肢端紅痛症（erythromelalgia）の有無も参考になる。
- 喫煙歴は鑑別診断上重要である*。

* Nordenberg D, et al. The effect of cigarette smoking on hemoglobin levels and anemia screening. JAMA 264: 1156-1159, 1990.

- 頭痛，頭重感，めまい，易疲労感（睡眠時無呼吸症候群の可能性を考える*）の有無を確認する。

* Nasser S, et al. Sleep apnoea: causes, consequences and treatment. Br J Clin Pract 46: 39-43, 1992.

- 視覚障害，耳鳴りなど過粘稠症候群を示唆する所見の有無も参考になる。
- 皮膚掻痒感では、真性多血症で訴えることがある。
- 真性多血症では，脾腫により食思不振，左上腹部不快感を訴えることがある。

2 身体所見のポイント

- 赤ら顔，眼瞼結膜の充血の有無は重要である。チアノーゼの有無はさらに重要である。
- 過粘稠症候群で血圧が上昇することがある。眼底検査は重要である。
- SpO_2 が低下していれば，低酸素血症による二次性赤血球増多症を考える。
- 低酸素血症を認めたら，二次性赤血球増多症の原因となる心・肺疾患の有無をチェックする。逆に過粘稠症候群により，心不全を来すことがある。
- 真性多血症で脾腫を認めることが多い。

3 検査のポイント

① SpO_2
② CBC，白血球分画，網状赤血球
③ T-Bil, AST，ALT，γ-GTP，Alb，LDH，UA，BUN，CRE
④ 検尿一般
⑤ エリスロポエチン（絶対的赤血球増加症ではエリスロポエチンを測定する*）

* Mossuz P, et al. Diagnostic value of serum erythropoietin level in patients with absolute erythrocytosis. Haematologica 89: 1194-1198, 2004.

⑥ Fe，TIBC，フェリチン
⑦ ビタミン B_{12}
⑧ NAP
⑨ JAK2　V617F 変異（真性多血症が疑われるとき*-***）

* Johanna E, et al. Acquired mutation of the tyrosine kinase JAK2 in human myeloproliferative disorders. Lancet 365: 1054-1061, 2005.
** Lippert E, et al. The JAK2-V617F mutation is frequently present at diagnosis in patients with essential thrombocythemia and polycythemia vera. Blood 108: 1865-1867, 2006.
*** Thiele J, et al. Polycythaemia vera. In: Swedlow SH, et al, eds. WHO classification of tumours of haematopoietic and lymphoid tissues. Lyon: IARC: pp.40-43, 2008.

⑩ 骨髄検査，染色体検査（真性多血症が疑われるとき）
⑪ 胸部 X 線写真
⑫ 心電図
⑬ 腹部超音波検査（真性多血症が疑われる，または腎疾患が疑われるとき）

⑭ 睡眠ポリグラフィ（睡眠時無呼吸症候群が疑われるとき）

鑑別診断のポイント

図1に多血症の鑑別診断のためのフローチャートを示す。多血症の主な鑑別点は表2に示す。

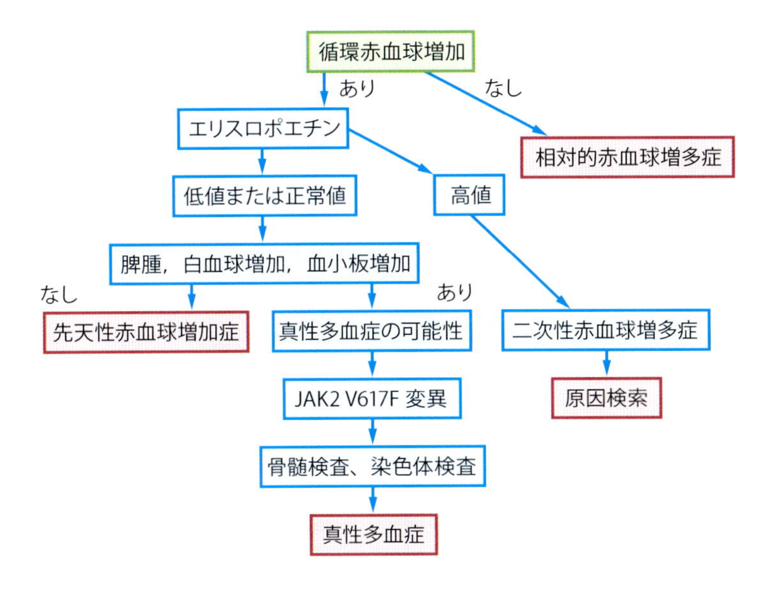

図1　多血症の鑑別診断*

* Mossuz P, et al. Diagnostic value of serum erythropoietin level in patients with absolute erythrocytosis. Haematologica 89: 1194-1198, 2004.

表1　赤血球増多症の分類

Ⅰ．相対的赤血球増多症
1．偽赤血球増多症（体液の喪失など） 2．ストレス多血症（Gaisböck 症候群）
Ⅱ．絶対的赤血球増多症
A. 一次性赤血球増多症　　真性多血症 B. 二次性赤血球増多症 1．低酸素血症に伴う赤血球増加 a. 動脈酸素分圧低下：高地滞在，慢性肺疾患，心不全，肺胞換気不全（睡眠時無呼吸症候群を含む），喫煙など b. 酸素運搬能の低下：異常ヘモグロビン症，赤血球 2,3-diphosphglycerate mutase 低下など 2．EPO 産生の異常亢進 a. EPO 産生腫瘍：腎癌，肝癌，小脳血管芽細胞腫など b. 腎臓虚血：腎血管狭窄，水腎症，腎嚢胞 c. 異常ヘモグロビン症 d. 異所性 EPO 産生：薬剤，アンドロゲン製剤，腎移植後

大野伸広他．赤血球増多症．浅野茂隆他監修．三輪血液病学．第3版．東京：文光堂：p.1242，2006.

- Hb が，男性で 19.5 g/dL，女性で 17.5 g/dL を超えていれば循環赤血球量が増加していることがほとんどで，絶対的赤血球増多症としてよい。
- 血清エリスロポエチンが正常上限以上であれば二次性赤血球増多症を，正常値以下であれば真性多血症を示唆する。
- 二次性赤血球増多症と考えられたら，原因となる疾患を検索する。
- 赤血球増多症の原因としてはストレス多血症による相対的赤血球増多症の頻度が高い。赤ら顔で小太りの喫煙者男性であることが多いが例外も多い。

表 2　赤血球増多症の主な鑑別点

	真性多血症	二次性赤血球増多症	ストレス多血症
循環赤血球量	増加	増加	正常
脾腫	あり	なし	なし
動脈酸素飽和度	正常	低下～正常	正常
白血球数	増加	正常	正常
血小板数	増加	正常	正常
ビタミン B_{12}	増加	正常	正常
NAP	増加	正常	正常
骨髄	3 系統過形成	赤血球系増加	正常
EPO	低下～正常	増加	正常
JAK2 V617F 変異	あり	なし	なし

溝口秀昭．赤血球増多症．三輪史朗他編．血液病学．第 2 版．東京：文光堂；pp.769-778．1995.

- 真性多血症は SpO_2 の低下がなく，白血球，血小板増加を認めたり，MCV が低値で鉄欠乏状態が疑われる場合。脾腫を認める場合が多い。血清鉄，UIBC，フェリチン，ビタミン B_{12}，好中球アルカリホスファターゼ活性を検索し，JAK2 V617F 変異を調べる。診断は 2008 年の WHO 診断基準による（真性多血症の診断基準は表 3 に示す）。
- 低酸素血症による二次性赤血球増多症は SpO_2 の低下を必ず伴う。ほかにも，呼吸器疾患，心疾患の存在があれば決定的である。血清エリスロポエチンが高値であることをを確認する。胸部 X 線写真，CT，心電図，心臓超音波などでさらに評価する。睡眠時無呼吸症候群が原因となることもあるため，睡眠の状態についても問診し，疑わしければ睡眠ポリグラフィーを行う。
- SpO_2 の低下がなくて血清エリスロポエチンが高値なときは腎臓の局所的低酸素血症による二次性赤血球増多症を疑い，腹部超音波検査にて腎臓の局所血流の変化の徴候を探る。

表 3　真性多血症の診断基準（WHO2008）

A. 大基準
1. Hb>18.5g/dL（男性）>16.8g/dL（女性）
2. JAK2 V617F 変異，あるいは JAK2 エクソン 12 変異などの遺伝子変異
B. 小基準
1. 骨髄過形成で三系統の血球の増加を認める。
2. 血中 EPO 低値
3. in vitro で内因性赤芽球コロニー形成
大基準 1，2 と小基準 1 項目，あるいは大基準 1 と小基準 2 項目を満たした場合。

Thiele J, et al. Polycythaemiavera. In: Swedlow SH, et al, eds. WHO classification of tumours of haematopoietic and lymphoid tissues. Lyon: IARC. pp. 40-43. 2008.

1. 頻度の高い疾患

- ストレス多血症
- 睡眠時無呼吸症候群

2. 頻度の低い疾患

- 真性多血症
- 慢性肺疾患，心疾患

3. まれな疾患

- 異常ヘモグロビン症，2,3-diphosphoglycerate mutase 欠乏症
- 腎動脈狭窄，水腎症，嚢胞腎
- EPO 産生腫瘍

CASE1 胸部違和感，ほてり，霧視

患者
- 57歳，男性

現病歴
- 5年ほど前から多血症を指摘されており，瀉血を定期的に受けていたが，1年ほどの通院の後，中断していた。その後検診などは受けていなかった。約3週間前から前胸部の違和感を覚えるようになり，近医にて汎血球増加を指摘され当科外来受診。

既往歴
- 特記すべきものなし。喫煙なし。飲酒なし。

家族歴
- 特記すべきものなし。

身体所見
- 身長168 cm，体重59 kg，血圧190/98 mmHg，体温36.2℃。
- 顔面紅潮。神経学的に明らかな異常所見を認めず。胸部打聴診異常なし。腹部は平坦，圧痛なし。前腋窩線上，左肋骨弓下に脾臓を2横指触れる。肝を触れず。両下肢に軽度圧痕を残す浮腫を認める。

検査結果
- 表1参照。

表1

CBC		下限値	上限値	単位	生化学		下限値	上限値	単位	血清・凝固その他		下限値	上限値	単位
WBC	262	35	70	x10^{2}/μL	AST	31	8	35	U/L	CRP	0.1	0.0	0.5	mg/dL
RBC	806	350	510	x10^{4}/μL	ALT	18	5	40	U/L	NAP	100	75	98	%
Hb	22.5	11.7	15.8	g/dL	γGTP	95	0	72	U/L	NAP index	333	163	384	%
Ht	69.2	37.0	49.0	%	AlP	445	100	360	U/L	VitB12	203	180	914	pg/mL
MCV	85.9	80.0	98.0	fL	LDH	696	80	230	U/L	EPO	1.2	8.0	36.0	mU/ml
MCH	27.9	27.5	33.2	pg	T-Bil	0.86	0.20	0.80	mg/dL	Major bcr-abl	<5			cpoies
MCHC	32.5	31.0	35.5	%	TP	6.5	6.0	8.0	g/dL	JAK2 V617F	3+			
RDW	15.5	11.5	14.5	%	Alb	3.8	4.0	5.0	g/dL	PT	73	70	130	%
PLT	53.5	14.0	35.0	x10^{4}/μL	UA	6.2	2.0	6.0	mg/dL	APTT	70.7	25.0	40.0	sec
PCT	0.382	0.148	0.296	%	BUN	12.8	8.0	20.0	mg/dL	Fibrinogen	272	180	350	mg/dL
MPV	7.2	7.1	10.1	fL	CRE	0.83	0.40	1.20	mg/dL	AT-III	92	83	118	%
PDW	18.3	16.6	18.9	%	Na	139	135	147	mEq/L	D-dimer	0.5	0.0	1.5	μg/mL
Retics	1.5			%	K	4.7	3.5	4.8	mEq/L	vWF 定量	107	50	155	%
塗抹標本					Cl	105	95	110	mEq/L	第 VIII 因子	9	60	150	%
meta	1			%	BS	99	60	110	mg/dL	第 IX 因子	78	70	130	%
stab	5			%	TG	241	50	149	mg/dL	検尿				
seg	88			%	HDL-Chol	61	40	70	mg/dL	比重	1.014	1.002	1.030	
eosin	1			%	LDL-Chol	157	70	139	mg/dL	p H	6.5	4.5	8.0	
baso	0			%	Fe	47	55	110	μg/dL	蛋白	3+			
mono	2			%	UIBC	281	139	297	μg/dL	糖	−			
lymph	3			%	Ferritin	41.2	39.4	340.0	ng/mL	ケトン	−			
bLast	0			%						ウロビリ	正			
赤芽球	0/100			%						潜血	1+			

臨床経過

① 骨髄穿刺　NCC
1,220,000/μL，Meg 806/μL，M/E 3.6，赤血球系には異常なし。幼弱で細胞質に乏しい骨髄芽球が目立つ（0.8%）。巨核球はmicromegakaryocyteや核の成熟異常などが目立つ。Flow cytometryではCD13，33，34，HLA-DR. CD117陽性細胞の増加を認めた。G-bandingは46XYで異常なし。骨髄生検では線維化を認めず。以上より真性多血症と診断し，瀉血，ハイドレアにて血球数のコントロールを行うこととなった。

② 蛋白尿・ネフローゼ症候群
無治療にて入院時蛋白尿7g/day（アルブミン尿），Ccr 66.8 mL/min。腎生検にて軽微な変化だがFSGS（focal segmental glomerulosclerosis）に合致する所見あり。結局，高血圧とPVによるhyperfiltrationと考えられ，ARBによる降圧・糸球体内圧低下とPVへの対策により蛋白尿は1.7g/dayまで低下。経過観察となる。

③ 高血圧症
ロサルタンにて経過観察。

④ 血友病 A
APTT の延長を認めた。第 VIII 因子の低下を認めるが，第 IX 因子，Von Willebrand 因子は正常。第 VIII 因子インヒビターは陰性。

⑤ 左網膜出血，右同名半盲
CT にて陳旧性梗塞巣が散在，同名半盲の原因としては左の視放線が疑われる。

解 説

- 明らかな多血症の状態である。赤血球以外にも白血球の増加，血小板の増加を認める。ここで，慢性好中球性白血病，本態性血小板血症，骨髄増殖性腫瘍（分類不能型）などが鑑別の対象となるが，これらのどれもがすべて真性多血症（PV）の診断基準を満たさないことを診断の要件としているので，本症例も真性多血症と診断した。
- 骨髄では 3 系統の血球が全体に増殖しており，明らかな異形成は認めなかった。巨核芽球に核の成熟異常や過分葉など多様な形態異常を認めた。芽球がやや多い印象を持ったが，もちろん診断に影響するほどの変化ではない。PV として矛盾のない骨髄と考えられた。
- ネフローゼを合併していたが，この病像成立にはおそらく，高血圧と PV による血液粘稠度の変化が関与しているものと考えられた。糸球体の濾過圧が上昇したため，アルブミン尿を来したことを想定して瀉血をしながら ARB を投与したところ，驚くほどの改善傾向を認めた。
- サブクリニカルな軽症血友病 A を診断した。これは網膜出血のスクリーニングのため凝固線溶系を検索したことがきっかけであった。明らかな血友病 A を示唆する家族歴はなく，family study は了解が得られなかったので，残念ながら実施できていない。
- 網膜出血も高血圧に加え，PV による血液の粘稠度の上昇で説明がつくものと考えられた。軽症血友病 A の唯一の症状であった可能性も考えられる。
- ものが見にくいとのことで，眼科に相談し網膜出血を指摘されたが，同名半盲を合併していることが判明した。CT，MR にて多発性の微小梗塞巣が指摘されており，これによる視放線の症状と考えられた。微小脳梗塞の多発には，多かれ少なかれ PV が関わっていたものと考えている。

5章

好中球増多症

基礎知識

- 成熟好中球絶対数の正常上限はとりわけ年齢的な変動が大きいため設定しづらいが，一応成人では通常 7 ～ $8x10^9$/L 以上を好中球増多症としている。
- 好中球増多症の発生機序は，①産生亢進，②末梢血における寿命の延長，③骨髄からの遊出増大，④辺縁プールから循環プールへの移行の増大, ⑤組織での利用障害, ⑥これらの複合, などに大別される。
- 幹細胞・CFU-GM プールの増加，各種 CSF の産生増加は好中球の産生増加に寄与し，さらに G-CSF，GM-CSF の増加は寿命の延長と骨髄からの遊出増加にも関与する。副腎皮質ステロイド，エンドトキシンは骨髄からの遊出亢進に関与し，後者はさらに G-CSF などのサイトカイン産生を刺激する。循環プールへの移行亢進には主としてエピネフリンなどのカテコラミンが関与している。

白血球の疾患は，腫瘍性のものを除くと白血球の数の異常，機能異常，形態異常に分けられるが，日常的に問題になるのは数の異常である。機能異常や形態異常は骨髄異形成症候群などを除けば先天性のもののことが多く内科領域では一般的ではない。

白血球の数の異常について，その病態を理解するには白血球の体内動態の理解が必要である。例えば，好中球の体内動態については，骨髄内の増殖プールと貯蔵プール，血管内の循環プールとその辺縁プール，そして組織プールの存在を考えておく必要がある。知ることができるのは，通常血管内に存在する白血球の一部であることの認識が大切である。

1 原因解明のポイント

- 好中球増加は非常によくみられる血球異常であり，末梢血の好中球数 8,000/μL 以上を示す状態である。
- 好中球増加の原因はほとんどが二次性で原因は多岐にわたるが，急性細菌感染症が最も頻度が高く，発熱を伴った好中球増加ではまず急性感染症を考える。
- 二次性の好中球増加では核の左方移動を伴うことが多いので，幼若好中球出現＝血液疾患ではない。
- 末梢血白血球数が 5 万 /μL 以上で, 未熟な好中球系細胞（後骨髄球, 骨髄球, 時に前骨髄球, 骨髄芽球）が出現する場合を類白血病反応と呼ぶ。
- 慢性に経過する軽度の好中球増加の原因として喫煙の頻度が高い。したがって，原因不明の軽度の好中球増加で喫煙者であれば，禁煙を指示して経過観察する。
- 好中球以外の白血球分画, 赤血球, 血小板の異常を認める場合は骨髄増殖性腫瘍の可能性を考慮する。

2 評価方針のポイント

- 二次性好中球増多症が大部分であるため，二次的に好中球増加を来す原因がないか，問診，身体診察で推定し，原疾患の診断のための検査と，好中球の増加が二次性でない可能性を考え，骨髄増殖性腫瘍を示唆するデータがないか検査を行う。
- 二次性好中球増多症が明らかである場合には，骨髄増殖性腫瘍の可能性を考慮した検査は特に行わなくてもよい。
- 好中球の増加を示す疾患を表 1 に示す。

表 1　好中球増多症の分類

1. 特発性	
①先天性	Down 症候群，家族性骨髄増殖性疾患，白血球接着因子欠乏症，寒冷蕁麻疹を伴う家族性好中球増多症，遺伝性好中球増多症
②血液疾患	慢性骨髄性白血病，慢性好中球性白血病，真性多血症，本態性血小板血症，骨髄線維症
③慢性特発性好中球増多症	
2. 二次性	
①感染症	各種細菌性，真菌性など
②慢性炎症	リウマチ熱，関節リウマチ，慢性血管炎，痛風，喫煙など
③組織障害	心筋梗塞，熱中症など
④悪性腫瘍	
⑤血液疾患	急性出血，溶血，無顆粒球症の回復期，無脾症，摘脾後
⑥内分泌・代謝疾患	Cushing 病，甲状腺クリーゼ，糖尿病性昏睡など
⑦薬剤性	副腎皮質ステロイド，エピネフリン，CSF，リチウムなど
⑧生理的	興奮，運動，ストレス
⑨偽好中球増多症	クリオグロブリン血症など

谷憲三朗．顆粒球の疾患．浅野茂隆他監修．三輪血液病学．第 3 版．東京：文光堂；p.1299，2006.

3 問診のポイント

- 喫煙歴，薬剤歴を含む既往歴の確認。
- 感染症や悪性腫瘍を示唆する症状の有無。
- 自己免疫疾患（特に血管炎）を示唆する症状の有無。
- 過去の検査データがあるかを確認。慢性に経過する軽度の好中球の増加は経過観察だけでよい。
- 採血したときの状態（運動後など身体的または他の精神的ストレスのチェック）。

4 診察のポイント

- 身長，体重
- 体温
- 皮膚所見
- 口腔粘膜，歯肉，咽頭に感染の徴候はないか。
- リンパ節腫脹の有無，および甲状腺腫大はないか。
- 心雑音や呼吸音の異常はないか。
- 肝・脾腫大の有無
- 局所の感染症を示唆する所見はどうか。

5 検査のポイント

好中球の増加をみたとき，骨髄増殖性腫瘍を念頭に置いたスクリーニングのための検査である。これに，問診，身体診察所見などから二次性好中球増多症を来す原因が推定されれば，その診断のための検査を追加して行う（図 1）。

① CBC，白血球分画，網状赤血球数
② T-Bil，D-Bil，AST，ALT，LDH，BUN，CRE，UA
③ CRP

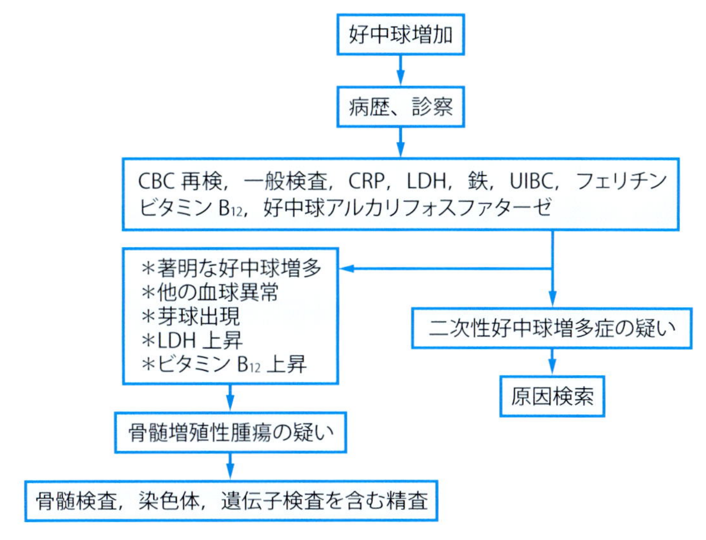

図 1　好中球増多の原因分析フローチャート

谷憲三朗．顆粒球の疾患．浅野茂隆他監修．三輪血液病学．第 3 版．東京：文光堂：p.1300，2006.

④ Fe，UIBC，フェリチン
⑤ ビタミン B_{12}（骨髄増殖性腫瘍が疑われるとき）
⑥ NAP（骨髄増殖性腫瘍が疑われるとき）
⑦ 抗核抗体（膠原病が疑われる患者）
⑧ CEA，CA19-9，CA125，SCC，NSE，proGRP，CYFRA（悪性腫瘍が疑われる患者）
⑨ JAK2 遺伝子変異（骨髄増殖性腫瘍が疑われるとき）
⑩ BCR-ABL 融合遺伝子（慢性骨髄性白血病が疑われるとき）
⑪ 骨髄検査，染色体検査（骨髄増殖性腫瘍が疑われるとき）
⑫ 胸部 X 線写真
⑬ 腹部超音波検査（骨髄増殖性腫瘍や悪性腫瘍が疑われるとき）
⑭ 腹部 CT（骨髄増殖性腫瘍や悪性腫瘍が疑われるとき）

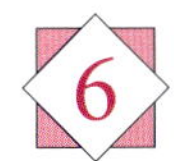

6 仮診断のポイント

- 自動血球計数器で，EDTA 凝集による血小板凝集や寒冷凝集素症でみられる寒冷凝集素塊を白血球としてカウントして，偽性好中球増加を来すことがある。塗抹標本を観察することにより好中球数は正常となり，血小板凝集や寒冷凝集素塊を確認できる。
- 二次性の好中球増加を来す病態について，まず検討する。
- 好中球増多が二次性であることを確定する検査はなく，原因がなくなったあと（治療後）に好中球数が正常化することにより判断する。
- 二次性の好中球増加でも高度の好中球増加を来すこともあり，好中球数だけでは一次性，二次性を鑑別できない。
- 喫煙者で，慢性に経過する軽度の好中球の増加で分画に異常がなければ，喫煙の影響を考慮して，禁煙を指示して経過を観察する。
- 好中球の増加の原因が精査しても確定できない場合は，悪性腫瘍が潜在している可能性も念頭に置いて，注意深く経過観察する。
- 赤血球，血小板の異常，白血球分画異常があれば，血液疾患の可能性も考慮する。
- 二次性好中球増多症で末梢血中に幼若好中球が出現することがある（左方移動）。幼若好中球出現＝血液疾患ではない。
- 好酸球，好塩基球の増多を伴っている場合は，慢性骨髄性白血病が示唆される。

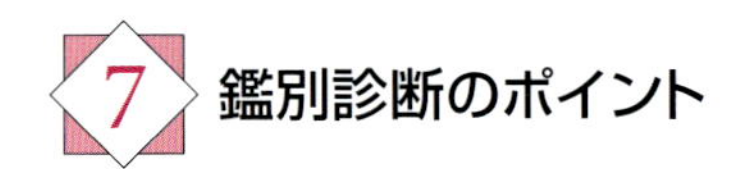

7 鑑別診断のポイント

1. 頻度の高い原因

a. 喫煙

喫煙歴を有し，分画に異常のない軽度の好中球の増加を認める場合が定型的である。以前の血液データで同様の好中球の増加を認めていればより確かになる*。

* Weir AB, et al. Chronic idiopathic neutrophilia: experience and recommendations. South Med J 104: 499-504, 2011.

b. 感染症

発熱や感染部位の特徴的な症状により明らか。幼若好中球の出現をみることもある。好中球に中毒顆粒や Döhle 小体を認めることもある。重症感染症では好中球が減少することもあるため，注意を要する。各種培養，血清検査，画像検査などをオーダーする。

c. 組織障害

心筋梗塞，肺梗塞，手術，熱傷，熱中症，脳血管障害など，それぞれの臓器症状が認められる*。

* Flohe SB, et al. Origin of immunomodulation after soft tissue trauma: potential involvement of extracellular heat-shock proteins. Shock 27: 494-502, 2007.

d. 炎症性疾患

感染症との鑑別が困難な場合があるが，膠原病，血管炎，痛風などそれぞれに特徴的な所見の存在で鑑別できる。各種自己抗体，尿酸値などで確認する*。

* Abo T, et al. Immunomodulation by the autonomic nervous system: therapeutic approach for cancer, collagen diseases, and inflammatory bowel diseases. Ther Apher 6: 348-357, 2002.

e. 悪性腫瘍

中等度の好中球の増加で，全身倦怠感，体重減少などの全身症状や，臓器特異的な症状の存在を突破口にする。免疫生化学検査，腫瘍マーカー，各種画像検査，内視鏡検査などを検索し，場合によっては生検または細胞診で確定診断する*。

* Souto JC, et al. Polymorphonuclear neutrophils and cancer: intense and sustained neutrophilia as a treatment against solid tumors. Med Res Rev 31: 311-363, 2011.

f. 急性出血

出血を認めれば明らかである。

g. 薬剤（ステロイド）

ステロイド投与中の患者には個人差はあるが好中球の増加を認める*。

* Schoenfeld Y, et al. Prednisone-induced leukocytosis. Influence of dosage, method and duration of administration on the degree of leukocytosis. Am J Med 71: 773-778, 1981.

2. 頻度の低い原因

a. 骨髄増殖性腫瘍

赤血球，血小板の異常，白血球分画異常を認めるとき鑑別の対象となる。赤血球の増加を認めれば（時に血小板も）真性多血症を疑い，血小板の増加を認めれば本態性血小板血症を疑う。幼若好中球が出現し，好酸球，好塩基球，血小板が増加していれば，慢性骨髄性白血病を疑う。好中球の著明な増加のみで好酸球，好塩基球の増加がなければ慢性好中球性白血病を疑う。Leukoerythroblastosis と脾腫を認めれば原発性骨髄線維症を疑う。

b. 薬剤（エピネフリン，顆粒球コロニー刺激因子，リチウム）

薬剤歴から疑う。

c. 内分泌・代謝疾患

他の症状，身体所見，検査所見で疑い，生化学検査，ホルモン検査などを検索する。

d. ストレス

ストレス後に一過性の好中球の増加を認めることがある。経過観察が必要である。

e. 脾摘後，脾機能低下

既往歴から疑う。

類白血病反応（leukemoid reaction）

血液像が白血病に類似し，それが白血病以外の基礎疾患による反応である場合を指す。通常白血球数が 50x10^9/L 以上，未熟な好中球系細胞（時に骨髄芽球）の出現，の両者またはいずれかの場合と定義されている。原因疾患の主なものは表 2 に示す。機序としては，

① G-CSF 酸性の高度の増加（エンドトキシン刺激，CSF 産生腫瘍など）
② 髄外造血（骨髄線維症など）
③ 骨髄からの遊出抑制機構の破綻（悪性腫瘍の骨髄転移など）

などが考えられている*。

* Potasman I, et al. Leukemoid reaction: spectrum and prognosis of 173 adult patients. Clin Infect Dis 57: e177-181, 2013.

表２　好中球増加を示す類白血病反応の原因疾患

1	重症感染症	一般細菌，結核，真菌
2	悪性腫瘍	特に骨髄転移時，CSF 産生腫瘍
3	骨髄の線維化，肉芽腫形成	骨髄線維症，ホジキンリンパ腫など
4	中毒	子癇，広範囲熱傷，水銀中毒
5	大量の出血，溶血	
6	Down 症候群（一過性，TAM）	

古沢新平．好中球の量的異常．三輪史朗他編．血液病学．第 2 版．東京：文光堂；p.828，1995.

CASE1　自覚症状はなし

患　者　● 50 歳，男性

現病歴　●毎年会社の健康診断を受けていた。昨年の健診では白血球 18,000/μL を指摘されていたが放置していた。今年受けた検診で白血球が高値であると，二次健診を指示され近医受診。白血球 184,800/μL と高値，bcr-abl の融合遺伝子は FISH では 89.5％が陽性で当科外来を紹介された。

既往歴　●特記すべきものなし。アレルギー歴なし。

家族歴　●特記すべきものなし。

身体所見　●身長 176 cm，体重 74 kg，血圧 120/68 mmHg，脈拍 60/min，整。体温 36.5℃。眼球・眼瞼結膜に黄疸・貧血なし。頸部リンパ節触知せず。胸部打聴診異常なし。腹部は平坦で軟。左季肋部に軽度の圧痛を認めた。肝脾触知せず。神経学的な異常を認めず。下肢に圧痕を残す浮腫を認めず。皮疹なし。

検査成績　●表 1 参照。

骨髄穿刺　●図 1 参照。
● NCC 723,000/μL，Meg 166/μL，M/E 34.1，Erythroid 2.8%，Myeloid 95.4%（blast 0.8%, promyelocyte 0.8%, myelocyte 26.0%, metamyelocyte 20.2%, band 25.0%, segment 15.6%, eosinophil 4.8%, basophil 1.0%），Monocyte 0.2%, Lymphoid 0.8%, Plasma cell 0.4%. Hyperplastic bone marrow with myeloid hyperplasia. The marrow picture is compatible with that of chronic myeloid leukemia（CML）.

染色体　●図 2 参照。
● 46，XY，t(9；22)(q34；q11.2)。

表 1

CBC		下限値	上限値	単位	生化学		下限値	上限値	単位	血清・その他		下限値	上限値	単位
WBC	2214	35	70	x10^2/μL	AST	32	8	35	U/L	CRP	0.5	0.0	0.5	mg/dL
RBC	367	350	510	x10^4/μL	ALT	20	5	40	U/L	PT	74	70	130	%
Hb	13.4	11.7	15.8	g/dL	AIP	281	100	360	U/L	APTT	30.2	25.0	40.0	sec
Ht	35.5	37.0	49.0	%	γGTP	41	0	72	U/L	Fibrinogen	353	180	350	mg/dL
MCV	96.7	80.0	98.0	fL	CPK	89	40	200	U/L	D-dimer	1.3	0.0	1.5	μg/mL
MCH	36.6	27.5	33.2	pg	ChE	301	185	430	U/L	bcr-abl (TMA)	>628		<5	copies/assay
MCHC	37.8	31.0	35.5	%	LDH	1214	80	230	–					
RDW	17.9	11.5	14.5	%	T-Bil	0.61	0.20	0.80	mg/dL					
PLT	27.3	14.0	35.0	x10^4/μL	TP	7.6	6.0	8.0	g/dL					
PCT	0.228	0.148	0.296	%	Alb	4.2	4.0	5.0	g/dL					
MPV	8.4	7.1	10.1	fL	UA	6.9	2.0	6.0	mg/dL					
PDW	17.5	16.6	18.9	%	BUN	16.2	8.0	20.0	mg/dL					
Retics	1.9			%	CRE	1.15	0.40	1.20	mg/dL					
塗抹標本					Na	141	135	147	mEq/L					
blast	1			%	K	4.1	3.5	4.8	mEq/L					
promyelo	1			%	Cl	102	95	110	mEq/L					
myelo	20			%	Ca	9.2	8.5	11.0	mg/dL					
meta	19			%	iP	2.6	2.5	4.5	mg/dL					
stab	25			%	BS	93	60	110	mg/dL					
seg	27			%	HbA1c	5.7	4.6	6.2	%					
eosin	4			%	T-Chol	177	130	230	mg/dL					
baso	0			%	TG	248	50	149	mg/dL					
mono	2			%	Fe	109	55	110	μg/dL					
lymph	1			%	UIBC	203	139	297	μg/dL					
NAP	18	75	98	%	Ferritin	518.9	3.6	114.0	ng/mL					
NAP score	44	163	384	%	VitB$_{12}$	2880	180	914	pg/mL					

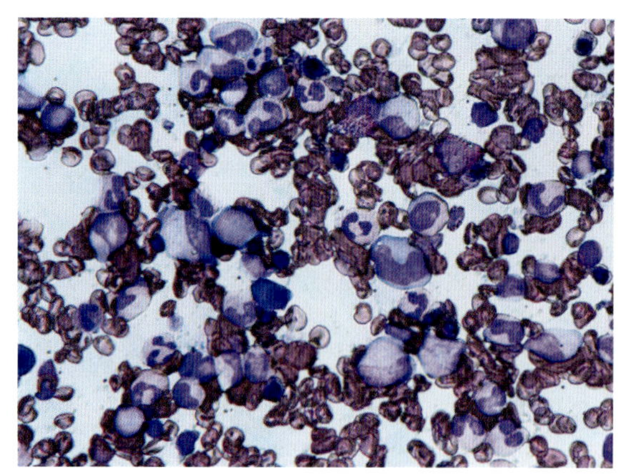
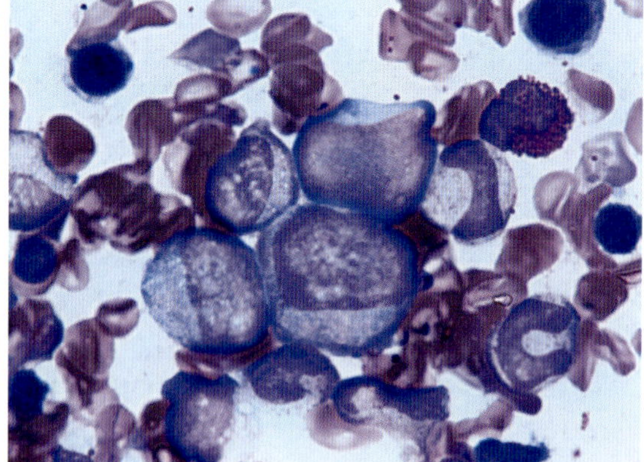

図 1　骨髄像

臨床経過

- 骨髄生検の病理診断も同様に cellularity 100%，多数の幼弱巨赤芽球，各系統の各成熟段階の細胞が観察され好酸球も多く慢性骨髄性白血病（chronic myeloid leukemia；CML）と診断。リスク評価は Sokal score 0.71（low），Hasford score1136.1（intermediate）で，第 2 世代の tyrosine kinase inhibitor（TKI）であるニロチニブを投与することになった。
- 速やかに血液学的寛解は得られたが，Major molecular response を得るためにはやはり 1 年ほどの時間を要した（図 3）。European Leukemia Net（ELN）での評価は optimal response ということになるのだろうが *，最近の bcr-abl の動きが注目される。

* Baccarani M, et al. European LeukemiaNet recommendations for the management of chronic myeloid leukemia: 2013. Blood 122: 872-884, 2013.

解　説

- 最近，CML の診断はこのような形で行われることが多くなってきた。本症例は慢性期 CML の典型例である。第 2 世代の TKI についての臨床試験への参加について同意が得られたため，

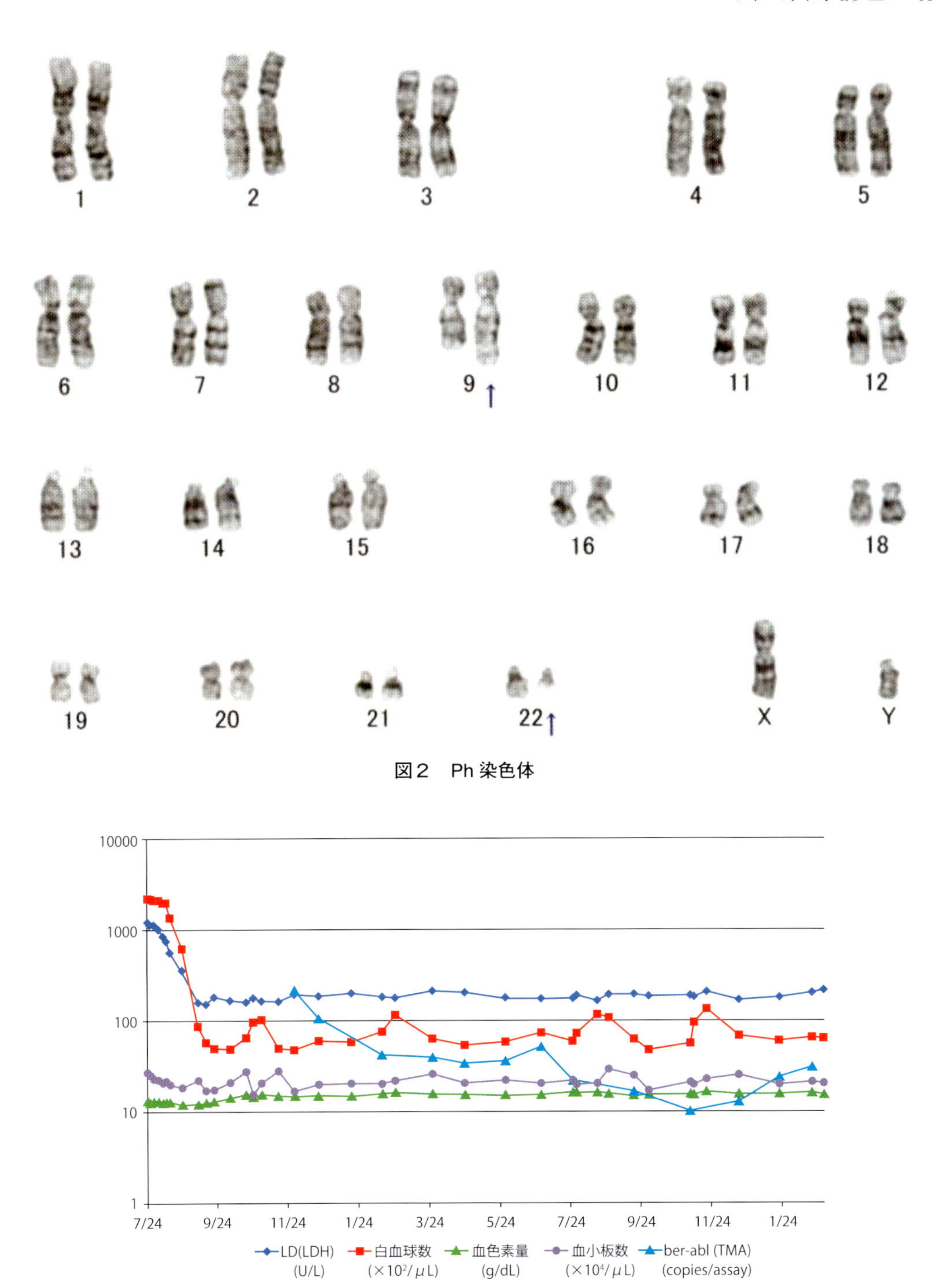

図２　Ph 染色体

図３　血球と bcr-abl の変動

臨床試験として治療を進めている。現在のところ概ね臨床経過は予想どおり順調と考えられる。

- CML 治療は TKI の登場により劇的に変化した。これまでは移行期，急性転化を恐れながら，造血幹細胞移植が唯一の治癒への可能性を提供していたが，最近はこの TKI をやめて，治療から離脱できるか？　できるとすればどのような患者集団にそれが可能か？　などが現在の関心事である。
- 最近，ber-abl は TMA 法から PCR（IS）法に移行し寛解状態の深さについては，絶対評価が可能になった。

CASE2 労作時呼吸困難，易疲労性

患　者 ● 76 歳，女性

現 病 歴 ● 1 カ月前から左腰背部痛，全身倦怠感を自覚するようになり次第に顕著となってきたため当院整形外科受診，採血にて著明な白血球増多を認めたため，当科紹介となった。

既 往 歴 ● 50 歳時，子宮筋腫にて子宮摘出術（当院）を施行されている。72 歳時，顎下腺炎にて当院耳鼻科受診，抗生剤にて軽快。アレルギーなし。

家 族 歴 ● 娘が 5 年前大腸癌にて手術，現在まで再発を認めず。これ以外特記すべきことなし。

身体所見 ● 身長 158 cm，体重 51 kg，血圧 138/82 mmHg，脈拍 84/min，整。胸部打聴診異常なし。腹部は平坦で軟。左季肋部に軽度の圧痛を認めた。肝は肋骨弓下 2 cm，脾は前腋窩線上で 5cm 触れた。神経学的な異常を認めず。下肢に圧痕を残す浮腫を認めず。皮疹なし。

検査成績 ● 表 1 参照。

表 1

CBC		下限値	上限値	単位	生化学		下限値	上限値	単位	血清・凝固その他		下限値	上限値	単位
WBC	686	35	70	x10^{2}/μL	AST	16	8	35	U/L	CRP	0.0	0.0	0.5	mg/dL
RBC	410	350	510	x10^{4}/μL	ALT	9	5	40	U/L	PT	79	70	130	%
Hb	13.3	11.7	15.8	g/dL	AIP	939	100	360	U/L	APTT	24.1	25.0	40.0	sec
Ht	39.1	37.0	49.0	%	γGTP	20	0	72	U/L	Fibrinogen	203	180	350	mg/dL
MCV	95.2	80.0	98.0	fL	CPK	29	40	200	U/L	D-dimer	1.5	0.0	1.5	μg/mL
MCH	32.4	27.5	33.2	pg	ChE	202	185	430	U/L	IgG	1193	870	1700	mg/dL
MCHC	34.1	31.0	35.5	%	LDH	326	80	230	-	IgA	115	110	410	mg/dL
RDW	14.9	11.5	14.5	%	T-Bil	0.38	0.20	0.80	mg/dL	IgM	81	46	260	mg/dL
PLT	20.4	14.0	35.0	x10^{4}/μL	TP	7.1	6.0	8.0	g/dL	bcr-abl (TMA)	<5.0			copies/assay
PCT	0.169	0.148	0.296	%	UA	7.6	2.0	6.0	mg/dL	JAK2 V617F	(-)			
MPV	8.3	7.1	10.1	fL	BUN	14.4	8.0	20.0	mg/dL	AIP isozyme				
PDW	16.0	16.6	18.9	%	CRE	0.64	0.40	1.20	mg/dL	AIP1	26			
Retics	1.3			%	Na	144	135	147	mEq/L	AIP2+ApL3	71			
塗抹標本					K	4.1	3.5	4.8	mEq/L	AIP5	3			
blast	0			%	Cl	105	95	110	mEq/L					
promyelo	0			%	Ca	9.6	8.5	11.0	mg/dL					
myelo	0			%	iP	3.5	2.5	4.5	mg/dL					
meta	0			%	BS	128	60	110	mg/dL					
stab	6			%	S-AMY	47	30	130	U/L					
seg	92			%	T-Chol	133	130	230	mg/dL					
eosin	0			%	TG	104	50	149	mg/dL					
baso	0			%	Fe	66	55	110	μg/dL					
mono	1			%	UIBC	200	139	297	μg/dL					
lymph	1			%	Ferritin	411.2	3.6	114.0	ng/mL					
NAP	99	75	98	%	VitB$_{12}$	35200	180	914	pg/mL					
NAP score	416	163	384	%	葉酸	4.8		4.0<	ng/mL					

骨髄穿刺 ● NCC 425,000/μL，Meg <27/μL，M/E ratio 12.0，Erythroid 7.0%，Myeloid 83.8%（blast 0.2%，promyelocyte 2.8%，Myelocyte 19.4%，band 27.8%，segment 16.6%，eosinophil 1.4%，basophil 0.0%），Monocytes 0.2%，Lymphoid 2.4%，Plasma cell 6.6%. Hyperplastic marrow with myeloid hyperplasia without increase of blasts, eosinophils or basophils. No dysplastic change is onserved. s/o Chronic neutrophilic leukemia.

染色体分析 ● 46，XX。

腹部 CT ● 肝腫大あり，脾腫は著明。仙骨・腸骨の骨髄は高吸収で，血液疾患の影響と考える。胸水・腹水は指摘できない（図 1）。

臨床経過 ● 骨髄穿刺において著明な好中球系細胞の増加を認めた。芽球の増加，好酸球，好塩基球の増加を認めなかった。骨髄生検にても過形成性骨髄で，同様の結果が得られた。NAP が高値を示し，ビタミン B_{12} も著明に高い。BCR-ABL は TAM 法においても PCR においても陰性であった。CT において明らかな肝脾腫を認めた。増殖している好中球に異形成を認めないの

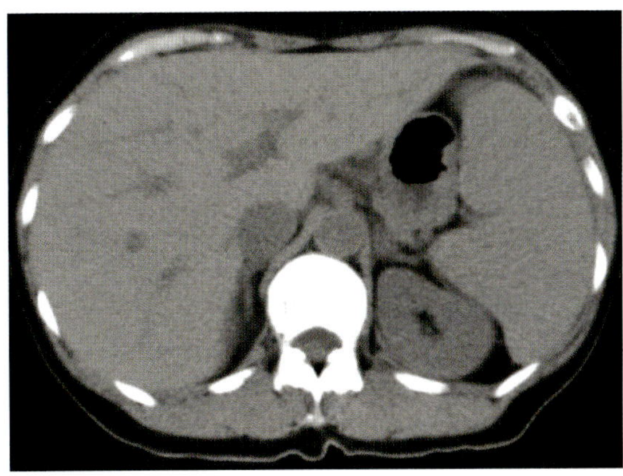
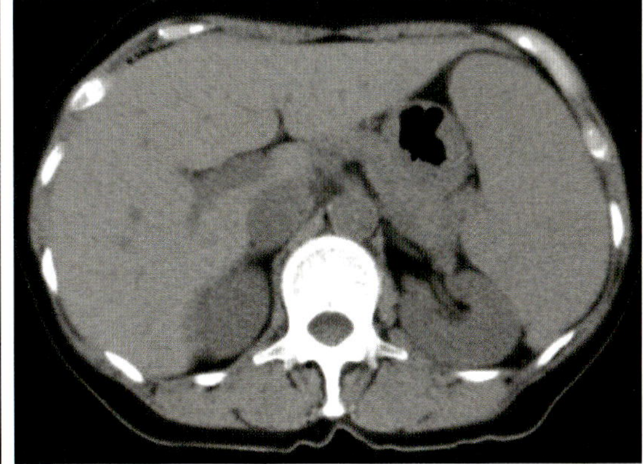

図1　肝脾腫

でBCR-ABL陰性非定型慢性骨髄性白血病（atypical chronic myeloid leukemia；aCML）よりは慢性好中球性白血病（chronic neutrophilic leukemia；CNL）が考えられる。左腰部痛の原因は脾腫による可能性が高いものと考え，ハイドレア（hydroxyurea；HU）の投与から開始した。

解　説

- 採血結果にて，NAPの高値，ビタミンB_{12}の高値，LDH，AlPの高値などを認め，さらに肝脾腫から骨髄増殖性腫瘍の可能性が強く疑われるが，幼弱好中球，芽球などが認められず，血小板の増加傾向もないことなどから，定型的な慢性骨髄性白血病（chronic myeloid leukemia；CML）とは考えにくかった。BCR-ABLが陰性であることより，定型的なCMLは否定された。
- BCR-ABL陰性非定型慢性骨髄性白血病も増殖好中球に異形成を認めないことから否定された。WHOの診断基準よりCNLが最も疑わしいと考えた*。症状は脾腫によるものと考え，脾腫を軽減する方策のひとつとして，HUの投与を開始した。

* Bain BJ, et al. Chronic neutrophilic leukemia. WHO Classification of Tumors of Hematopoietic and Lymphoid Tissues, Internationa Agency for Research on Cancer, Lyon, 39, 2008.

- 鑑別診断の過程で骨髄中の形質細胞の増加が目についた。Plasma cell dyscrasia（PCD）の合併，またはPCDによる反応性の好中球増多の可能性も考えたが，免疫グロブリンは正常域でimmunoparesisを認めず，蛋白泳動，免疫電気泳動などでM蛋白を認められず，free light chainについても偏りを認めなかった*。

* Erber WN, et al. Chronic neutrophilic leukemia with plasma cell dyscrasia: friend or relatives? Leuk Lymphoma 55: 240-242, 2014.

- 増殖している好中球のクローン性を証明する必要があったが，これはまだできていないし，PGDFRA，PGDFRB，FGFR1などの遺伝子異常もまだ解明できていない。

6章 好中球減少症

白血球減少症は循環血液中の白血球数が3,500/μL未満に減少することである。原因は増殖分化・成熟障害，破壊・消費の亢進，分布異常など多様である。健常人でも白血球数が3,000/μL台のことは珍しくなく特に問題となることはない。

基礎知識

- 好中球減少とは，末梢血の好中球数1,500/μL以下に減少した状態である。
- 好中球減少は，産生の低下，分布の異常，破壊の亢進，およびこれら複数の原因で起こる（表1 →p. 67）。
- 急性のものではウイルス感染によるものが多く，麻疹，風疹，インフルエンザ，ウイルス性肝炎，伝染性単核球症などでよく観察される。
- 細菌感染症では粟粒結核*や敗血症などの重症感染症で末梢血好中球が減少することがある。

  * Mert A, et al. Miliary tuberculosis: clinical manifestations, diagnosis and outcome in 38 adults. Respirology 6: 217-224, 2001.

- 無顆粒球症という用語は正確には好中球が全くない状態を指すが，好中球数<500/μLの場合に用いることが多い。
- 無顆粒球症で重傷のものは，薬剤が原因になることが多く，急激に発症し，高熱，咽頭潰瘍，敗血症を認める。化学療法剤のように薬剤そのものの薬理学的作用として細胞障害作用のある薬剤にみられるものと，アレルギー的な機序で来すため予期できないものとがある*。

  * Curtis BR. Drug-induced immune neutropenia/agranulocytosis. Immunohematology 30: 95-101, 2014.

- 好中球減少が著しい場合には重症感染症を合併しやすくなり，発熱を伴う場合には発熱性好中球減少症（Febrile neutropenia；FN）として，速やかな処置が必要な場合がある*。

  * Villafuerte-Gutierrez P, et al. Treatment of febrile neutropenia and prophylaxis in hematologic malignancies: a critical review and update. Adv Hematol Article ID 986938, 2014.

- 一般に好中球数が1,000/μL以下になると感染症を来しやすく，500/μLになると重症感染症を合併しやすいが，好中球減少の速さ，程度，持続期間，基礎疾患によりそのリスクは異なる。
- 慢性的な好中球減少症としては，好中球の産生が低下する再生不良性貧血，無効造血による好中球減少を来す骨髄異形成症候群が代表的であるが，発作性夜間ヘモグロビン尿症のように溶血による貧血に加えて，ユニークな造血不全による好中球減少を認めるものもある。巨赤芽球性貧血においても無効造血は赤血球にとどまらず，ビタミンB_{12}や葉酸欠乏によるDNA合成障害のため巨大後骨髄球，巨大桿状球，過分葉好中球とともに好中球減少症を来す。
- 好中球減少へのアプローチでは，好中球以外の血球の異常を伴うかが重要である。
- 好中球のみが減少する好中球減少症は，先天性と後天性に分類できるが，先天性はまれである。
- 後天性好中球減少の原因として，感染性，薬剤性，免疫性の頻度が高い*。

  * Newburger PE, et al. Evaluation and management of patients with isolated neutropenia. Semin Hematol 50:198-206, 2013.

- 好中球数＜1,000/μL で高熱を伴う場合，芽球が末梢血に出現している場合，貧血，血小板減少を同時に認める場合は，専門医への紹介を考慮する。
- 急性白血病においても，とりわけ急性前骨髄球性白血病では末梢血の白血球数が減少していることが多い。白血病細胞があまり末梢に出ていないことが多いが，その特徴的な形態，病像，骨髄像などで診断を誤ることはない。骨髄異形成症候群関連の変化を伴う白血病などでも末梢血の芽球が少なく，白血球減少を認めることがある。
- 脾腫が存在するときには脾機能亢進症の一部分症として好中球減少が認められることが多い。肝硬変，特発性門脈圧亢進症，Felty 症候群などで認められる。
- 免疫学的な機序による好中球減少症は SLE，関節リウマチ，Felty 症候群*，薬剤性などの病態が考えられる。

  * Burks EJ, et al. Pathogenesis of neutropenia in large granular lymphocyte leukemia and Felty syndrome. Blood Rev. 20:245-266, 2006.

- 先天性のものとしては周期性好中球減少症，先天性無顆粒球症（Kostmann 症候群），家族性好中球減少症などがある。
- 放射線照射，癌の骨髄転移，粘液水腫，アナフィラキシーで好中球減少症が認められる。

表1 好中球減少症の分類

Ⅰ．先天性ないし体質性
a. 遺伝性または家族性
① Infantile genetic agranulocytosis（Kostmann syndrome）
② Neutropenia associated with pancreatic insufficiency（Schwarzman syndrome）
③ Autosomal dominant neutropenia（Glasslen syndrome）
④ Neutropenia associated with common variable immunodeficiency
⑤ Neutropenia associated with inborn errors of metabolism
b. 特発性
① Chronic benign neutropenia
② Chronic hypoplastic neutropenia
③ Cyclic neutropenia
④ Lazy leukocyte syndrome
⑤ Ineffective myelopoiesis myelokathexis（Zuelzer syndrome）
Ⅱ．後天性
a. 造血障害
①骨髄占拠性病変（急性白血病，多発性骨髄腫，癌の骨髄転移など）
②再生不良性貧血
③無効造血（骨髄異形成症候群，巨赤芽球性貧血など）
b. 薬剤性（表2→p. 69 参照）
c. 免疫性
①自己免疫性好中球減少症
②膠原病（SLE，Felty 症候群）
d. 感染症
①細菌（重症細菌感染症，敗血症，粟粒結核，腸チフス，ブルセラ症など）
②ウイルス（麻疹，風疹，ウイルス肝炎，伝染性単核球症，HIV 感染症など*）
* Kuritzkes DR. Neutropenia, neutrophil dysfunction, and bacterial infection in patients with human immunodeficiency virus disease: the role of granulocyte colony-stimulating factor. Clin Infect Dis 30: 256-260, 2000.
③その他（リケッチア，原虫）
e. その他
①脾機能亢進症（肝硬変，特発性門脈圧亢進症など）
②補体活性化（人工透析など）
③放射線
f. 成因不明
①慢性特発性好中球減少症

John P, et al. Wintrobe's clinical hematology 12th ed. Philadelphia: Lippencott Williams & Wilkins; p.1528. 2008.

問診のポイント

- 既往歴を確認する。幼少時から感染症を反復している場合は先天性を示唆する。周期的に感染症（口内炎，咽頭炎など）を生ずる場合は，周期性好中球減少症を疑う（小児）。
- 市販薬も含めた薬剤歴を確認する。
- 感染症を示唆する症状の有無をチェックする。
- 過去の検査データがあれば参考になる。
- 貧血を示唆する症状や，出血症状など好中球以外の血球減少を示唆する症状の有無を確認する。

診察のポイント

- 発熱の有無を確認する。
- 皮膚所見では，ウイルス感染，膠原病，薬疹を思わせる皮疹などの有無を確認する。
- 結膜に，貧血，黄疸の症状が出ていないか。
- 口腔粘膜，歯肉に感染の徴候がないか。
- 咽頭所見では，とりわけ口蓋扁桃に注意する。
- リンパ節腫脹の有無に加えて，心雑音，呼吸音の異常，肝・脾腫の有無は診察の基本である。
- 関節所見の有無。膠原病，リウマチ性疾患を疑わせる関節所見の有無を評価する。

検査のポイント

好中球減少をみた場合，感染症の合併や被疑薬剤のないときに，次に行うスクリーニングのための検査。

① CBC，白血球分画，網状赤血球
② T-Bil，D-Bil，LDH，AST，ALT，γGTP，TP，Alb
③ CRP
④ Fe，UIBC，フェリチン（造血障害が疑われるとき）
⑤ ビタミン B_{12}，葉酸（造血障害が疑われるとき）
⑥ NAP（造血障害が疑われるとき）
⑦ 抗核抗体，抗 DNA 抗体，血清補体価（免疫性好中球減少症が疑われるとき）
⑧ 微生物検査（感染性好中球減少が疑われるとき）
⑨ リンパ球刺激試験（DLST）（薬剤性好中球減少症が疑われるとき）
⑩ RA テスト，抗 CCP 抗体（Felty 症候群が疑われるとき）
⑪ 抗 HIV 抗体（HIV 感染症が疑われるとき）
⑫ 骨髄穿刺，染色体検査（造血器疾患が疑われるとき）
⑬ 胸部 X 線写真
⑭ 腹部超音波検査（脾機能亢進症が疑われるとき）

鑑別診断のポイント

所見評価のポイント

- 好中球減少の速さ，持続，基礎疾患により危険度は異なる。好中球数が 1,000/μL 以下になると感染症を来しやすく，500/μL になると重症感染症を合併しやすいと一般にはいわれているため，速やかな対応が必要である。
- 好中球減少に感染症を合併した場合には，血液培養を含む各種培養，抗菌薬投与を迅速に開始する必要がある。
- 明らかな感染症が特定されなくても，特に 500/μL 未満の好中球減少時の発熱は発熱性好中球減少症

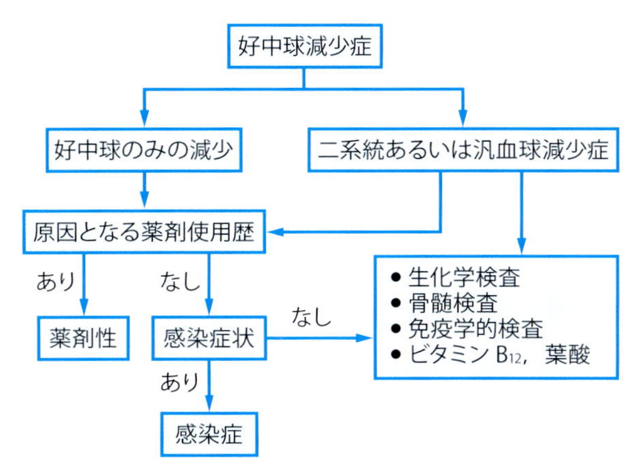

図 1　好中球減少の鑑別診断フローチャート

谷憲三朗．顆粒球の疾患．浅野茂隆他監修．三輪血液病学　第 3 版．東京：文光堂：p.1297，2006

として速やかに対応する。

- 急性白血病が疑われる場合には，至急骨髄検査にて診断して治療を開始する必要があるため，血液学専門医に照会する。
- 当初は原因不明の好中球減少症でも，問診，身体診察，諸検査で総合的にアプローチすると原因が判明することが多い。
- CBC を確認し，貧血，血小板減少を伴っていないか確認する。他の血球の異常を認める場合は，造血障害の可能性を考える。
- 白血球分画を確認し，異常細胞（幼若細胞）が出現していないか確認する。幼若細胞がみられる場合は，急性白血病，骨髄異形成症候群を疑う。
- 慢性に経過する軽度の好中球減少は，経過観察も可能である。必要に応じて抗好中球抗体を検索する。6 カ月以上経てもほとんど変化がなければ，慢性特発性好中球減少症を考える *。

* Newburger PE, et al. Evaluation and management of patients with isolated neutropenia. Semin Hematol 50: 198-206, 2013.

- ウイルス感染に伴う場合の多くは一過性であり，経過観察する。
- 薬剤による急性の好中球減少で軽症のものは，ほとんどが薬剤中止で改善するので，被疑薬を中止して経過観察する。
- 好中球数＜500/μL で発熱を伴う場合は，原則，入院管理，抗菌薬投与が必要である。

表 2　好中球減少を来す主な薬剤

①抗不整脈剤：tocainide，procainamide，propranolol，quinidine
②抗生物質：chloramphenicol，penicillin，sulfonamide，para-aminosalicylic acid，rifampin，vancomycin，isoniazid，nitrofurantoin，ganciclovir
③抗マラリア剤：dapsone，quinine，pyrimethamine
④抗けいれん薬：phenitoin，mephenytoin，trimethadione，ethosuximide，carbamazepine
⑤抗糖尿病薬：tolbutamide，chlorpropamide
⑥抗ヒスタミン薬：cimetidine，bromphenylamine，tripelennamine
⑦降圧薬：methyldopa，captopril
⑧抗炎症剤：aminopyrine，phenylbutazone，gold salts，ibuprofen，indomethacin
⑨抗甲状腺薬：propylthiouracil，methimazole，thiouracil
⑩利尿薬：acetazolamide，hydrochlorothiazide，chlorothiazide
⑪フェノチアジン系薬剤：chlorpromazine，promazine，prochloperazine
⑫免疫抑制剤：any antimetabolites
⑬抗悪性腫瘍剤：alkylating agents，antimetabolites，anthracyclines，vinca alkaloids，cisplatins，hydroxyurea，dactinomycin
⑭その他：recombinant interferons，allopurinol，ethanol，levamisole，penicillamine，zidovudine，streptokinase，carbamazepine，clozapine

谷憲三朗．顆粒球の疾患．浅野茂隆他監修．三輪血液病学　第 3 版．東京：文光堂：p.1295，2006.

1. 頻度の高い疾患

a. 感染性好中球減少症

ウイルス感染が最も多い。一般に細菌感染症では好中球が増加するが，重症細菌感染症や敗血症では好中球の消費が亢進して好中球が減少することがある。また，粟粒結核，腸チフスの初期，ブルセラ症などでも好中球が減少することがある。問診，身体所見から被疑疾患を絞り，各種培養，ウイルス学的検査，抗体検査などを検索する。

b. 薬剤性好中球減少症

薬剤歴から疑う。原因薬剤を中止する。感染症を伴っているときは FN に準じて，強力な抗生剤の投与と G-CSF の投与，場合によってはクリーン管理が必要になってくるときがある。時に中毒性表皮壊死（TEN）／スティーブンス・ジョンソン症候群（SJS）を伴い，重症化例を経験する。

c. 免疫性好中球減少症

問診，診察所見などから疑う。SLE が疑われた場合は，抗核抗体，抗 DNA 抗体，補体価を検索する。関節腫脹，脾腫を認め Felty 症候群が疑われたら，RA 因子，抗 CCP 抗体などを検索する。

d. 脾機能亢進症

肝障害を有する患者，脾腫を認める患者が基本になる。肝機能検査，腹部超音波，腹部 CT にて検索する。

2. 比較的頻度の低い疾患

a. 急性白血病

末梢血に芽球が出現し，定型的な場合は白血病裂孔を認める。骨髄検査，細胞表面マーカー，染色体・遺伝子検査をオーダーする。

b. 骨髄異形成症候群

中高齢者で，貧血（大球性であることが多い）や血小板減少を伴うことが多い。血球の異形成を伴うとき。LDH の増加，末梢血に幼若細胞を認める場合もある。骨髄検査，染色体検査を実施する。

c. 再生不良性貧血

正球性（一部大球性）貧血と血小板減少を伴うことから疑う。骨髄検査（生検）などで検索する。時に骨髄異形成症候群との鑑別が困難な場合がある。

d. 巨赤芽球性貧血

MCV が 120 fL を超える大球性貧血，間接ビリルビン優位の高ビリルビン血症，LDH 高値を伴う。舌の感覚異常，指尖のしびれ，振動覚・位置覚低下，歩行障害などの神経障害を伴うこともある。血清ビタミン B_{12}，葉酸，抗壁細胞抗体，坑内因子抗体，ヘリコバクターピロリなどを検索する。

3. まれな疾患

a. 周期性好中球減少症
b. 先天性好中球減少症
c. 後天性免疫不全症候群（エイズ）
d. 慢性特発性好中球減少症
e. 銅欠乏症

4. 発熱性好中球減少（FN）

- FN は，好中球減少は好中球数が 500/μL 未満，あるいは 48 時間以内に 500/μL 未満への低下が予想され，1 回の腋窩検温で 37.5℃以上，もしくは口腔温 38℃以上の発熱を認める状態と定義されている*。

* Villafuerte-Gutierrez P, et al. Treatment of febrile neutropenia and prophylaxis in hematologic malignancies: a critical review and update. Adv Hematol Article ID 986938, 2014.

- FN は急速に進行して重症化しやすいことから，速やかな対応が必須である。
- FN 診療の際のガイドラインが内外から発表されている。これらは抗癌薬使用後の好中球減少症に対して作成されたものであるが，抗癌薬使用以外の原因で発症した FN に対しても基本的に同様の対応をする。

- FN を来している場合，血液培養を含む各種培養を提出し，問診，身体診察，画像検査などで感染源の特定に努めると同時に広域抗菌薬投与を開始する。抗菌薬投与に関してはガイドラインを参照する。
- 特定の臓器の感染が認められたり，起炎菌が検出された場合には，起炎菌，臓器移行性などにより抗菌薬を選択する。
- 顆粒球コロニー刺激因子（G-CSF）の投与は，発熱性好中球減少症の場合に考慮するが，発熱を伴わない好中球減少症では必ずしも有用ではない*。

* Lyman GH, et al. Economic impact of granulopoiesis stimulating agents on the management of febrile neutropenia. Curr Opin Oncol 10: 291-296, 1998.

4-1. 初期対応のポイント

- 抗菌薬開始前に 2 セット以上の血液培養を採取する（必ず抗菌薬投与前に血液培養を行う）。
- 血液培養後ただちに広域抗菌薬の静脈内投与を開始する。
- 起炎菌は初期には細菌感染が主であり，抗菌薬は抗緑膿菌活性を有しグラム陽性球菌もカバーできるものを選択するが，通常は第 4 世代の β ラクタム薬の単独投与から開始することが原則である。
- 顆粒球コロニー刺激因子（G-CSF）投与を考慮する（適応となる好中球数，投与量については好中球減少の原因によって異なるので，必ず確認する）。

4-2. 感染源の検索

- 並行して感染の focus を検索するために，問診，診察，検査，画像検査などを行うが，好中球減少時には感染局所での炎症症状・炎症所見が減弱するため，感染臓器の特定が困難なことが多い。
- 多くは患者細菌巣由来の内因性感染症であるとされ，感染病巣を同定できるのは 20 ～ 30％であるが，起炎菌が同定できたら，感受性に合わせて抗菌薬の変更を検討する。
- 感染の focus や起炎菌が推定できる場合は，それに有効な抗菌薬を追加する。

4-3. 低リスクの場合

- 比較的若年で，好中球減少の程度が軽く，全身状態が良好で，合併症のない低リスク例では，経口抗菌薬で外来管理が可能な場合もあり，好中球減少の原因，患者の状態，緊急時の対応が可能かなどについて症例ごとに判断する。
- 米国感染症学会のガイドラインでは，好中球減少期間が 7 日以内であると予想され重篤な合併症を伴わない患者は経口薬で治療可能であるとしている。
- その場合でも，必要な感染源についての評価は行う。

CASE1　鼻出血，歯肉出血，発熱，咽頭痛

患　者　● 54 歳，男性

現病歴　● 2 週間前から，歯茎の腫脹を来したが放置していた。1 週間前から鼻出血を繰り返すようになり，近医の耳鼻科にて焼灼術を受けたが，鼻をかむと血が混じり，肉眼的血尿や歯肉出血を認めていた。3 日ほど前から発熱を来すようになり，前日から咽頭痛，嚥下時痛が激しくなり近医受診，高度の汎血球減少症を指摘され，救急搬送にて当院紹介，入院となる。

既往歴　●尿管結石にて当院泌尿器科通院中。高脂血症，脂肪肝，高血圧症を指摘されているが治療は受けていない。薬物，食物のアレルギーはなし。

家族歴　●特記すべきものなし。

身体所見　●身長 184 cm，体重 93 kg，血圧 110/68 mmHg，脈拍 124/min，整。SpO_2 95%。発汗著明。咽頭の発赤を認めるが，扁桃は観察できず。口腔に白苔の付着なし。歯肉に発赤腫脹を認める。頸部リンパ節腫脹なし，圧痛なし。胸部打聴診異常なし。腹部は平坦で軟，圧痛なし。四肢に圧痕を残す浮腫を認めず。下肢に点状出血を認める。神経学的な異常を認めず。

検査成績　●表 1 参照。

表 1

CBC		下限値	上限値	単位	生化学		下限値	上限値	単位	血清・凝固・その他		下限値	上限値	単位
WBC	8	35	70	x10²/μL	AST	29	8	35	U/L	CRP	26.4	0.0	0.5	mg/dL
RBC	255	350	510	x10⁴/μL	ALT	36	5	40	U/L	IgG	839	870	1700	mg/dL
Hb	8.4	11.7	15.8	g/dL	γGTP	130	0	72	U/L	IgA	247	110	410	mg/dL
Ht	24.1	37.0	49.0	%	AlP	286	100	360	U/L	IgM	112	46	260	mg/dL
MCV	64.5	80.0	98.0	fL	ChE	257	185	430	U/L	PT	56	70	130	%
MCH	33.1	27.5	33.2	pg	CPK	231	40	200	U/L	APTT	43.6	25.0	40.0	sec
MCHC	35.0	31.0	35.5	%	LDH	140	80	230	U/L	Fibrinogen	581	180	350	mg/dL
RDW	15.7	11.5	14.5	%	S-AMY	25	30	130	U/L	AT-III	76	70	130	%
PLT	1.3	14.0	35.0	x10⁴/μL	T-Bil	0.91	0.20	0.80	mg/dL	D-dimer	1.5	0.0	1.5	μg/mL
PCT	0.011	0.148	0.296	%	TP	6.5	6.0	8.0	g/dL	FDP	5.6			μg/mL
MPV	8.8	7.1	10.1	fL	Alb	3.9	4.0	5.0	g/dL	検尿				
PDW	17.7	16.6	18.9	%	UA	4.3	2.0	6.0	mg/dL	比重	1.030	1.002	1.030	
Retics	1.2			%	BUN	15.2	8.0	20.0	mg/dL	pH	6.5	4.5	8.0	
塗抹標本					CRE	1.30	0.40	1.20	mg/dL	蛋白	(1+)			
stab	0			%	Na	136	135	147	mEq/L	糖	(-)			
seg	8			%	K	3.6	3.5	4.8	mEq/L	ケトン体	(-)			
eosin	0			%	Cl	99	95	110	mEq/L	ウロビリ	(正)			
baso	0			%	Ca	8.6	8.5	11.0	mg/dL	ビリルビン	(-)			
mono	1			%	BS	154	60	110	mg/dL	潜血	(4+)			
lymph	90			%	T-Chol	170	130	230	mg/dL	沈渣				
atypical ly	1			%	TG	54	50	149	mg/dL	赤血球	>100			1/HPF
					Fe	39	55	110	μg/dL	白血球	5-9			1/HPF
					UIBC	132	139	297	μg/dL	上皮細胞	1-4			1/HPF
					Ferritin	968.0	39.4	340.0	ng/mL	硝子円柱	(1+)			1/HPF
					HbA1c	6.3	4.7	6.2	%					

骨髄穿刺

- NCC 8,000/mL，Meg 0/mL，M/E ratio 0.1，Erythroid 26.2%，Myeloid 2.8%，Monocytes 1.2%，Lymphoid 60.6%，Plasma cell 4.6%，Mast cell 0.2%.
- 低形成性骨髄。とりわけ骨髄球系の減少が著しい。芽球の増加は認めず，異形成も認めず。再生不良性貧血に矛盾しない骨髄像。

臨床経過

- 入院時の著しい汎血球減少症は，骨髄検査により最重症型特発性再生不良性貧血と診断した。PNH クローンはわずかながら陽性であった。入院時緑膿菌による肺炎，敗血症を併発しており，まずは感染対策を先行させた。好中球は G-CSF 製剤に全く不応で，抗生剤にも反応せず，肺炎は急激に増悪し，呼吸不全が明らかになってきた。感受性が判明した時点で，感受性が良好と判断された MEPM+PZFX+ISP の 3 剤を投与したところ，好中球の絶対数 50/μL 以下でありながら解熱，呼吸不全からの回復が認められた。CRP が 2 mg/dL 台で感染が小康状態に持ち込めたと判断した時点から ATG+CyA の投与を行った。アナフィラキシー予防に mPSL を併用した。G-CSF は効果がないと判定した時点で使用は中断している。免疫抑制療法の開始後，感染の再燃傾向は認めず，3 週ほどで好中球の回復の兆しが認められるとともに肺炎像も一気に消失した（図 1）。
- 血球の回復は速やかかつ順調で，60 病日頃には輸血から離脱できるようになった。経過中，CMV の感染症を合併しガンシクロビルの投与を行ったが，たいした血球減少を来すこともなく CMV 治療を終了できた。経過良好のため CyA の減量は外来で行うこととし，第 108 病日，退院とした。

解　説

- 急速に発症してきた再生不良性貧血と考えられる。歯肉の腫脹を認めた頃から発症してきたものと考えられるが，歯肉の腫脹の原因についてはよくわからない。一応，M5 が鑑別の対象となるが，骨髄の所見から明らかである。炎症性腫脹と考えられるが，細菌感染を来していても，肉眼的に膿を作れるほどの好中球が既になかった可能性が考えられる。繰り返す鼻出血や下肢の点状出血の原因については本症例からは軽視されていた。発熱，咽頭痛で嚥下ができないなどの具体的な不快な症状にて初めて医療機関を受診している。
- もう少し早く医療機関で調べてくれたらと思うことがよくあるが，本症例は幸運にも，強力な免疫抑制療法に踏み切れるまでに，感染をコントロールできた。さらに，血球の回復が非常に早かったことも幸運であった。本症例のような最重症型の再生不良性貧血の場合は ATG+CyA を開始するときに，いつ血球が回復してくるか予見は不可能である。

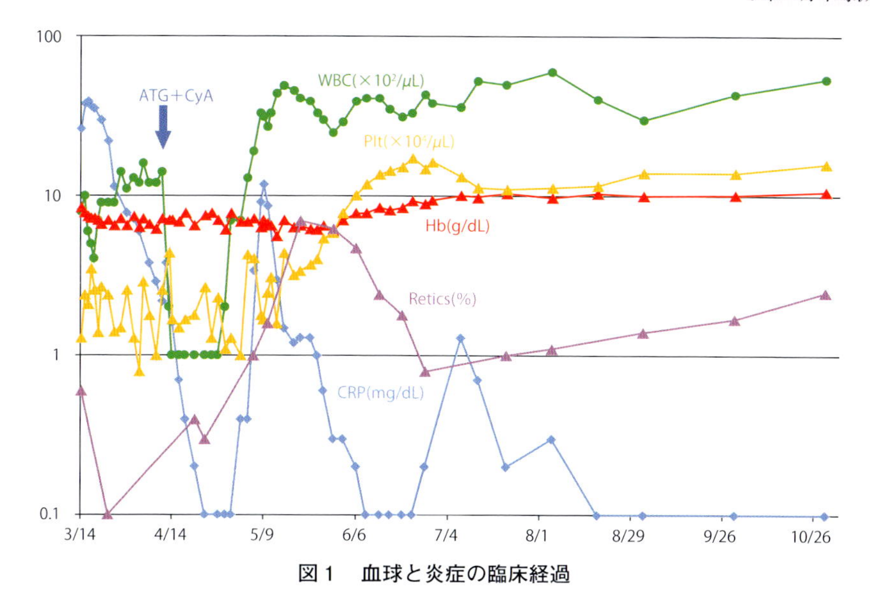

図1　血球と炎症の臨床経過

- 活動性の感染症が併存しており，期待できる好中球の数がきわめて少ない環境下で，強力な免疫抑制療法を実施するには大きな困難を伴う。好中球減少下で市中で発症する感染症は概ね細菌感染症である場合が多いので，できるだけ速やかに原因菌を同定し，有効なはずの薬剤が実際有効であることを確認できれば，一時的にはリンパ球まで消してしまい，深刻な細胞性免疫不全状態に陥ってしまうATG+CyAが有効に作用する可能性に期待できるチャンスを見出せるものと考える。

CASE2　発熱

患　者
- 81歳，男性

現病歴
- 約10年ほど前から認知症の診断のもと近医にて加療を受けていた。7日前に自宅で倒れているところを発見され，意識障害ということで他院救急外来受診。発熱を指摘され入院。気管支肺炎を指摘され抗生剤を投与された。翌日より解熱したため2日前退院した。同日夜間より38℃程度の発熱を再び来したため，今回は当院救急外来受診，好中球の減少を指摘されて入院となる。

既往歴
- 10年前，Alzheimer型認知症にて現在加療中。
- 7日前，気管支肺炎。
- アレルギー歴は特になし。

家族歴
- 特記すべきものなし。

身体所見
- 身長154 cm，体重46 kg，血圧102/68 mmHg，脈拍112/min，整。意識は清明。口腔内は下に白苔を認めるが，咽頭の発赤などはなし。胸部打聴診異常なし。腹部は平坦で軟，圧痛なし。肝脾を触知せず。下腿に浮腫，紫斑を認めず。表在リンパ節触知せず。

検査成績
- 表1参照。

骨髄穿刺
- NCC 205,000/mL，Meg 139/mL，M/E ratio 3.3，Myeloid 65.4%，Erythroid 19.8%，Lymphoid 10.0%, Monocytoid 2.6%。芽球の増加なし。異形成を認めず。分化障害を認めず。
- FCMでは異常細胞集団を認めず。染色体分析　45, X, -Y [5]/46，XY[15]。

臨床経過
- 入院時より，図1のように好中球減少を認めた。肺炎は幸い早く軽快したので，好中球減少の原因について検討した。薬剤の可能性を考え，薬剤をすべて中止したが，好中球減少の改善は得られなかった。骨髄像では明らかな異常を認めず，FCMや染色体分析でも異常を認めなかった（-Yは15/20以上で有意な異常としている）。
- 好中球に加え，血小板減少も進行し，貧血も進行するため，各種自己抗体などの検索をした

表 1

CBC		下限値	上限値	単位	生化学		下限値	上限値	単位	血清・凝固その他		下限値	上限値	単位
WBC	26	35	70	x10^2/μL	AST	29	8	35	U/L	CRP	8.7	0.0	0.5	mg/dL
RBC	402	350	510	x10^4/μL	ALT	19	5	40	U/L	IgG	1369	870	1700	mg/dL
Hb	9.7	11.7	15.8	g/dL	AIP	172	100	360	U/L	IgA	465	110	410	mg/dL
Ht	30.0	37.0	49.0	%	γGTP	26	0	72	U/L	IgM	47	33	190	mg/dL
MCV	74.6	80.0	98.0	fL	CPK	250	40	200	U/L	C3	90	85	160	mg/dL
MCH	24.1	27.5	33.2	pg	ChE	192	185	430	U/L	C4	17	16	45	mg/dL
MCHC	32.4	31.0	35.5	%	LDH	178	80	230	-	CH50	42.5	25.0	48.0	CH50/mL
RDW	18.7	11.5	14.5	%	T-Bil	0.36	0.20	0.80	mg/dL	Haptoglobin	171	66	218	mg/dL
PLT	23.9	14.0	35.0	x10^4/μL	TP	6.7	6.0	8.0	g/dL	RF	4	0	15	IU/mL
PCT	0.158	0.148	0.296	%	Alb	3.5	4.0	5.0	g/dL	抗核抗体	<40	0.0	40.0	倍
MPV	6.6	7.1	10.1	fL	UA	6.2	2.0	6.0	mg/dL	ssDNA	<10.0	0.0	10.0	U/mL
PDW	18.7	16.6	18.9	%	BUN	6.1	8.0	20.0	mg/dL	DsDNA	<10.0	0.0	10.0	U/mL
Retics	1.6			%	CRE	0.80	0.40	1.20	mg/dL	RNP	<7.0	0.0	10.0	U/mL
塗抹標本					Na	138	135	147	mEq/L	Sm	<7.0	0.0	10.0	U/mL
stab	1			%	K	3.6	3.5	4.8	mEq/L	SSB/La	<7.0	0.0	10.0	U/mL
seg	16			%	Cl	102	95	110	mEq/L	SSA/Ro	<7.0	0.0	10.0	U/mL
eosin	1			%	Ca	8.0	8.5	11.0	mg/dL	Scl70	<7.0	0.0	10.0	U/mL
baso	0			%	BS	124	60	110	mg/dL	Jo-1	<7.0	0.0	10.0	U/mL
mono	27			%	S-AMY	35	30	130	U/L	LupusAC	1.1	0.0	1.3	
lymph	53			%	T-Chol	128	130	230	mg/dL	EPO	42.1	8.0	36.0	mIU/mL
atypical ly	2.0			%	TG	84	50	149	mg/dL	直接 Coombs	+			
NAP	58.0	75	98	%	Fe	17	55	110	μg/dL	間接 Coombs	-			
NAP score	148.0	163	384	%	UIBC	269	139	297	μg/dL					
凝固					Ferritin	20.0	3.6	114.0	ng/mL					
PT	74	70	130	%										
APTT	27.6	25.0	40.0	sec										
Fibrg	475	180	350	mg/dL										
AT-III	60	83	118	%										
D-dimer	3.0	0.0	1.5	μg/mL										

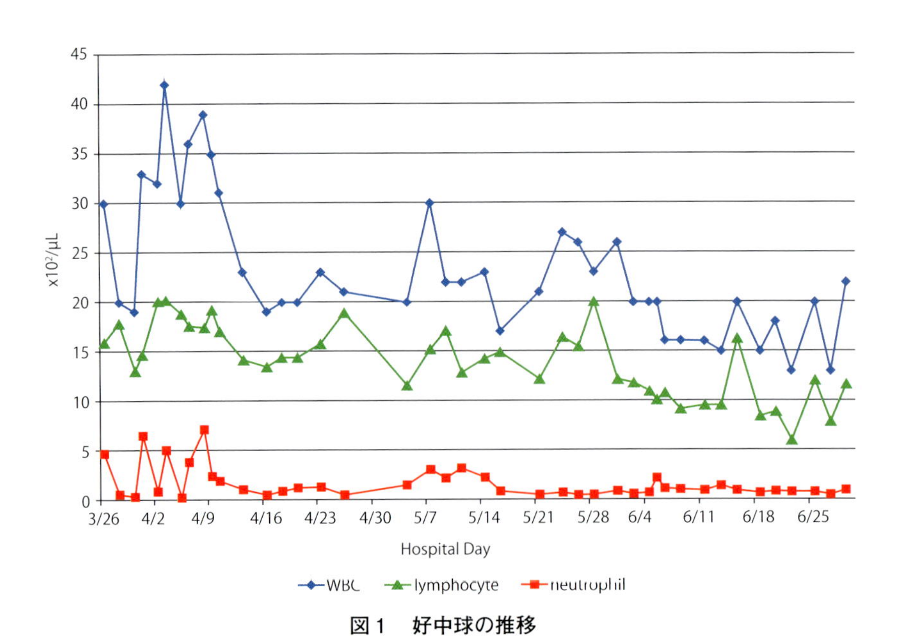

図 1　好中球の推移

ところ，直接クームスが陽性であった。明らかな溶血のサインはなかったが，好中球減少症においても，血小板減少症においても自己免疫学的な機序が考えられた。そのため，好中球の自己抗体に関して，特殊検査を依頼，下記のような結果を得た（表 2）。

- HNA 1a 抗原，HNA 1b 抗原いずれとも反応する強い抗体が認められた。しかし HNA null に対しても比較的弱い反応が認められたので，好中球特異抗原以外の非特異抗原に対する反応

表2

パネル好中球	患者	対照	比	判定
HNA1a/1a	451.83	71.07	6.35	陽性
HNA1b/1b	414.63	65.4	6.33	陽性
HNAnull	87.59	46.94	1.87	擬陽性

パネル好中球（HNA 1a, HNA 1b, HNA null）と患者血清をインクベート後，2次抗体として抗ヒト IgG-FITC を使用し蛍光強度を対照と比較した。対照の2倍以上を陽性と判定した。

の可能性も考えられた。そこで，同様な試験を，次期を変えてもう2回実施したが，結果は同様であった。以上から本症例は自己免疫性好中球減少症を合併しているものと考えられた。おそらく血小板減少症についても原因は自己免疫的な機序が考えられた。

- ここまで，病態について詰めた段階で，残念ではあったが認知症がひどくなってきており，転院となった。転院先でステロイドを投与して血液学的な効果を認めたとの返事をもらっている。

解　説

- 本症例は自己免疫機序が大きく関わっていると考えられる好中球減少症である。骨髄像に大きな変化を認めず，直接クームス陽性であったことから，血球に対する自己抗体の存在が考えられた。血小板減少の傾向を認めたが，これも免疫機序が働いているものと想定された。
- 免疫学的機序を想定したとき，まず Felty 症候群を考えるが，関節リウマチの既往はなく，RF も陰性。他の膠原病に関わる自己抗体もスクリーニングにかかるものはなかった。SLE に伴う血球減少はよく認められるが，症状もなく，補体にも異常を認めず，膠原病との直接的な関連は認められなかった。
- クームス試験が陽性であったので，解離試験を実施して抗体が認識している抗原を解析したが，特異的な抗原を同定するには至らなかった。血小板減少性紫斑病についても血小板が低下してきたタイミングで，検索を行おうとしたが，転院となり残念ながら実施できなかった。HNA null に対して弱い反応が，3回実施した検索で認められている。3回とも background が高かったことから，血球に関わる共通抗原に対して自己抗体を作っていた可能性も考えられる。
- 入院中は小さな感染を繰り返したが，化学療法後の発熱性好中球減少症と異なり，化学療法剤による粘膜障害がないことから，感染，発熱を来したとき，速やかに抗生剤などを投与することで，全身状態が悪化するまでには至らなかった。

7章 好酸球増多症

基礎知識

- 通常は好酸球数 500 ～ 1,500/μL を軽度，1,500 ～ 5,000/μL を中等度，>5,000/μL を高度好酸球増加とする。好酸球数が 2,000/μL を超えると臓器障害が認められることがあり，注意が必要である*。

  * Gotlib J. World Health Organization-defined eosinophilic disorders: 2014 update on diagnosis, risk stratification, and management. Am J Hematol. 89: 325-337, 2014.

- 好酸球は IL-5 や GM-CSF などによって活性化され，好酸球顆粒に存在する major basic protein（MBP），マトリクスに存在する eosinophil cationic protein（ECP）などを放出する。これらは寄生虫障害作用を持つとともに，組織障害活性を持ち，好酸球による病態を形成する。また，好酸球からの leukotriene C4（LTC4），LTB4, platelet activating factor（PAF）などの脂質メディエーター放出は，気道収縮や血管透過性亢進を促し病態を修飾する。
- IL-5 は好酸球産生に特異性の高い造血・分化誘導因子である。IL-5 の血中濃度で説明ができる好酸球増加は反応性のものと考えてよい。気管支喘息，じんま疹，紅皮症，薬物アレルギーなどのアレルギー性疾患，寄生虫疾患などが一般的である。
- 世界的には，寄生虫感染による好酸球増多症が最も多いが，先進国ではアレルギー性またはアトピー性疾患が原因となることが多い。わが国では，寄生虫感染が原因であることは少ない。寄生虫感染のスクリーニングにおいて，好酸球増加は感度は低いが特異度は比較的高い。
- アレルギー性またはアトピー性疾患が原因であることが多く，そのような場合の好酸球は 500 ～ 1,500/μL の軽度好酸球増加であることが多く，IgE の増加を伴うことが多く，病態で最も一般的なものは気道疾患と皮膚疾患である。
- Hypereosinophilic syndrome（HES），膠原病，悪性腫瘍，肉芽腫性疾患，Loeffler 症候群，Addison 病，好酸球性胃腸炎，潰瘍性大腸炎，放射線照射などでも好酸球増加が観察される。
- 好酸球増多症の中には，骨髄増殖性疾患のまれな亜型で HES 様の病像を示すものに，Fip1-like 1（FIP1L1）遺伝子と platelet derived growth factor receptor-α（PDGFRα）遺伝子の融合による FIP1L1-PDGFRα キメラ遺伝子（PDGFRα が恒常的に活性化される）を持つクローンが見つかる場合があることが示されている。同様の遺伝子異常は好酸球増加を伴う systemic mastcytosis でもかなりの頻度で検出されている。bcr-abl が病原遺伝子とされる慢性骨髄性白血病と同様，tyrosine kinase inhibitor のイマチニブが奏効することで注目されている。
- 好酸球数を減らす因子には，β遮断薬，コルチコステロイド，ストレス，および（時に）細菌感染やウイルス感染がある。肥満細胞や好塩基球から放出される，例えばアナフィラキシー性好酸球走化性因子，ロイコトリエン B4，補体複合体（C5-C6-C7），および（狭い範囲の濃度の）ヒスタミンなどのいくつかの物質が，IgE 媒介の好酸球産生を誘導する。
- 腫瘍性疾患の中でもホジキンリンパ腫（ホジキン病）は著しい好酸球増多症を引き起こすことがあるが，非ホジキンリンパ腫，慢性骨髄性白血病，急性リンパ芽球性白血病の場合，好酸球増加症はそれほど多くない。固形腫瘍の中では卵巣癌が主要な原因となっている。

- 肺好酸球浸潤症候群（PIE 症候群）は，末梢の好酸球増加と好酸球の肺浸潤を特徴とする一連の臨床症候からなるが，通常その原因は不明である。
- 好酸球増加を認めた時は，まず，二次性の好酸球増多症を鑑別する。二次性好酸球増多症が否定できたら，クローン性疾患の精査を行う（表 1，表 2）。
- 好酸球増多症が悪性ではなく二次性（例，アレルギーまたは寄生虫侵入）である場合は，低用量コルチコステロイドを短期間試してみると，好酸球数が低下することがある。このような試みは，好酸球増多症が持続性および進行性で，かつ治療可能な原因がない場合に適応となる。

1 問診のポイント

- わが国ではアレルギー性，アトピー性疾患の頻度が最も多いことを念頭に問診を行う。
- 既往歴，特にアレルギー歴，薬剤の使用，家族にアレルギー疾患を持つ者はいないか。最近の環境の変化についても有益な情報を得られる可能性がある。
- 生肉 / 生魚の生食，旅行歴（海外渡航歴）など寄生虫感染症の可能性についてはチェックする。
- 発熱，発汗，体重減少など好酸球増加以外の併存症状はないか。
- 以前の血液検査の結果を参考にする。

2 身体所見のポイント

- 皮膚所見では，紅斑，湿疹，膨疹，アトピー性皮膚炎などに注意する。
- 鼻粘膜に，アレルギー性鼻炎を示唆する所見はないかを調べる。
- 関節に発赤・腫脹などはないか。
- 心雑音，爪に線状出血（splinter hemorrhage）はないか。好酸球性心膜炎により弁の機能不全，血栓塞栓症が生ずる。血栓塞栓症状を示す所見を認めたり，心不全症状を伴ったりする場合は緊急の対応が必要。
- 肺聴診所見では，肺好酸球増多症，気管支喘息，心不全などに注意する。
- 肝脾腫は，骨髄増殖性腫瘍や白血病などの骨髄疾患を示唆する。顕著な好酸球浸潤で肝脾腫を来すこともある。
- リンパ節腫脹は，ホジキンリンパ腫，サルコイドーシスなどの疾患で認められる。
- 浮腫や，中枢・末梢神経の異常はないかを確認する。

3 検査のポイント

- 好酸球以外の血球に異常がないか確認する。クローン性好酸球増多症では，好酸球以外の血球成分に異常を認めることが多い。
- アレルギー性の好酸球増加は 500 ～ 1,500/μL の軽度好酸球増加であることが多い。
- アレルギー疾患が明らかで軽度の好酸球増多である場合は経過観察でよいが，好酸球増加を来す他の原因が同時に存在していないか検討する。
- 好酸球数が 2,000/μL を超えると臓器障害が認められることがあるので，肝脾腫，器質的心雑音，心不全の徴候，神経症状，肺線維症，発熱，体重減少，貧血などの症候について慎重にチェックする。
- 好酸球心筋炎（eosinophilic myocarditis）を合併し，心不全，胸痛，動悸，発熱などの症状がある場合は入院・ステロイド治療が必要である。
- それ以外にも，好酸球浸潤による全身症状や臓器障害による症状が強い場合には緊急の対策が必要となる。
- 二次性好酸球増多症を示す原因を表 1 に，クローン性増殖を来す疾患を表 2 に示す。

表1　二次性好酸球増多症を来す原因

アレルギーやアトピー	気管支喘息，アレルギー性鼻炎，アレルギー性気管支肺アスペルギルス症[1]，職業性肺疾患，じんま疹，湿疹，アトピー性皮膚炎，牛乳蛋白アレルギー，好酸球増多症を伴う血管性浮腫（好酸球性血管性浮腫，Gleich 症候群），薬物反応
寄生虫	旋毛虫症，鞭虫症，回虫症，糞線虫症，鉤虫感染症，肝吸虫症，肺吸虫症，肝蛭症，嚢虫症（有鉤条虫），エキノコックス症，フィラリア症，住血吸虫症，ニューモシスチス肺炎
非寄生虫性感染症	アスペルギルス症，ブルセラ症，ネコひっかき熱，感染性リンパ球増多症，乳児期のクラミジア肺炎，急性コクシジオイデス真菌症，伝染性単核球症，抗酸菌性疾患，猩紅熱
腫瘍	癌および肉腫（肺，膵臓，結腸，子宮頸部，卵巣），ホジキンリンパ腫（ホジキン病），非ホジキンリンパ腫
骨髄増殖性疾患	慢性骨髄性白血病
好酸球増加を伴う肺疾患	単純性肺好酸球増多症（レフラー症候群），慢性好酸球性肺炎，熱帯性肺好酸球増多症，アレルギー性気管支肺アスペルギルス症[1]，チャーグ - ストラウス症候群
皮膚障害	紅皮症（剥脱性皮膚炎），疱疹状皮膚炎，乾癬，天疱瘡
膠原病，血管炎など	結節性多発動脈炎，関節リウマチ，サルコイドーシス，炎症性腸疾患，SLE，強皮症，好酸球性筋膜炎，ドレスラー症候群
免疫障害	移植片対宿主病，先天性免疫不全症候群（例，IgA 欠損症，高 IgE 症候群，ヴィスコット - オールドリッチ症候群）
内分泌疾患	副腎機能低下症（アジソン病）
その他	肝硬変，放射線療法，腹膜透析，家族性好酸球増加症

Atens JW. Variation of leukocytes in disease. In Lee GR, et al,（eds）Wintrobe's clinical hematology 19th ed. Lea & Febiger, Philadelphia: pp.1564-1588, 1993.

[1] アレルギー性気管支肺アスペルギルス症：Allergic bronchopulmonary aspergillosis（ABPA）
アレルギー性気管支肺真菌症の大部分は Aspergillus fumigatus である。米国では慢性喘息患者の 1 ～ 2%。アスペルギルスに対する I 型と III 型アレルギーが関与する。アレルゲンである Asp f4，Asp f6 に対する IgE 抗体の測定が診断に有用とされる。

アレルギー性気管支肺アスペルギルス症の診断基準[2]
1. 気管支喘息（必須）
2. 胸部 X 線写真で肺の浸潤影
3. アスペルギルスに対する即時型反応（プリックテスト，皮内テスト）（必須）
4. 血清総 IgE 値 >1,000ng/mL（必須）
5. アスペルギルスに対する沈降抗体（必須）
6. 末梢血好酸球増加
7. 血清抗アスペルギルス IgE，IgG 抗体上昇
8. 中枢性気管支拡張症

[2] Greenberger PA. Clinical aspects of allergic bronchopulmonary aspergillosis. Frontiers in Biosciences 8: s119-127, 2003.

表2　好酸球増多を来すクローン性疾患

1. 急性白血病
2. 慢性骨髄疾患
   - a. 分子生物学的分類
     - ① BCR-ABL 慢性骨髄性白血病
     - ②好酸球増多および PDGFRA，PDGFRB や FGFR1 異常を伴う骨髄系およびリンパ系腫瘍
   - b. 病理学的分類
     - ①骨髄異形成症候群
     - ②骨髄増殖性腫瘍
       - （1）古典型骨髄増殖性腫瘍（真性多血症など）
       - （2）非定型増殖性腫瘍
         - ⓐ慢性好酸球性白血病
         - ⓑ肥満細胞性疾患
         - ⓒ慢性骨髄単球性白血病
         - ⓓ分類不能の慢性骨髄増殖性腫瘍

Gleich GJ, et al. The hypereosinophilic syndromes: current concepts and treatments. Br J Haematol 145: 271-285, 2009.
Gotlib J. World health organization-defined eosinophilic disorders: 2014 update on diagnosis, risk stratification, and management. Am J Hematol 89: 325-337, 2014.

① CBC，白血球分画，網赤血球数
② AST，ALT，LDH，AlP，γGTP，T-Bil，D-Bil，BUN，CRE
③ CRP

④ IgE
⑤ 尿一般，尿沈渣
⑥ 胸部 X 線写真
⑦ ビタミン B_{12}（骨髄増殖性疾患が疑われるとき）
⑧ RF，抗核抗体（膠原病が疑われるとき）
⑨ PR3-ANCA，MPO-ANCA（膠原病が疑われるとき）
⑩ 寄生虫に対する血清反応（寄生虫感染が疑われるとき）
⑪ 便の虫卵検査（寄生虫感染が疑われるとき）
⑫ アレルゲン検査（アレルギー性疾患が疑われるとき）
⑬ CK，CK(MB)（好酸球心筋炎の合併が疑われるとき）
⑭ 心筋トロポニン T（好酸球心筋炎の合併が疑われるとき）
⑮ FIP1L1-PDGFRαキメラ遺伝子の RT-PCR または FISH（二次性好酸球増多症が除外された場合）*

* Gotlib J, et al. Five years since the discovery of FIP1L1-PDGFRA: what we have learned about the fusion and other molecularly defined eosinophilias. Leukemia 22: 1999-2010, 2008.

⑯ 骨髄検査，染色体分析（二次性好酸球増多症が除外された場合）
⑰ TCR 遺伝子再構成あるいはフローサイトメトリー（二次性好酸球増多症が除外された場合）*

* Helbig G, et al. T-cell abnormalities are present at high frequencies in patients with hypereosinophilic syndrome. Haematologica 94: 1236-1241, 2009.

⑱ 血清トリプターゼ（肥満細胞性疾患，好酸球増加および PDGFRA，PDGFRB や FGFR1 異常を伴う骨髄系とリンパ系腫瘍で高値となるため，これらが疑われる場合）*

* Kovalszki A, et al. Eosinophilia in mast cell disease. Immunol Allergy Clin North Am 34: 357-364, 2014.

⑲ 心電図（好酸球数＞2,000/μL，あるいは好酸球数＞1,500/μL で臓器障害が疑われる場合）**
⑳ 心臓超音波（好酸球数＞2,000/μL，あるいは好酸球数＞1,500/μL で臓器障害が疑われる場合）**

** Kleinfeldt T, et al. Cardiac manifestation of the hypereosinophilic syndrome: new insights. Clin Res Cardiol. 99: 419-427, 2010.

㉑ 呼吸機能検査
＊①～⑥はスクリーニングとして，⑦～㉑は鑑別診断として行う検査である。

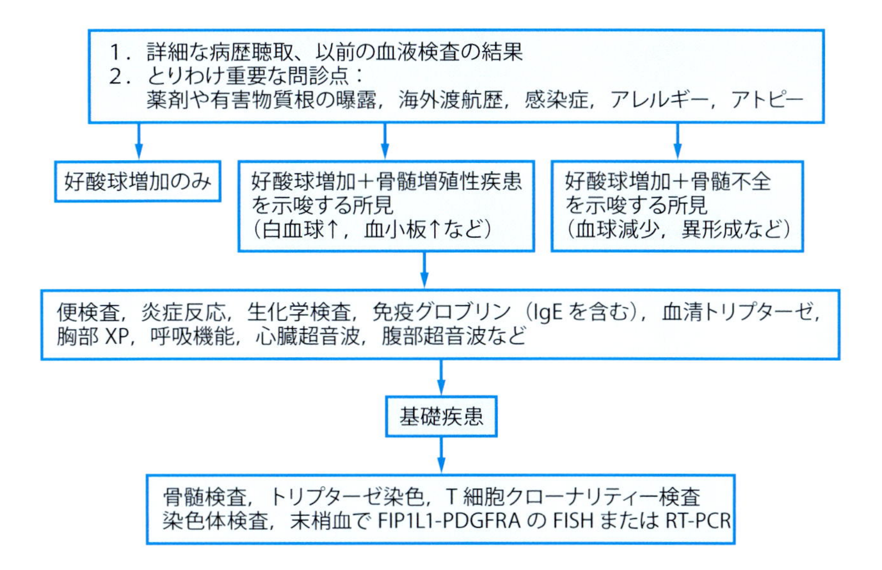

図 1　好酸球増多症の原因フローチャート
Tefferi A, et al. Classification and diagnosis of myeloproliferative neoplasms: the 2008 World health organization criteria and point-of-care diagnostic algorithms. Leukemia 22: 14-22, 2008.

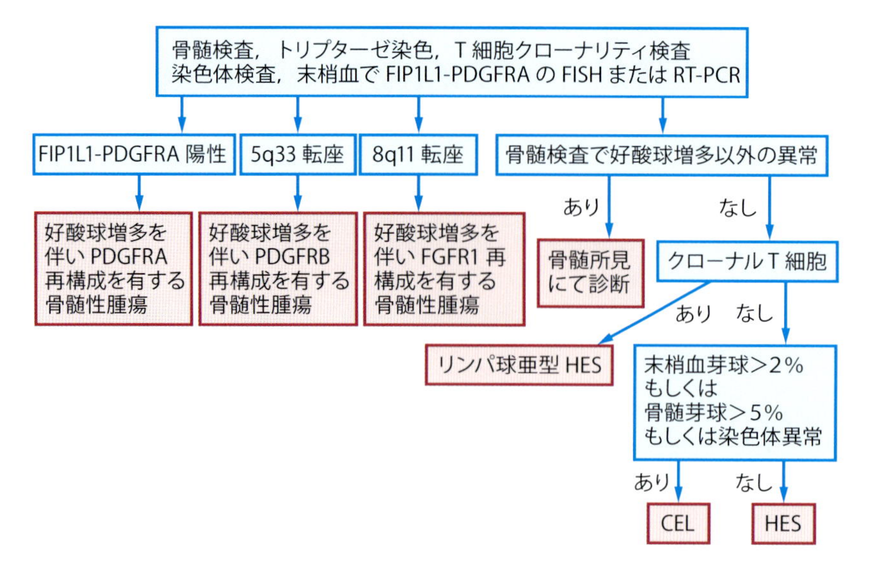

図２　好酸球増多症を伴う骨髄性腫瘍分析フローチャート

Vardiman J, et al. World health organization classification, evaluation, and genetics of the myeloproliferative neoplasm variants. Hematology am soc hematol educ program 2011. 250-256, 2011.

4 鑑別診断のポイント

1. 頻度の高い疾患

a. 寄生虫感染

問診で疑われる場合に検便で虫卵検査，血清で抗体検査などを実施する。

b. 気管支喘息

病歴，症状，診察所見からほとんど明らか。胸部 X 線，呼吸機能検査，気道過敏性検査などで確認する。

c. アレルギー性鼻炎

IgE，アレルゲンの検索を行う。

d. アトピー性皮膚炎

皮膚症状で診断する。IgE が上昇する。血清 TARC（thymus- and activation-regulated chemokine）が病勢のマーカーとなる。

2. 頻度の低い疾患

a. 薬剤

薬剤使用歴が疑われる場合には，可能ならば被疑薬を中止して経過を観察する。IgE を測定する。薬剤 RAST または DLST を行う。

b. 急性白血病

貧血，血小板減少などや，好酸球以外の白血球分画の異常があることから鑑別の対象となる，骨髄検査などを施行する。

c. 慢性骨髄性白血病

幼若好中球を含む好中球増加，好塩基球増加，LDH 高値，脾腫の存在があれば鑑別の対象となる。好中球アルカリホスファターゼ活性，末梢血の FISH 法での BCR−ABL 融合遺伝子の検索，骨髄検査と染色体検査をオーダーする。

d. 悪性リンパ腫

一般にはリンパ節腫大を認める場合に疑い，生検を検討する。節外病変もあり得ることは常に意識しておく。

e. その他の悪性腫瘍

発生部位による症状，倦怠感，体重減少などの全身症状で疑い，診断のための検索を行う。

f. アレルギー性胃腸炎

消化器症状で疑い，内視鏡検査，生検を行う。

g. 骨髄増殖性腫瘍

好酸球増多症候群（hypereosinophilic syndrome；HES）を含む好酸球増加を来す骨髄増殖性腫瘍などは，二次性の好酸球増多症が否定された場合に疑い，骨髄検査，染色体検査，FIP1L1-PDGFRA（FISH または RT-PCR 検査）を行う。

h. 肺好酸球増多症

呼吸器症状で疑い，呼吸音に異常を認める。IgE を測定し，胸部 X 線，CT を行う。気管支肺胞洗浄液（BALF）中の好酸球が増加する。

3. 特発性好酸球増多症候群　idiopathic hypereosinophilic syndrome（HES）

以前から HES の診断には混乱が認められていたが，現在 WHO 分類では HES を呈する病態の中から FIP1L1-PDGFRα キメラ遺伝子，5q33 転座（PDGFRB 遺伝子再構成），8p11 転座（FGFR1 遺伝子再構成）など発症に関連のある遺伝子異常を証明できる群を慢性好酸球性白血病（chronic eosinophilic leukemia；CEL，さらに詳しくは myeloid and lymphoid neoplasms with eosinophilia and abnormalities of PDGFRA，PDGFRB or FGFR）として独立させている。これ以外のもので末梢好酸球＞1.5×10^9/L，末梢血・骨髄の芽球が 20%以下で，かつ好酸球のクローン性を証明できるか，末梢血芽球＞2 %，骨髄芽球＞5%を証明できるものを慢性好酸球性白血病，非特定型（CEL, not otherwise specified；NOS）と定義されている[*, **]。しかし，多くの例では好酸球のクローン性を証明することは不可能なため，芽球の増加がない場合は idiopathic HES の診断となる。Idiopathic HES は除外診断であるため，現時点では鑑別できない真の CEL や IL-2，IL-3，IL-5 などの好酸球増殖因子の産生異常による好酸球増多症が紛れ込む可能性がある。実質的には CEL, NOS のほとんどは HES と診断されることになる。新たな遺伝子変異が認められれば別の疾患単位に分類される傾向は今後も加速されるため，実際，CEL, NOS はきわめてまれな疾患概念となるだろう。

[*] Bain BJ, et al. Chronic eosinophilic leukemia, nor otherwise specified. In: Swedlow SH, et al, eds, WHO classification of tumours of haematopoietic and lymphoid tissues. Lyon : IARC. pp.51-53, 2008.

[**] Bain BJ, et al. Myeloid and lymphoid neoplasms with eosinophilia and abnormalities of PDGFRA, PDGFRBor FGFR1. In: Swedlow SH, et al, eds, WHO classification of tumours of haematopoietic and lymphoid tissues. Lyon: IARC. pp,68-73, 2008.

CASE1　呼吸困難

患　者
- 70 歳，男性

現病歴
- 高血圧，高脂血症，前立腺肥大などの診断のもと近医に通院していたが 1 カ月前より全身倦怠感，食欲低下を自覚，同院にて腹部エコーを実施し，腹水を指摘され，当院外科を紹介され，受診予定であったが，呼吸困難が急速に進行してきたため救急車にて搬送され，当科受診となった。発熱や咳嗽はなく，下痢，嘔吐などもなく，頭痛の自覚もない。最近変更した薬剤はなし。最近半年ほどの採血歴もなし。

既往歴
- 15 年ほど前，狭心症にて冠動脈ステント治療を実施されている。
- 4 年前，感染性大動脈瘤にて胸部，下行大動脈人工血管置換術を実施されている。同時に脳膿瘍，腸腰筋膿瘍などを合併，膿瘍ドレナージ，抗生剤治療にて軽快。
- 2 年前，横隔膜ヘルニアにてメッシュによる根治術を受けている。
- アレルギー歴なし。

身体所見
- JCS level 0，明瞭に会話が可能で，頻呼吸はなし。
- HR 103/min，整。BP 154/98 mmHg，Temp 36.8℃，$SpO_2$97%（O_2 1L/min，nasal tube）。
- 心肺聴診上，ラ音，心雑音を認めず。
- 腹部は軟でやや膨満，圧痛なし，反跳痛なし。
- 両下肢に浮腫を認めず。

●神経学的に異常を認めず。

●皮疹を認めず。

検査結果 ●表1参照。

表1

CBC		下限値	上限値	単位	生化学		下限値	上限値	単位	血清・凝固・その他		下限値	上限値	単位
WBC	149	35	70	x10^{2}/μL	AST	29	8	35	U/L	Fe	53	55	110	μg/dL
RBC	417	350	510	x10^{4}/μL	ALT	25	5	40	U/L	UIBC	62	139	297	μg/dL
Hb	12.7	11.7	15.8	g/dL	AIP	174	100	360	U/L	Ferritin	9126.0	39.4	340.0	ng/mL
Ht	37.8	37.0	49.0	%	LDH	297	80	230	U/L	CRP	7.9	0.0	0.5	mg/dL
MCV	90.7	80.0	98.0	fL	T-Bil	0.38	0.20	0.80	mg/dL	PT	36	70	130	%
MCH	30.5	27.5	33.2	pg	TP	5.2	6.0	8.0	g/dL	APTT	42.9	25.0	40.0	sec
MCHC	33.6	31.0	35.5	%	Alb	2.6	4.0	5.0	g/dL	Fibrinogen	177	180	350	mg/dL
RDW	14.2	11.5	14.5	%	UA	5.1	2.0	6.0	mg/dL	D-dimer	14.5	0.0	1.5	μg/mL
PLT	17.0	14.0	35.0	x10^{4}/μL	BUN	25.7	8.0	20.0	mg/dL	FIP1L1-PDGFRαキメラ遺伝子	(−)			
PCT	0.118	0.148	0.296	%	CRE	0.75	0.40	1.20	mg/dL	WT-1	<50			copies/μg
MPV	7.0	7.1	10.1	fL	Na	134	135	147	mEq/L	IL-5	76.9		3.9	pg/mL
PDW	17.3	16.6	18.9	%	K	3.9	3.5	4.8	mEq/L	sIL-2R	5570	145	519	U/mL
Retics	1.4			%	Cl	105	95	110	mEq/L	β2MG	6.3	1.0	1.9	mg/L
塗抹標本					BS	133	60	110	mg/dL	抗 HTLV-1 抗体	(−)			
stab	4			%										
seg	31			%										
eosin	56			%										
baso	1			%										
mono	2			%										
lymph	6			%										

臨床経過

●入院時の主訴である呼吸困難はCTなどの画像診断により，胸水・腹水の貯留によるものと考えられた。同時にCT上，胃から小腸にかけての壁肥厚を認めた。この原因の検索を実施するも，明らかな悪性腫瘍や感染症を同定できず，当初，本症例に認められた胸・腹水は好酸球増多による臓器症状と考えた。

●好酸球増多についての原因を検索したが，アレルギー性疾患，薬剤，寄生虫，感染症などは否定的と考えた。

●気管支喘息などのI型アレルギー症状の先行を認めず，多発性単神経炎を示唆する症状もなく，皮疹なども認めずChurg-Strauss症候群も否定的と考えられた。

●FIP1L1-PDGFRαキメラ遺伝子（−）。WT-1＜50 cpoies/μg。IL-5 76.9 pg/mL（正常値＜3.9 pg/mL）などから好酸球増多症候群/慢性好酸球性白血病は考えにくく，好酸球増加は反応性のものと考えられた。sIL-2Rが5,570 U/mL, Ferritin 9,126.0ng/mL, β2MG（microglobulin）6.3 mg/Lなどより，リンパ腫が強く疑われていたが，胸水，腹水から十分な細胞が得られず，診断の確定に苦慮していた。

●第3病日からステロイドパルスを施行。好酸球は約8,000/μLから約1,500/μLまで減少したがそれ以上の減少は認めず，胸水・腹水の改善傾向も乏しかった。

●第5病日に意識レベルが低下し，MRIにて多発性脳梗塞像を認めるとともに髄液検査にて花弁状の核を持つ異型リンパ球を認めたためT細胞性リンパ腫の可能性を疑った。再度実施した胸・腹水の細胞診では明らかな異型細胞を検出できなかったが，フローサイトメトリーにてT細胞の異常が認められ，胸水のSuothern blotにてT細胞受容体のCβ1領域に再構成バンドを認めたため，T細胞性リンパ腫と診断した（図1）。

●第6病日から，T細胞性リンパ腫に対してCHOP療法を開始したところ，好酸球増加は一時的には消失したものの，骨髄抑制からの回復とともに，再び増加傾向を示した。胸水・腹水も治療後消失していたが，1コース終了後には再び増加に転じ，CHOP療法では病勢の制御は不十分と考えられた。

●第27病日からはICE療法に変更し，一時的には肝機能障害や呼吸状態の改善傾向を認めたが，15日目には再増悪を認めた。同時にDICを合併し，多臓器不全が進行し，第47病日，死亡された。剖検実施。

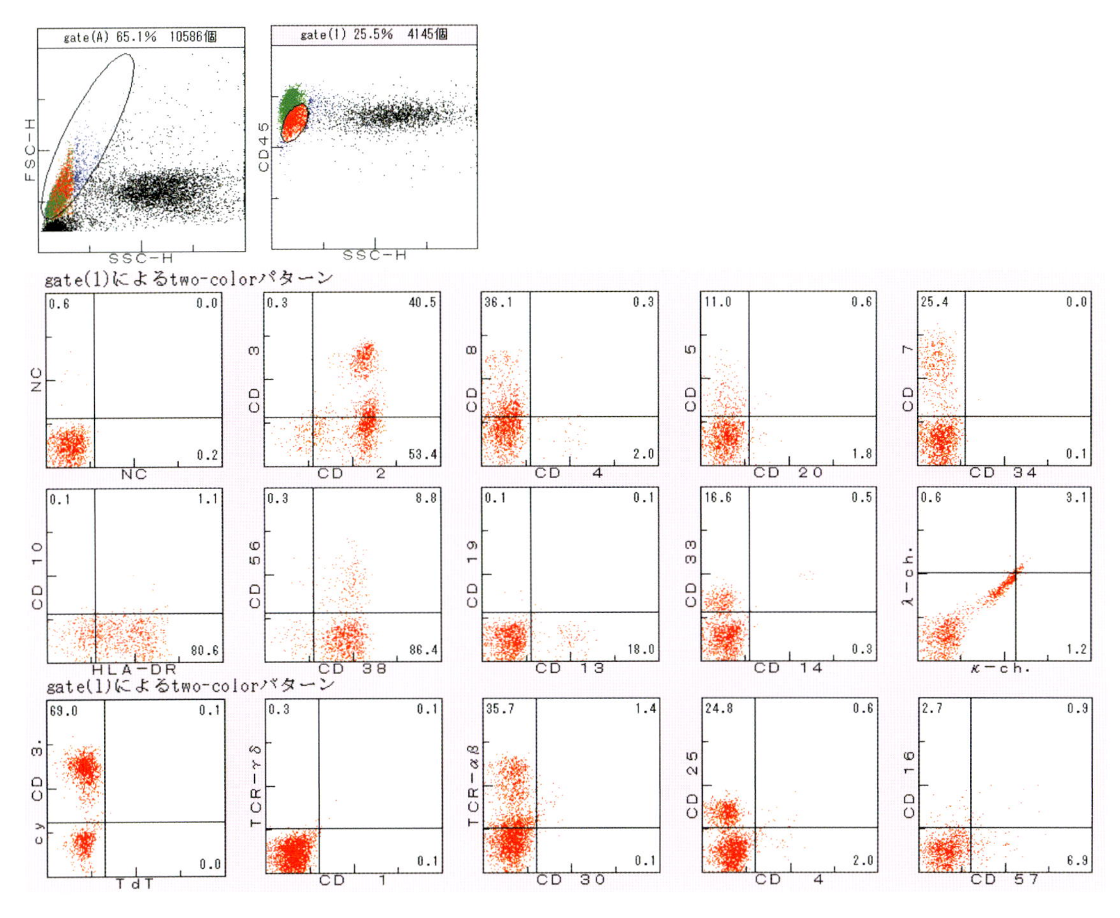

図1　胸水細胞の表面マーカー

図1の flow cytometry の評価

T細胞解析パネルにて CD45 dim の blast gate で囲まれた領域の細胞（赤に着色された細胞群）は CD2 陽性で CD3 の発現が非常に乏しい細胞群が CD4，CD8 の発現を認めず，CD7 もおそらく陰性，CD38，HLA-DR の発現を認めることを示している。この細胞は骨髄，単球，B細胞性のマーカーを持たないことが考えられる。下段の2次解析パネルでは細胞質中の CD3（ε chain）が陽性，TdT が陰性，T細胞受容体蛋白の発現は認めないが，CD25 を発現しており，CD16，CD56 などの NK 細胞マーカーも陰性であることから，表面マーカー上，異常な T細胞系列の細胞群であることがわかる。このことは，データには出さないが緑で着色された lymphoid gate に囲まれる細胞群との比較でさらに明瞭であった。

剖検所見（主な陽性所見のみ）

● 肉眼所見

①左側胸部に手術痕，胸部から上腹部正中に手術痕あり。体表リンパ節触知せず。出血斑多数。

②胸腔：心嚢に肥厚，癒着なし，心嚢水なし。右胸水血性 2,500 mL。左胸膜全面癒着，胸水なし。左壁側胸膜溢血点多数。右壁側胸膜溢血点多数。

③腹腔：腹水血性 1,000 mL。腹膜は滑沢から混濁，肥厚が疑われる。小腸漿膜面に溢血点多数。腸管癒着なし。腸間膜に 3 cm 大までのリンパ節腫大多数。

④陳旧性脳梗塞（大脳半球，脳幹に多発）。

⑤器質化肺炎（R 310 g，L 290 g）。

⑥大動脈血管置換術術後状態。大動脈に新たな動脈瘤なし。粥状硬化症あり。

⑦頭蓋骨：左面に開頭痕あり。開頭術術後状態。

⑧脳：左大脳半球皮質に褐色に変性した幅約 5 mm，長さ約 20 mm の領域を認める。脳底動脈に粥状硬化あり。

⑨心肥大（395 g），陳旧性心筋梗塞（後壁）。冠動脈に粥状硬化症あり，しかし 5%を超える狭窄なし。

⑩粥状動脈硬化症（大動脈，冠動脈，脳底動脈）。

⑪消化管：胃粘膜に散在性の小出血点あり。十二指腸に扁平な隆起あり，全体に発赤軽度認

める。空腸・回腸粘膜に軽度の発赤を伴う平坦隆起多数。大腸に著変を認めない。

⑫脾臓：170 g。肝臓：1,595 g。どちらも形態・色調異常・病巣などを認めず。

⑬胆嚢：壁肥厚あり。1cm 大までの黒色結石約 10 個。

⑭腎臓：R 195 g，L 155 g。出血斑なし。形態・色調異常・病巣などを認めず。

●組織学的所見

①心臓：心筋線維化を認める。心外膜に異型リンパ球の浸潤を認める。

②肺：気管支血管束を中心に異型リンパ球の浸潤を認める。器質化肺炎は軽度（図 3）。

③被膜外脂肪織，被膜下実質に異型リンパ球の浸潤を認める。

④副腎：皮質，髄質に異型リンパ球の浸潤を認める。

⑤膵臓：間質に異型リンパ球の浸潤巣を認める。

⑥骨髄：各系統の細胞を認める。リンパ球の浸潤を認めない。好酸球はほとんど認められない。

⑦腸間膜リンパ節，脾動脈周囲リンパ節：中型の異型リンパ球のびまん性浸潤を認める。脂肪織への浸潤を認める。脂肪組織内にマクロファージの浸潤があり，赤血球貪食像を認める。

⑧胃，十二指腸，空腸，回腸，大腸：漿膜下から粘膜固有層にかけて，中型異型リンパ球（$CD3^+$，$CD5^-$，$CD20^-$，$CD56^-$，$CD4^-$，$CD8^-$）の浸潤を認める（図 2）。

⑨腹膜：異型リンパ球の浸潤を認める。

⑩膀胱：筋層に異型リンパ球の浸潤を認める。

⑪脳：くも膜下腔，上衣下に異型リンパ球の浸潤を認める。灰白質，白質の血管壁を中心に異型リンパ球の浸潤を認める。泡沫細胞の集簇巣を認める（図 4）。

⑫下垂体：後葉に巣状の異型リンパ球の浸潤を認める。

総括・考察

●全身に広汎なリンパ腫細胞の浸潤を認める。死因は腫瘍死と考える。鏡検上 DIC の所見，感染症の所見は明らかではない。好酸球の浸潤はほとんど認められない。脳に認められる

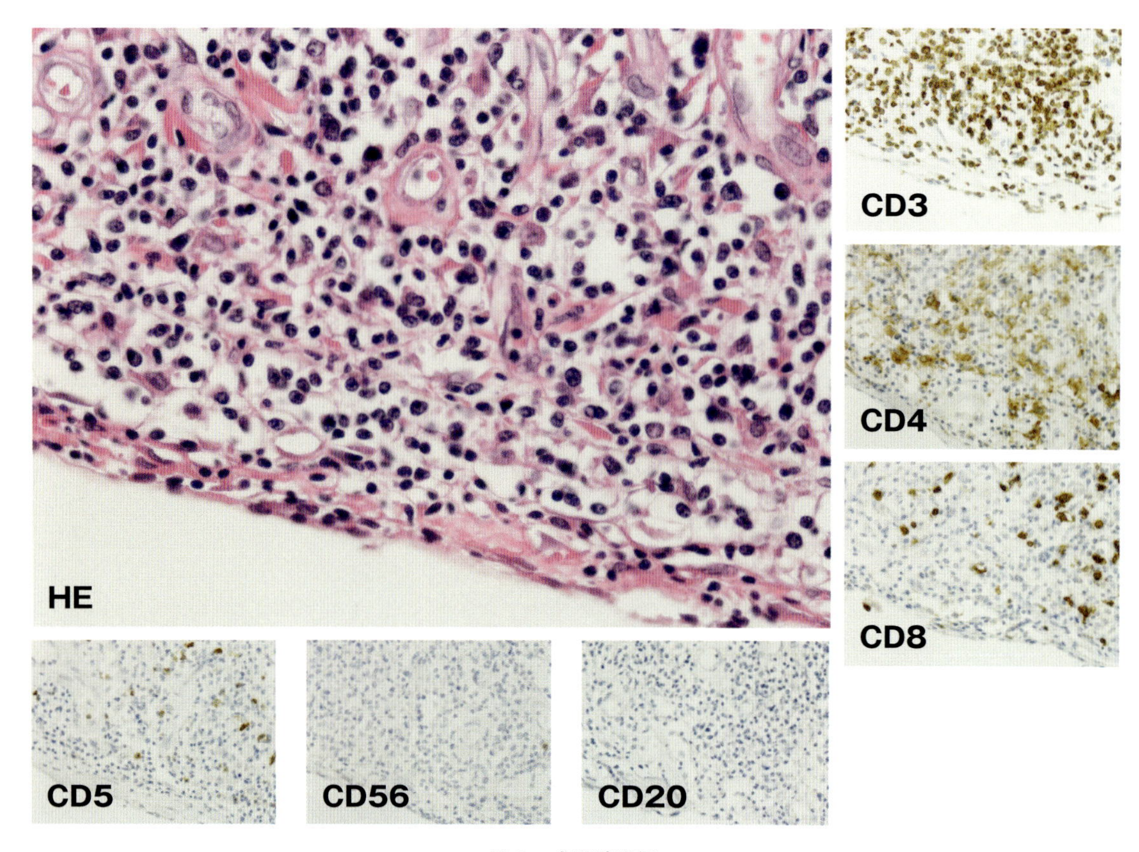

図 2　空腸漿膜側

漿膜下から粘膜固有層にかけて中型異型リンパ球（$CD3^+$，$CD5^-$，$CD20^-$，$CD56^-$，$CD4^-$，$CD8^-$）の浸潤を認める。CD4 はマクロファージが染まっているものと考えられる。

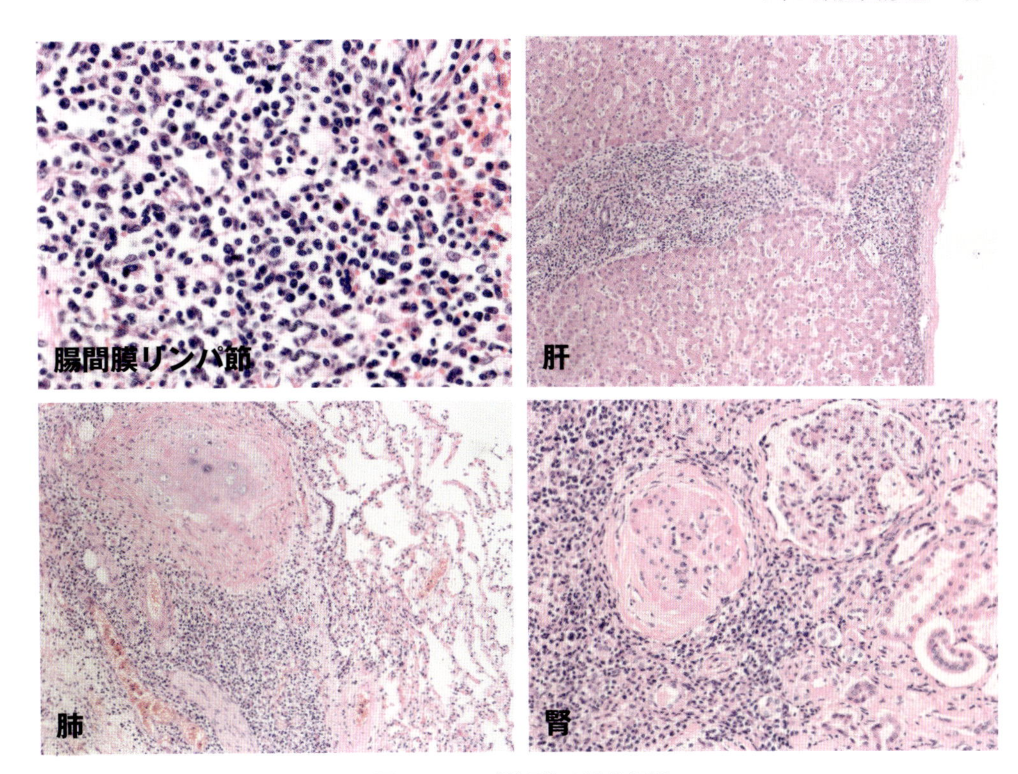

図３　リンパ腫細胞の臓器浸潤

腸間膜リンパ節は中型異型リンパ球で置き換わっており，正常構造は消失している。肝は門脈領域を中心に，肺，腎は間質を中心に中型異型リンパ球の浸潤を認める。

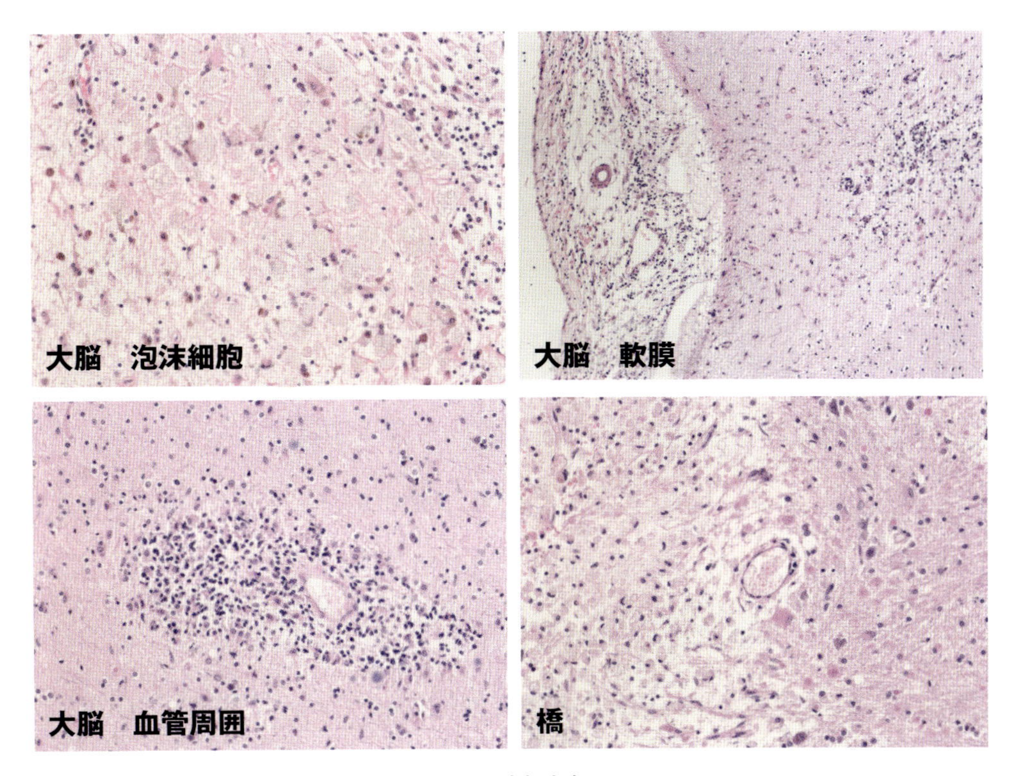

図４　中枢病変

梗塞巣周囲に泡沫細胞の集簇巣を認める。くも膜下腔に異型細胞の浸潤を認める。灰白質，白質の血管壁を中心に異型リンパ球の浸潤を認める。

泡沫細胞の集簇については陳旧性脳梗塞の可能性，リンパ腫の治療効果の可能性が考えられるが，脳以外に治療が奏効した痕跡がないことから，発症後数週間の陳旧性脳梗塞と考える。

解　説

- 好酸球増多症の原因検索中，診断が確定する前に意識状態の悪化を含め，全身状態の悪化を来し，臨床家にとっては最も悩ましい症例であった。
- 確定のための検索はどれもが時間がかかる，大多数の一般病院にとっては，外注検査であるため，確定診断に至るまでの主治医の苦悩がありありと伝わってくる。
- 治療技術的には末梢血液，骨髄穿刺，胸水穿刺などで検体をとった後に速やかに，ステロイドの反応性を評価し，その間に返ってくるsIL-2R，ferritin，β2MG，フローサイトメトリーなどのデータから化学療法を開始することが考えられるが，これはデータを知ってしまった後方視的にいえることで，状態が日を追って変化していく患者を目の前にして，このような決断は容易ではない。
- また，このように種々の大きな既往歴・合併症を有しており，高齢の患者に対して速やかに化学療法を開始して，異なった結果が得られた可能性は低いものと見積もらざるを得ない。
- 幸い，剖検の許可が得られたので，病態は明らかになった。上記の剖検報告を吟味していただきたい。

CASE2　繰り返す皮膚膨隆疹

患　者

- 37歳，女性

現病歴

- 5年前，妊娠中の夏頃から全身皮膚掻痒感が出現。乾燥によるものと判断していた。4年前から顔面，口腔内の浮腫が出現・消失を繰り返すようになった。皮膚の物理的，化学的刺激によって浮腫が誘発される傾向があるが，特に刺激がなくても浮腫を来すことがある。皮膚や粘膜の浮腫は約48時間ほどで消失する。これまでに呼吸困難を自覚したことはない。3年ほど前にオレンジで口唇の浮腫を来したことから，近医受診。IgEの高値を指摘されているが，食物特異的アレルギーの異常はないとのことであった。体重の急速な増加なし。消化器症状なし。しばらく様子を観察していたが，半年前から脱毛が進行してきたため，2週間前に近医受診，好酸球増加を指摘され紹介受診。好酸球は5年前にも増加を指摘されており，4年前にも指摘されている。会社の検診では検査項目になく不明。

家族歴

- 同様な症状を認める家族はいない。

既往歴

- 幼児期に右頸部熱傷。5年前，女児出産，満期安産。常用薬なし。

身体所見

- HR 72/min，整。BP 124/78 mmHg，Temp 36.6℃，SpO_2　99%（room air）。
- 顔面の右側前額部に径2 cmほどの円形浮腫を認める。発赤なし，疼痛なし，掻痒なし。口腔内に明らかな浮腫を認めず。
- 心肺聴診上，ラ音，心雑音を認めず。
- 腹部は軟で平坦，圧痛なし，反跳痛なし。
- 両下肢に浮腫を認めず。
- 神経学的に異常を認めず。
- 皮膚は全身乾燥が強く，慢性湿疹様，掻き傷を四肢，体幹に認める。頸部や下着の締め付ける部位に皮膚変化の程度が著しい。

検査成績

- 表1参照。
- 骨髄穿刺：NCC 196,000/μL，Meg 139/μL，M/E 5.4，eosinophil 35.2%。芽球の増加を認めず，異形成なく，好酸球増加のみ。フローサイトメトリーにて異常細胞集団を同定できず。G-Band　46XX，異常なし。FIP1L1-PDGFRA融合シグナルなし（FISH）。クロットの病理組織学的な検索でも好酸球増多を認めるのみ。
- 腹部エコー：肝脾腫なし。

臨床経過

- 好酸球増多は少なくとも5年ほど前から，現在と同程度認めており，この間，臓器障害を認めていない。また，各種検索においてもHypereosinophilic syndromeをはじめとする腫瘍性疾患は否定的と考えられた。血小板数もやや高値を示しているが，骨髄の所見から造血器

表 1

CBC		下限値	上限値	単位	生化学		下限値	上限値	単位	血清・凝固・その他		下限値	上限値	単位
WBC	217	35	70	x10^{2}/μL	AST	17	8	35	U/L	PT	93	70	130	%
RBC	403	350	510	x10^{4}/μL	ALT	16	5	40	U/L	APTT	27.8	25.0	40.0	sec
Hb	13.1	11.7	15.8	g/dL	AlP	159	100	360	U/L	Fibrinogen	184	180	350	mg/dL
Ht	39.4	37.0	49.0	%	γGTP	14	0	72	U/L	CRP	0.1	0.0	0.5	mg/dL
MCV	97.8	80.0	98.0	fL	ChE	192	185	430	U/L	RF	297	0	20	IU/mL
MCH	32.6	27.5	33.2	pg	CPK	42	40	200	U/L	IgG	1579	870	1700	mg/dL
MCHC	33.4	31.0	35.5	%	LDH	273	80	230	U/L	IgA	155	110	410	mg/dL
RDW	13.6	11.5	14.5	%	S-AMY	63	30	130	U/L	IgM	117	46	260	mg/dL
PLT	41.3	14.0	35.0	x10^{4}/μL	T-Bil	0.67	0.20	0.80	mg/dL	IgE	5470.0	0.0	173.0	IU/mL
PCT	0.320	0.148	0.296	%	TP	6.8	6.0	8.0	g/dL	C3	77	85	160	mg/dL
MPV	7.8	7.1	10.1	fL	Alb	4.2	4.0	5.0	g/dL	C4	12	16	45	mg/dL
PDW	16.6	16.6	18.9	%	UA	3.0	2.0	6.0	mg/dL	CH50	33.1	25.0	48.0	CH50/mL
Retics	1.8			%	BUN	11.0	8.0	20.0	mg/dL	PR3-ANCA	<10	0	10	EU
塗抹標本					CRE	0.53	0.40	1.20	mg/dL	MPO-ANCA	<10	0	20	EU
stab	0			%	Na	139	135	147	mEq/L	C1inactivator	80	70	130	%
seg	15			%	K	4.5	3.5	4.8	mEq/L	ANA	<40	0	40	倍
eosin	65			%	Cl	104	95	110	mEq/L	SSA/Ro	8.5	0.0	10.0	U/mL
baso	0			%	Ca	9.1	8.5	11.0	mg/dL	SSB/La	<7.0	0.0	10.0	U/mL
mono	5			%	BS	83	60	110	mg/dL	Sm	<7.0	0.0	10.0	U/mL
lymph	15			%	T-Chol	185	130	230	mg/dL	RNP	<7.0	0.0	10.0	U/mL
					TG	64	50	149	mg/dL	dsDNA	<10.0	0.0	12.0	IU/mL
					Fe	86	55	110	μg/dL	ssDNA	<10.0	0.0	25.0	AU/mL
					UIBC	181	139	297	μg/dL	BNP	9.0	0.0	18.4	pg/mL
					Ferritin	37.2	39.4	340.0	ng/mL	KL-6	106.0	0.0	500.0	U/mL
					β2MG	1.7	1.0	1.9	mg/L	SP-D	<17.2	0.0	110.0	ng/mL
					VB$_{12}$	571	180	914	pg/mL	βD グルカン	8.1	0.0	20.0	pg/mL
										アスペル抗原	0.2 (-)	0.0	0.5	Index

の腫瘍性疾患は考えにくいと判断した。

- 皮膚・粘膜腫脹は血管性浮腫と考えられた。C1 インヒビター活性は正常であり，遺伝性血管性浮腫(hereditary anhioedema；HAE)は否定された。好酸球増加を伴う後天性血管性浮腫，Episodic angioedema associated with eosinophilia（EAE）と診断した。C3，C4 の低値，IgE 高値，RF 高値なども，これで説明可能と考えた。
- 上記の臨床診断のもとプレドニン 0.5 mg/kg/day を開始したところ，好酸球は速やかに減少し，治療開始後血管浮腫症状の出現を認めなくなった。現在外来にてプレドニンを減量中である。

8章 単球，好塩基球，リンパ球の数的異常

単球

1. 単球の増加

単球増多の多くは反応性のものであるが，骨髄系腫瘍を示唆する所見がみられる場合は骨髄検査，表面マーカー，分子遺伝学的検査などを行う。

基礎知識

- 成人では単球数＞800/μL の場合を単球増加とする。
- 単球の数的異常が単独で生ずることはまれで，通常は他の血球の異常を伴う。
- 単球のクローン性の増加を来す疾患はまれで，多くは反応性の単球増加であるため，基礎疾患の検討が重要である。
- 骨髄系腫瘍に伴う単球増加が，特に重要度が高い。
- 感染症や膠原病などの炎症性疾患で，単球が増加することがある。
- 原因が確定できない場合は，悪性腫瘍が潜んでいる可能性も考慮する。
- 単球のクローン性の増加を来す疾患は，骨髄異形成症候群，急性単球性白血病，急性骨髄単球性白血病，慢性骨髄単球性白血病，慢性骨髄性白血病，真性多血症などがあるが，これらは，末梢血液所見（単球以外の異常，単球の形態異常など）より疑うことができる。

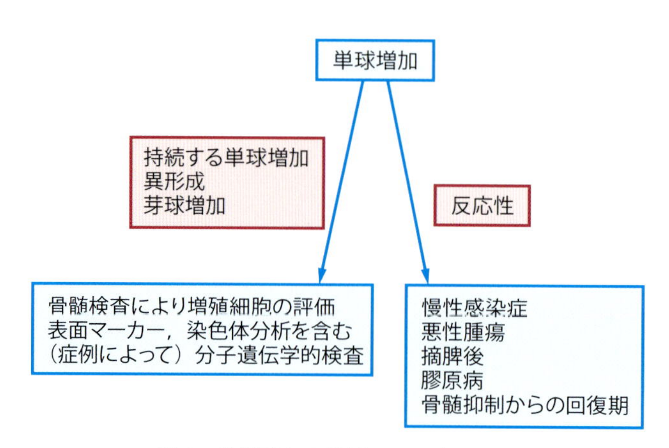

図 1　単球増加の分析フローチャート

George TI. Malignant or benign leukocytosis in Pearls and Pitfalls in the Hematology Lab: Updates on Cellular Diagnostics. American Society of Hematology, Education Program; 2012: 475-484. 2012.（p.482, Figure 4）

表１　単球増加を来す疾患

1. 血液疾患
a. 骨髄系腫瘍：　骨髄異形成症候群，急性単球性白血病，急性骨髄単球性白血病，慢性骨髄単球性白血病，慢性骨髄性白血病，真性多血症など b. リンパ系腫瘍：　非ホジキンリンパ腫，ホジキンリンパ腫，多発性骨髄腫など
2. 感染症
a. 細菌感染症：　結核，細菌性心内膜炎，梅毒，ブルセラなど
b. 原虫，リケッチア感染症：　マラリア，チフス，トリパノソーマ，カラアザールなど
3. 膠原病
a. SLE，関節リウマチ，側頭動脈炎，結節性多発血管炎，サルコイドーシスなど
4. 悪性腫瘍
a. 卵巣癌，胃癌，乳癌，頭頸部癌など
5. 消化器疾患
a. 炎症性腸疾患，アルコール性肝障害など
6. その他の病態
a. 心筋梗塞 b. ステロイド投与 c. 顆粒球減少からの回復期 d. 重症感染症からの回復期 e. 摘脾後 f. 妊娠

Kaushansky K, et al.（eds.）Monocytosis and Monocytopenia in Williams Hematology, 8th Edition. New York: McGraw-Hill Professional; p.1042. 2010.

2. 単球の減少

基礎知識

- 成人では単球数＜200/μL の場合を単球減少とする。
- 単球が単独で減少することはまれで，通常は他の血球の異常を伴う。造血器疾患やその他の疾患に伴い，単球の増多の場合と同様，基礎疾患の検討が重要である。
- 造血器疾患に伴ってみられることがある。
- 再生不良性貧血では，単球減少を含む汎血球減少を呈する。
- 有毛細胞白血病（hairy cell leukemia）では単球減少は重要な所見であるが，疾患頻度が低くまれである
- ほかには，表２に示す病態で起こる。

表２　単球減少を来す疾患

1. 再生不良性貧血
2. 有毛細胞白血病（hairy cell leukemia）
3. 慢性リンパ性白血病
4. 周期性好中球減少症
5. 広範囲熱傷
6. 関節リウマチ
7. SLE
8. HIV 感染症
9. 放射線治療後
10. 薬剤投与後
    - a. ステロイド
    - b. インターフェロンα

Kaushansky K, et al.（eds.）Monocytosis and Monocytopenia in Williams Hematology, 8th Edition. New York: McGraw-Hill Professional; p.1042. 2010.

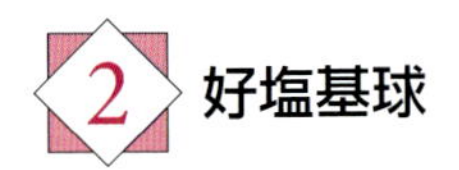

2 好塩基球

1. 好塩基球の増加

好塩基球増加を来すことは多くないが，骨髄増殖性腫瘍に伴うものか，他の原因による反応性のものかの鑑別は重要である（図2）。

基礎知識

- 好塩基球数＞150/μL を好塩基球増加とする。
- 好塩基球の増加は IgE が関与する即時型アレルギーの際に認められることが多い。
- 好塩基球増加を来す病態は表３（→ p. 91）に示す。
- 骨髄増殖性腫瘍や一部の白血病で増加することがあり，特に慢性骨髄性白血病で増加する*。

  * Valent P, et al. Diagnostic and prognostic value of new biochemical and immunohistochemical parameters in chronic myeloid leukemia. Leuk Lymphoma 49: 635-638, 2008.

- 潰瘍性大腸炎，若年性関節リウマチなどの炎症性疾患，甲状腺機能低下症などの内分泌疾患でも増加することがある。
- 時に水痘などの感染症で増加する。

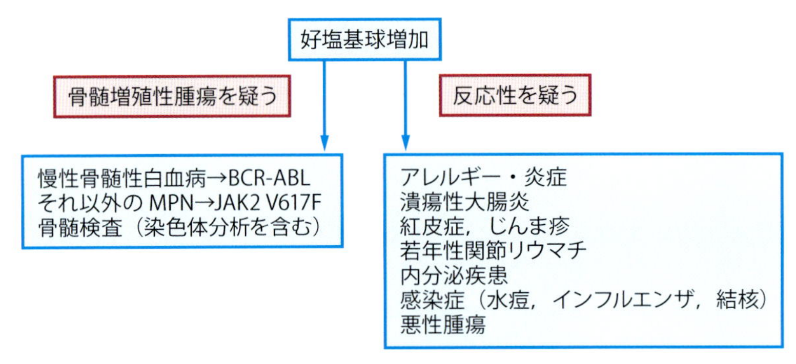

図２　好塩基球増加の分析フローチャート

George TI. Malignant or benign leukocytosis in Pearls and Pitfalls in the Hematology Lab: Updates on Cellular Diagnostics. American Society of Hematology, Education Program; 2012: 475-484. 2012.（p.482, Figure 4）

2. 好塩基球の減少

基礎知識

- 好塩基球数＜20/μL を好塩基球減少とする。
- じんま疹などで好塩基球減少を認めるが，正常人の絶対数が 20 ～ 150/μL と少なく自動血球計数器での好塩基球減少の評価は妥当性に欠けることがある*。

  * Grattan CEH, et al. Blood basophil numbers in chronic ordinary urticaria and healthy controls: diurnal variation, influence of loratadine and prednisolone and relationship to disease activity. Clin Exp Allergy 33: 337-341, 2003.

- 好塩基球減少を来す病態は表３（→ p. 91）に示す。
- 好塩基球減少を来す病態について，問診，診察で確認する。
- 感染症やその他の原因による白血球増加はないか確認する（白血球分画中の好塩基球比率が相対的に低下する）。

表3　好塩基球の増加する疾患と減少する疾患

A．好塩基球の増加する疾患
1）造血器腫瘍
（ア）骨髄増殖性腫瘍
①慢性骨髄性白血病
②真性多血症
③本態性血小板血症
④原発性骨髄線維症
（イ）急性好塩基球性白血病
（ウ）好塩基球増加を伴う急性骨髄性白血病 t（6:9），t（3:6），inv（16）
（エ）好塩基球への分化傾向を示す急性前骨髄球性白血病
2）非造血器腫瘍
（ア）炎症性疾患（潰瘍性大腸炎，関節リウマチ）
（イ）感染症（ウイルス感染症，結核）
（ウ）アレルギー性疾患（薬剤，食餌，紅皮症，アレルギー性皮膚炎）
（エ）内分泌疾患（甲状腺機能低下症，糖尿病，エストロゲン製剤）
（オ）悪性腫瘍（各種固形腫瘍）
（カ）その他（鉄欠乏，慢性腎不全，摘脾後）
B．好塩基球の減少する疾患
1）特発性好塩基球欠損症
2）副腎皮質ステロイド過剰症
3）Cushing 症候群，Cushing 病
4）アレルギー反応（じんま疹，アレルギー性皮疹，アナフィラキシー，薬剤アレルギー）
5）甲状腺機能亢進症
6）急性感染症
7）妊娠
8）ストレス
9）出血

浅野茂隆他．好塩基球の増加する疾患，減少する疾患．IV. 白血球の疾患．三輪血液病学　第3版．東京：文光堂；p.1316．2006.

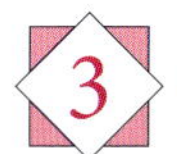

3 リンパ球

1. リンパ球増加

リンパ球増加をみたら，まず増加しているリンパ球が〝異常（腫瘍性）〟リンパ球でないことを確認することが重要である。

基礎知識

- リンパ球は通常末梢血白血球の 20 ～ 40%であり，一般にリンパ球絶対数＞ 4,000/μL をリンパ球増加とする。
- リンパ球増加の多くは反応性のものであり，感染症に伴うものが多く，ウイルス感染症によるものが大部分である。
- 一次性（クローン性，腫瘍性）リンパ球増加と二次性（反応性）リンパ球増加に分類されるが，二次性のものが圧倒的に多い（図3 → p.92）。
- 急性リンパ性白血病以外の一次性（クローン性，腫瘍性）リンパ球増加症の多くは慢性に経過し，症状に乏しく貧血，血小板減少を認めないことが多く，リンパ節腫大，脾腫を認めることがある。末梢血リンパ球が慢性に徐々に増加することが多い。末梢血リンパ球は比較的均一な形態を呈し，時に異常リンパ球を認める。この場合は，慢性リンパ性白血病および関連疾患を考える*。

  * Nabhan C, et al. Chronic lymphocytic leukemia: a clinical review. JAMA 312: 2265-2276, 2014.
- クローン性にリンパ球が増加している場合は腫瘍性疾患を考える。慢性リンパ性白血病に代表される成熟B細胞増殖性疾患と，成熟T細胞系では ATL や Sezary 症候群などがある。
- 急性リンパ性白血病はリンパ芽球増加を認め，貧血，血小板減少を伴う。

- 二次性リンパ球増加の原因を表4に示すが，ウイルス感染によるものが多く，リンパ球は多形性を呈することが多い。
- ウイルス感染に伴って，正常リンパ球が増加したり，末梢血中に異型リンパ球が著増して単核球症症候群(伝染性単核球症)を生ずることがある。ウイルス抗体価検査を行う。主に EBV が原因とされる。類似の病態は CMV でも観察されるが，EBV に比べて病状は比較的穏やかである。
- 慢性感染症では結核，ブルセラ症，梅毒などの場合にリンパ球増加が認められることがある。
- ウイルス以外では，成人の百日咳でリンパ球の増加を認める。
- 種々のストレスで一過性にリンパ球増加を呈することがある*。

  * Karandikar NJ, et al. Transient stress lymphocytosis: an immunophenotypic characterization of the most common cause of newly identified adult lymphocytosis in a tertiary hospital. Am J Clin Pathol 117: 819-825, 2002.

- 悪性腫瘍，喫煙，慢性炎症などによりリンパ球増加を来すことがある（持続性リンパ球増加）。

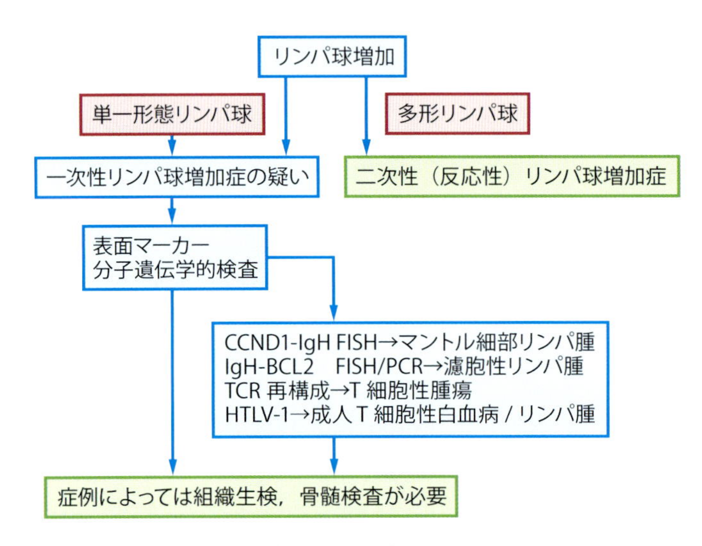

図3　リンパ球増加の分析フローチャート

George TI. Malignant or benign leukocytosis in Pearls and Pitfalls in the Hematology Lab: Updates on Cellular Diagnostics. American Society of Hematology, Education Program; 2012: 475-484. 2012.（p.482, Figure 4）

表4　リンパ球絶対的増加の原因

1. 生理的リンパ球増多：　乳幼児期（生後4カ月～4歳）
2. リンパ系悪性腫瘍
a. 急性リンパ性白血病 b. 慢性リンパ性白血病およびその類縁疾患
3. 単核細胞症候群
a. Epstein-Barr ウイルス感染症 b. サイトメガロウイルス感染症 c. 単純疱疹ウイルス II 型感染症 d. 帯状疱疹ウイルス感染症 e. 水痘感染症 f. アデノウイルス感染症 g. 肝炎ウイルス感染症 h. HIV 感染症 i. トキソプラズマ感染症
4. 急性感染性リンパ球増加症
5. 百日咳感染症

6. その他の原因
a. 持続性リンパ球増加症：　甲状腺中毒症，慢性炎症，自己免疫疾患，Wegener 肉芽腫症，癌，梅毒，過敏反応，サルコイドーシス，アミロイドーシス，喫煙，薬剤，血清病，脾機能低下，胸腺腫，特発性顆粒リンパ球増加症
b. 一過性リンパ球増加症：　外傷，心不全，心筋梗塞，大手術，てんかん発作，ストレス

Beutler KK, et al, eds. Williams Hematology, 8th Edition. New York, 2010.

2. リンパ球減少

基礎知識

- 一般に，リンパ球絶対数＜1,000/μL（2歳未満では＜3,000/μL）をリンパ球減少とする。
- リンパ球は白血球の 20 ～ 40％を占める程度なので，白血球分画をしっかりと評価していないと見落とすことがあり得る。
- 大雑把に末梢血中の B 細胞はリンパ球中の 10％，NK 細胞は 15％，T 細胞は 75％程度である。T 細胞中の 65％は $CD4^+$T 細胞である。リンパ球減少症の多くに，T 細胞の絶対数，特に $CD4^+$T 細胞数の減少を認める。成人の末梢血中の $CD4^+$T 細胞数は約 1,100/μL で，$CD8^+$T 細胞数は約 600/μL 程度である。
- リンパ球減少に伴って来しやすいといわれているものに，日和見感染症，悪性疾患，自己免疫疾患などがあげられる。リンパ球の減少が有意であると考えられる場合はリンパ球の内訳を検索すべきであり，治療は基礎原因に向けられるべきである。
- リンパ球減少は，①産生の低下，②破壊の亢進，③喪失，④流れの変化により生ずる。
- ①産生の低下の原因としては，悪性腫瘍，②破壊の亢進の原因としては，自己免疫性疾患（全身性エリテマトーデス，SLE）が多い*。

  * Fayyaz A, et al. Haematological manifestations of lupus. Lupus Sci Med 2: e000078, 2015.
- 遺伝性リンパ球減少症は，遺伝性免疫不全疾患およびリンパ球産生障害に関連する疾患に伴うこともある（①）。その他の遺伝疾患，例えば Wiskott-Aldrich 症候群，ADA 欠損症，purine nucleotide phosphorylase（PNP）欠損症などは T 細胞破壊亢進に関連がある可能性がある（②）。多くの疾患で免疫グロブリン異常を伴う。
- 後天性リンパ球減少症は，他の多くの疾患とともに発現する。蛋白・栄養不良は世界中で最も一般的な原因である（①）。リンパ球減少はまた，胸腺またはリンパ組織の構造破壊から起こるリンパ球産生障害を反映することもある。(①)
- HIV または他の病原体が原因の急性ウイルス血症では，リンパ球減少はこれらのウイルスによる活動性感染により，崩壊が亢進したり，脾臓またはリンパ節で捕捉されたり，あるいは気道に遊走することで来す場合もある（②，④）。
- 医原性のリンパ球減少症は，化学療法，放射線療法，抗リンパ球グロブリン（抗胸腺細胞グロブリン）投与によって起こる。PUVA による乾癬治療は T 細胞を破壊する可能性がある。ステロイドはリンパ球崩壊を誘発する（②）。
- リンパ球減少症それ自体は一般に無症状である。しかしながら，原因疾患の臨床所見には，細胞性免疫不全を示唆する扁桃，またはリンパ節の欠如または縮小，脱毛症，湿疹，膿皮症，または末梢血管拡張などの皮膚の異常，蒼白，点状出血，黄疸，または口腔潰瘍などの血液疾患の徴候，HIV 感染を示唆する場合もある全身性のリンパ節腫脹および脾腫などが含まれる。
- リンパ球減少症患者は反復性の感染症に罹患したり，またはまれな微生物による感染症を発病する。Pneumocystis jirovecii，サイトメガロウイルス，麻疹および水痘肺炎はしばしば致死的である。リンパ球減少症はまた，悪性腫瘍および自己免疫疾患の危険因子である。
- リンパ球減少症は，ウイルス，真菌または寄生虫感染症を反復して発症する患者に疑われるが，通常は全血球計数で偶然発見される。リンパ球減少症を伴う Pneumocystis jirovecii，サイトメガロウイルス，麻疹，あるいは水痘肺炎では免疫不全を疑う。
- 急性感染症，ストレスなどで血漿コルチコステロイドが増加する状態では，末梢血リンパ球が急速に減少する。

- リンパ球減少を来す病態は多岐にわたることから，問診，身体所見により表に示すリンパ球減少を来す病態がないか検討する（表5）。
- リンパ球減少症患者ではリンパ球の内訳を測定する。免疫グロブリンなどの抗体産生検査も行われるべきである。反復性感染症の病歴がある患者には，最初のスクリーニングテストが正常であっても免疫不全に関する包括的な臨床検査評価を行う。

表5　リンパ球絶対減少の原因

1. リンパ球産生の異常
a. 先天性：DiGeorge症候群，Wiscott-Aldrich症候群，Ataxia Teleangiectasia，胸腺腫を伴う免疫不全，伴性無γ-グロブリン血症，重症複合免疫不全症，アデノシンデアミナーゼ（ADA）欠損を伴う複合免疫不全症，特発性CD4$^+$T細胞減少症など b. 後天性：ウイルス感染症，栄養失調（アルコール乱用，亜鉛欠乏症など），癌末期，腎不全，再生不良性貧血など
2. リンパ球破壊の亢進
放射線照射，抗腫瘍剤（アルキル化剤など），PUVA，抗リンパ球グロブリン投与，副腎皮質ステロイド投与，Stevens-Johnson症候群，自己免疫疾患（関節リウマチ，SLE，シェーグレン症候群，重症筋無力症，全身性血管炎など），ウイルス感染症など
3. リンパ球の喪失
胸管ドレナージ，血液透析，蛋白漏出性胃腸症（Whipple病，腸リンパ管拡張症，消化管の悪性リンパ腫，うっ血性心不全，アミロイドーシス，潰瘍性大腸炎など）
4. リンパ球の移動異常
急性細菌感染症（結核，腸チフス，肺炎，敗血症など），ホジキンリンパ腫，サルコイドーシス，ストレス（外傷，火傷，血漿コルチコイド増加，激しい疲労），ウイルス感染症，うっ血性心不全など

Beutler KK, et al.（eds.）Williams Hematology, 8th Edition. New York, 2010.

4 治療へ向けた評価方針

評価方針

- 単球増加の多くは反応性であり，その原因を検討する（図1→p. 88，表1→p. 89）。
- 単球のクローン性の増加を来す疾患はまれであるが，末梢血液所見（単球以外の異常，単球の形態異常など）で疑うことができ，多くは骨髄検査を必要とする。
- 単球が単独で減少することはまれ，通常は他の血球の異常を伴う（表2→p. 89）。再生不良性貧血では単球減少を含む汎血球減少症を来す。有毛細胞白血病では単球減少が重要な所見であるが疾患頻度はまれである。
- 好塩基球の増加はIgEが関与する即時型アレルギーの際に認められることが多いが，まれに造血器腫瘍（特に慢性骨髄性白血病）で増加するため，これらを見落とさない（図2→p. 90，表3→p. 91）。
- リンパ球増加は二次性（反応性）が圧倒的に多い（図3→p. 92）。
- 一次性（クローン性，腫瘍性）リンパ球増加は末梢血リンパ球が慢性に徐々に増加することが多く，末梢血に異型（異常）リンパ球が認められたり，脾腫やリンパ節腫大を認めたら血液専門医に紹介する。
- 二次性リンパ球増加はウイルス感染によるものが多く，リンパ球は多形性を示すことが多い（表4→p. 92）。ウイルス感染に伴ってリンパ球増加を示したり，異型リンパ球の増加を来し伝染性単核球症を来すことがある。ウイルス以外の感染では成人の百日咳によるリンパ球増加が特徴的とされている。
- 種々のストレスで一過性に，また，悪性腫瘍，喫煙，慢性炎症などで持続的にリンパ球増加を来すことがある。
- リンパ球減少をみれば，原因となる病態は多岐にわたるところから，さまざまな病態を想定して，問診，身体診察，検査を行う（表5）が，HIV感染症の可能性の除外は重要である。

1. 白血球分画異常を認める患者への問診

① 既往歴の確認。
② 市販薬も含めた薬剤歴，感染症を示唆する症状の有無。
③ 過去の検査データの確認。
④ 貧血の存在を示唆する症状や，出血傾向の有無。

2. 白血球分画異常を認める患者への診察

① 体温
② 皮膚所見：ウイルス感染，膠原病，薬疹を思わせる所見の有無
③ 口腔粘膜，歯肉，咽頭：感染の徴候
④ リンパ節腫脹
⑤ 心雑音，呼吸音，肝・脾腫大
⑥ 関節所見

3. 白血球分画異常を認める患者への検体検査

① CBC，白血球分画，網状赤血球
② T-Bil，D-Bil，LDH，AST，ALT，BUN，CRE，UA，CK
③ Fe，UIBC，フェリチン
④ 尿一般
⑤ 好中球アルカリフォスファターゼ（骨髄増殖性腫瘍が疑われる患者）
⑥ ビタミン B_{12}（骨髄増殖性腫瘍が疑われる患者）
⑦ 細菌，ウイルス学的検査（感染が疑われる患者）
⑧ 寄生虫検査
⑨ 免疫グロブリン，補体，各種自己抗体（膠原病が疑われる患者）
⑩ 可溶性 IL-2 受容体（sIL-2R）（悪性リンパ腫が疑われる患者）
⑪ 末梢血表面マーカー（一次性リンパ球増多症，造血器腫瘍が疑われる患者）
⑫ 分子遺伝学的検査（一次性リンパ球増多症，造血器腫瘍が疑われる患者）
⑬ 骨髄検査（染色体検査，遺伝子検査，表面マーカー）（一次性リンパ球増多症，造血器腫瘍が疑われる患者）

4. 白血球分画異常を認める患者への生理・画像検査

① 胸部 X 線写真
② 腹部超音波
③ 腹部 CT など

5 血球貪食症候群

基礎知識

- 血球貪食症候群（Hemophagocytic syndrome；HPS，Hemophagocytic lymphohistiocytosis；HLH）は比較的最近，確立した疾患概念で，骨髄，リンパ節，肝臓，脾臓などの網内系組織において，種々の原因により免疫細胞が過度に活性化され，マクロファージが血球を貪食し，発熱，肝障害などとともに著明な血球減少，DIC などを来す，きわめて重篤な状態を指す。
- 以前は，Histiocytic medullary reticulosis（HMR，Scott & Robb-Smith, 1939），Malignant histiocytosis（MH，Byrne & Rapapport, 1966）などと表現されており，その本態は腫瘍なのか炎症なのか明らかでなかったが，Risdal らが Virus-associated hemophagocytic syndrome（VAHS）の概念を提唱した頃から，過度に活性化されたマクロファージをはじめとする免疫細胞の反応であるという疾患概念が固定化してきた。

- たいていは重篤な疾患が背景にあり，これによる cytokine storm がマクロファージに自己血球を貪食させるまでに過度に活性化させる病態が証明されている（反応性・二次性 HPS）が，まれに遺伝性（家族性）（Familial HLH；FHL）の HPS も認められ，責任遺伝子が明らかにされつつある。
- FHL については常染色体劣性とされており，5 種類のサブタイプが知られている。FHL1 ～ 5（それぞれの蛋白異常は HPLH1，PRF1（perforin），UNC13D，STX11，STXBP2）に分類されているが，約半数は type2 FHL で bi-allelic PRF1 mutation とされている *。

  * Sieni E, et al. Familial hemophagocytic lymphohistiocytosis: when rare diseases shed light on immune system functioning. Front Immunol 5: Article 167, 2014.

- 反応性（二次性）HPS は, 全身感染症, 膠原病, 免疫不全状態, 悪性疾患に伴い, 主に T/NK 系の細胞や, マクロファージの極度の活性化の結果として発症し，適切な治療を実施しないと例外なく死に至る。
- 反応性 HPS の原因はさまざまだが，細菌感染症としては結核，膠原病としては成人発症 Still 病，悪性疾患としては非ホジキンリンパ腫が代表的であるが，全身に過度の炎症を引き起こす病態ではどんな原因もあり得ると考えた方がよい。
- 治療は二次性 HPS であれば，原疾患のコントロールが第一義的に重要である。Cytokine storm を抑える cooling 治療をうまく組み合わせて実施する。遺伝性のものには，造血幹細胞移植が唯一根治的な治療である。

1. 問診・診察のポイント

a. 全身症状

持続性の発熱に加え，肝脾の腫大による腹部症状の急速な進行，紫斑，点状出血などの皮下出血症状，鼻粘膜，口腔粘膜などからの粘膜出血を認めたときに HPS の可能性を考える。小児では FHL は鑑別の対象になるが，内科領域では一般には大きな問題にはならない。むしろ，EB ウイルスに代表される VAHS をまず疑う。成人では感染ではウイルス感染とともに，結核の可能性，自己免疫疾患，悪性リンパ腫の可能性などの基礎疾患を考える。とりわけ高齢者では悪性リンパ腫の可能性が高い。

b. 症状・検査による診断基準 *

① 持続する発熱（7 日以上）

② 2 系統異常の血球減少
- Hemoglobin<9.0 g/dL
- Platelets<10 x10^4/μL
- Neutrophils<1,000/μL

③ Splenomegaly

④ Hypertriglycedemia and/or hypofibrinogenemia
- Fasting triglyceride>2.0 mmol/L or > 3SD of the normal value for age
- Fibrinogen<150 mg/dL

⑤ 貪食像，Non-malignant lymphohistiocytic accumulation in the reticuloendothelial system：脾，肝，リンパ節，骨髄，中枢神経は高率に犯される。

⑥ Low or absent NK cell activity. FHL では寛解前後で回復することはない。NK 細胞数（$CD56^+CD16^+$ 細胞）は一般に正常範囲内。二次性 HPS では寛解時に正常化する。

⑦ フェリチン高値：Ferritin>500 μg/L

⑧ sIL-2R 高値：sIL-2R>2,400 U/mL

▶上記 8 項目中 5 項目以上を満たす。

▶一次性の FHL を診断するためには PRF1，UNC13D，STX11，STXBP2 などの bilallelic mutation を証明する。

*Henter JI, et al. HLH-2004: Diagnostic and therapeutic guidelines for hemophagocytic lymphohistiocytosis. Pediatr Blood Cancer 48: 124-131, 2007.

2. 検査

a. HPS 診断のための検査

① CBC，白血球分画
② PT，APTT，フィブリノーゲン，FDP
③ T-Bil，AST，ALT，γ-GTP，LDH，AlB，CRE，BUN，TG，CRP
④ フェリチン
⑤ sIL-2R
⑥ 骨髄穿刺

b. 原因疾患検索

① EBV VCA IgG（FA），EBV VCA IgM（FA），EBV EA IgG（FA），EBNA（FA），EBV DNA
② 病理組織検査（リンパ節など）
③ 全身 CT

c. HLH-2004

① ベプシド　150 mg/m^2，2 times/week（1st-2nd week），（3rd-8th week）
② デカドロン　10 mg/m^2，daily（taper 50% at every two weeks，and off on the end of 8th week）
③ サンディミュン　～6 mg/kg（Trough should be controlled around 200 μg/L）

検査のポイント

- HPS は重篤な疾患であり，放置しなくても cytokine storm を押さえ込むことに失敗すれば，死に至る可能性がある。
- HLH-2004 は FHL 用に開発された免疫化学療法で，中枢神経障害を防ぎながら，最終的には造血幹細胞移植に持ち込み，mutation の入ったクローンを根絶することを目標にデザインされている。
- 二次性 HPS に対しては，その基礎疾患の治療が第一義的に重要となる。感染と腫瘍では全く対応が異なる。自己免疫疾患についても同様である。しかしながら，HPS の状態を cool down するという点では，患者の全身状態を改善させられる期待が十分に持てる方策でもある。患者の病態に即した対応が望まれる。

3. 二次性 HPS への対処法

- HPS はリンパ腫や自己免疫疾患の経過中に，再発・再燃などコントロール不良なサインとともに発症することが多い。HPS を来しやすいリンパ腫（血管内リンパ腫，CD5$^+$ びまん性大細胞型リンパ腫，節外性 NK/T 細胞リンパ腫鼻型や慢性活動性 EBV 感染症に発生した NK/T リンパ腫など EB ウイルスとの関連が深い NK/T 細胞性リンパ腫など）はある程度 HPS を意識しながら治療していれば対応は早くなるだろう*,**。また，成人発症 Still 病においても同様なことが考えられる。

* Ohno T, et al. Hemogagocytic syndrome in five patients with Epstein-Barr virus negative B-cell lymphoma. Cancer 82: 1963-1972, 1998.
** Ohno T, et al. The serum cytokine profiles of lymphoma-associated hemophagocytic syndrome: a comparative analysis of B-cell and T-cell/natural killer cell lymphomas. Int J Hematol 77: 286-294, 2003.

- 高サイトカイン血症が特徴なので，IL-1，IFNγ，TNFα，IL-6，IL-10 などのサイトカインを測定することは，病態把握という点ではきわめて原理的ではあるが，実際的ではない。比較的早く検査結果がわかる CRP，フェリチン，sIL-2R や ADA，$β_2$MG などで十分に代用できるし，機敏な対応も可能である。
- リンパ腫の HPS は B 症状のきびしいもの，VAHS における HPS は IM のきびしいものと考えられる。B 症状を伴うリンパ腫の治療を開始したときは，治療中，治療後に B 症状が出てこないかチェックすることは重要である。若者の IM は重症化するとあたかも HPS のような病態を呈することがある*。血小板が必要以上に低い症例，フェリチン，LDH，CRP などが上昇傾向を示す症例などは HPS に入る可能性を考えて治療に当たることが大切である。

* Ohno T, et al. Epstein-Barr virus-induced infectious mononucleosis after two separate episodes of virus-associated hemophagocytic syndrome. Int Med 48: 1169-1173, 2009.

- 細菌関連血球貪食症候群（Bacteria-associated hemophagocytic syndrome；BAHS）を来しやすい

原因菌として結核菌を挙げたが，もちろん他の細菌による BAHS の報告も数多くある。結核の場合，不明熱にて受診することが多いことと，結核菌がマクロファージを活性化して乾酪壊死を伴う肉芽腫を作ることからも考えやすい。胸水を認めた不明熱例，やはり不明熱で粟粒結核と診断した例などの経験から，日本においては BAHS の原因として第一に考えねばならないのは結核であると考える。両者とも抗結核療法により HPS は速やかに消失した。

CASE1 皮下出血，血尿

患　者　● 30 歳，女性

現病歴　●本日妊娠 23 週。昨日より眼瞼周囲や下腿の皮下出血と肉眼的血尿を自覚した。本日，妊婦検診にて産婦人科外来受診時，著明な血小板減少を指摘され，当科紹介。血液の塗抹標本にて Auer 小体を有する前骨髄球の増生を認め，DIC も伴っていたため，骨髄穿刺施行，定型的な Faggot 細胞を認め APL（M3）と診断。加療の目的で入院となる。

既往歴　● 3 児の母。特記すべきものなし。

家族歴　●特記すべきものなし。

身体所見　●身長 157 cm，体重 51 kg，血圧 102/67 mmHg，脈拍 84/min，整。体温 37℃。SpO_2 98%。意識は清明。両側上下眼瞼に皮下出血を認める。口腔内に出血を認めず。胸部打聴診異常なし。腹部は妊娠のため下腹部で膨隆。圧痛なし。下肢に圧痕を残す浮腫を認めず。上下肢にびまん性に紫斑を認める。神経学的な異常を認めず。

検査成績　●表 1 参照。

表 1

CBC		下限値	上限値	単位
WBC	92	35	70	x10^2/μL
RBC	283	350	510	x10^4/μL
Hb	8.7	11.7	15.8	g/dL
Ht	26.0	37.0	49.0	%
MCV	92.0	80.0	98.0	fL
MCH	30.8	27.5	33.2	pg
MCHC	33.5	31.0	35.5	%
RDW	17.3	11.5	14.5	%
PLT	1.3	14.0	35.0	x10^4/μL
PCT	0.012	0.148	0.296	%
MPV	0.5	7.1	10.1	fL
PDW	18.4	16.6	18.9	%
Retics	1.0			%
塗抹標本				
blast	1			%
promyelo	75			%
myelo	0			%
meta	0			%
stab	0			%
seg	6			%
eosin	0			%
baso	0			%
mono	0			%
lymph	18			%
erythroblast	1			1/100WBC

生化学		下限値	上限値	単位
AST	16	8	35	U/L
ALT	10	5	40	U/L
AlP	120	100	360	U/L
γGTP	8	0	72	U/L
CPK	79	40	200	U/L
ChE	285	185	430	U/L
LDH	440	80	230	U/L
T-Bil	0.37	0.20	0.80	mg/dL
D-Bil	0.06	0.00	0.30	mg/dL
TP	6.7	6.0	8.0	g/dL
Alb	3.5	4.0	5.0	g/dL
UA	3.7	2.0	6.0	mg/dL
BUN	6.1	8.0	20.0	mg/dL
CRE	0.55	0.40	1.20	mg/dL
Na	138	135	147	mEq/L
K	3.7	3.5	4.8	mEq/L
Cl	104	95	110	mEq/L
Ca	8.5	8.5	11.0	mg/dL
BS	86	60	110	mg/dL
S-AMY	74	30	130	U/L
T-Chol	276	130	230	mg/dL
LDL-Chol	145	70	139	mg/dL
TG	233	50	149	mg/dL

血清・凝固その他		下限値	上限値	単位
CRP	1.1	0.0	0.5	mg/dL
Fe	138	55	110	μg/dL
UIBC	217	139	297	μg/dL
Ferritin	134.6	3.6	114.0	ng/mL
HbA1c	5.8	4.6	6.2	%
PT	62	70	130	%
APTT	32.4	25.0	40.0	sec
Fibrinogen	67	180	350	mg/dL
AT-III	122	83	118	%
D-dimer	42.3	0.0	1.5	μg/mL
FDP	173			μg/mL
BNP	19.1		<18.4	pg/mL
WT1mRNA	9.0x10^4		<50	copis/μgRNA
PML-RARA	3.5x10^4		検出せず	copis/μgRNA

臨床経過　●ハイリスクな急性前骨髄球性白血病（acute promyelocytic leukemia；APL）と診断し，入院当日から寛解導入化学療法（IDA+ATRA）を開始した。DIC に対しても治療を開始した。第 3 病日から体重増加，肺うっ血，肺出血を来し ATRA 症候群と考え，ATRA の中断，dexamethazone の投与を開始した。呼吸不全状態は NIPPV 管理とした。当初は治療に難渋したが，ゆっくりと DIC は軽快し，血球数が減少するとともに ATRA 症候群への傾向も改善，

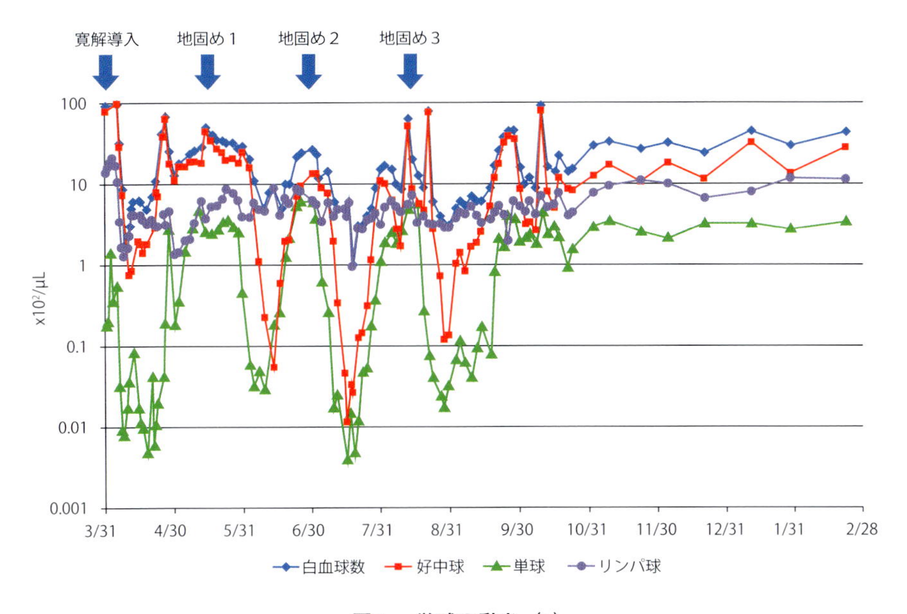

図1　単球の動き（1）

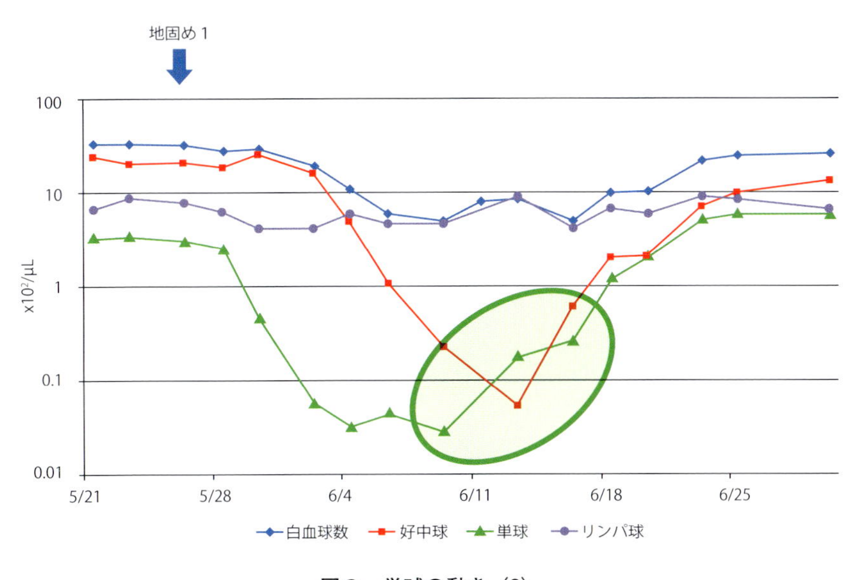

図2　単球の動き（2）

第43病日，分子遺伝学的寛解を確認した。残念ながら胎児は第20病日子宮内死亡，第23病日死産を来した。図1は全化学療法の経過を示す。寛解導入に成功してからは型どおり，3回の地固め療法を実施し，外来にて維持療法を続けている。図2は第1回目の地固め療法（IDA+ATRA）の白血球の経過図である。順調に total cell kill ＋分子標的療法が実施された経過を示す。

解　説

- 本症例で注目すべきは，図2のように骨髄抑制からの回復期に，単球が最も早く回復してくるということである。見にくいが図1を見れば，治療全般にわたり同様な傾向を認める。白血球全体からすると大きな変化ではないが，好中球が回復する少し前に単球が増加してくる。
- 白血病治療において，このような骨髄の回復傾向が認められると，たいていの場合は造血組織が快方に向かっていると読むことができる。血球が底をついた状態で経過する過程で単球の増加傾向はやがて好中球が増加してくるよい徴候と考えてよい。
- 急性白血病に対する化学療法ばかりでなく，どのような化学療法でも骨髄の回復期には，まず単球から回復してくる。このことは，まさしく薬剤による無顆粒球症にも同じように当てはまり，いつ頃クリーンルームを解除できるか，G-CSF を中止できるかの見当がつけられる，便利な徴候である。

CASE2　頸部リンパ節腫脹，易疲労感，睡眠時無呼吸

患　者　● 51 歳，男性

現病歴　● 10 年ほど前から，C 型慢性肝炎にて近医に通院していた。2 年前に白血球の増加を指摘され，当院を紹介，受診。CLL と診断したのち，しばらく外来にて経過をみていたが，頸部リンパ節の腫脹を自覚するようになり，疲れやすさを実感するようになった。同じ頃，妻に睡眠時の無呼吸を指摘され，CLL の評価，睡眠時無呼吸の原因検索のため入院となった。

既往歴　●約 10 年ほど前に慢性 C 型肝炎を指摘されている。20 年ほど前からアレルギー性鼻炎にて治療を受けている。

家族歴　●特記すべきものなし。

身体所見　●身長 183 cm，体重 88 kg，血圧 136/78 mmHg，脈拍 84/min，整。胸部打聴診異常なし。腹部は平坦で軟，圧痛なし。肝脾を触れず。神経学的な異常を認めず。皮疹なし。

検査成績　●表 1 参照。

表 1

CBC		下限値	上限値	単位	生化学		下限値	上限値	単位	血清・凝固その他		下限値	上限値	単位
WBC	236	35	70	$x10^{2}$/μL	AST	29	8	35	U/L	CRP	0.0	0.0	0.5	mg/dL
RBC	492	350	510	$x10^{4}$/μL	ALT	51	5	40	U/L	AIB	70.8	58.7	71.2	%
Hb	15.0	11.7	15.8	g/dL	AIP	151	100	360	U/L	α1G	2.0	1.4	4.4	%
Ht	46.0	37.0	49.0	%	γGTP	20	0	72	U/L	α2G	7.3	5.6	10.2	%
MCV	93.5	80.0	98.0	fL	CPK	94	40	200	U/L	βG	7.7	6.5	11.0	%
MCH	30.4	27.5	33.2	pg	ChE	330	185	430	U/L	γG	12.2	10.6	21.8	%
MCHC	32.6	31.0	35.5	%	LDH	184	80	230	-	A/G ratio	2.42			
RDW	13.3	11.5	14.5	%	T-Bil	0.63	0.20	0.80	mg/dL	IgG	976	870	1700	mg/dL
PLT	11.9	14.0	35.0	$x10^{4}$/μL	TP	6.6	6.0	8.0	g/dL	IgA	141	110	410	mg/dL
PCT	0.099	0.148	0.296	%	UA	8.3	2.0	6.0	mg/dL	IgM	22	33	190	mg/dL
MPV	8.2	7.1	10.1	fL	BUN	18.7	8.0	20.0	mg/dL	PT	107	70	130	%
PDW	16.4	16.6	18.9	%	CRE	1.07	0.40	1.20	mg/dL	APTT	29.2	25.0	40.0	sec
Retics	1.8			%	Na	140	135	147	mEq/L	Fibrinogen	161	180	350	mg/dL
塗抹標本					K	4.3	3.5	4.8	mEq/L	sIL-2R	1850	145	519	U/mL
stab	0			%	Cl	104	95	110	mEq/L					
seg	12			%	Ca	8.8	8.5	11.0	mg/dL					
eosin	4			%	BS	66	60	110	mg/dL					
baso	0			%	T-Chol	197	130	230	mg/dL					
mono	2			%	TG	114	50	149	mg/dL					
lymph	81			%	Fe	106	55	110	μg/dL					
					UIBC	156	139	297	μg/dL					
					Ferritin	101.0	39.4	340.0	ng/mL					

●腹部エコー：肝脾腫あり。傍大動脈，腸間膜リンパ節に目立ったリンパ節腫大は認めず。

●骨髄穿刺（初診時）：NCC95,000/mL，Meg 27/mL，M/E ratio 1.0，Erythroid 39.8%，Myeloid 38.4%，Lymphoid 20.0%。芽球の増加なし。赤芽球系の増加を認める。異型性のない小型成熟リンパ球の増加を認める。染色体は 46，XY で正常核型。FCM では $CD5^{+}$，$CD10^{-}$，$CD19^{+}$，$CD20W^{+}$，$CD21^{+}$，$CD22^{+}$，$CD23^{+}$，$CD25^{+}$，$HLA\text{-}DR^{+}$，sIg^{+} の B 細胞集団を認める（図 1）。

臨床経過　●入院後頸部リンパ節生検にて，リンパ節の基本構造は消失しており，骨髄と全く同じ表面マーカーの細胞集団の増殖を認め，SLL（small lymphocytic lymphoma）/CLL の診断を得た（図 2）。また，CT などの画像にて咽頭扁桃の腫大を認めた。睡眠時無呼吸症候群（sleep apnea syndrome；SAS）の診断のため睡眠時 SpO_2 モニタリングを実施したところ軽度から中等度の SAS との結果であった。画像診断にてリンパ節腫大の進行を認めたため，Rai 分類，Binet 分類からは依然として low risk と判断されたが，治療開始の指標として“リンパ節腫大の進

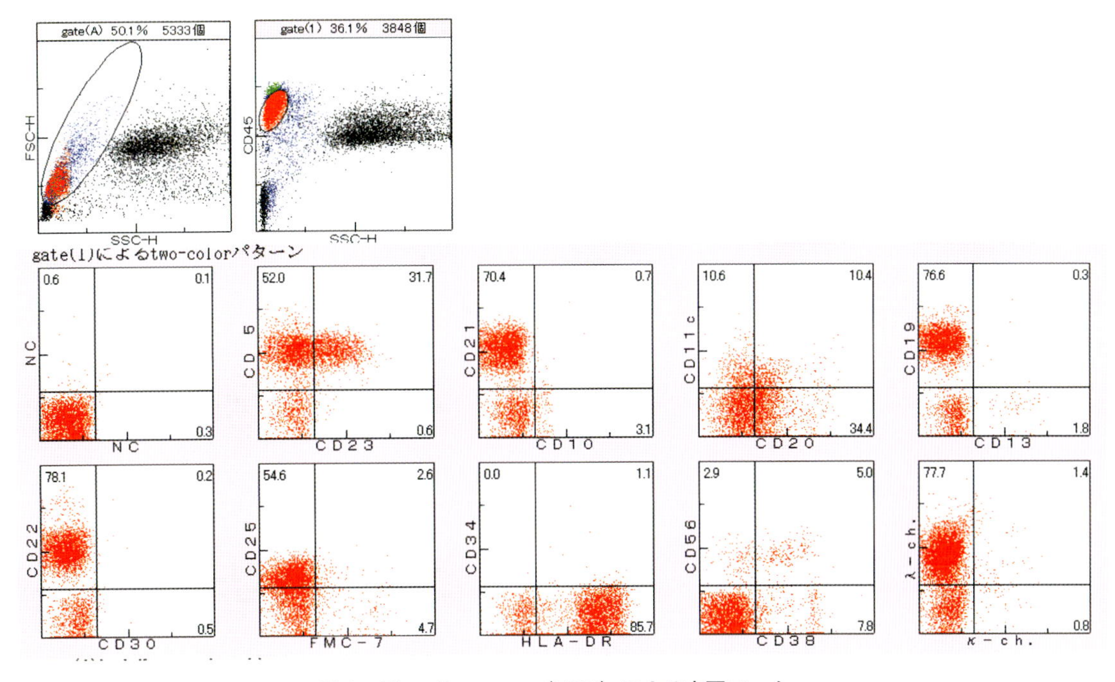

図1　Flow Cytometry（FCM）による表面マーカー

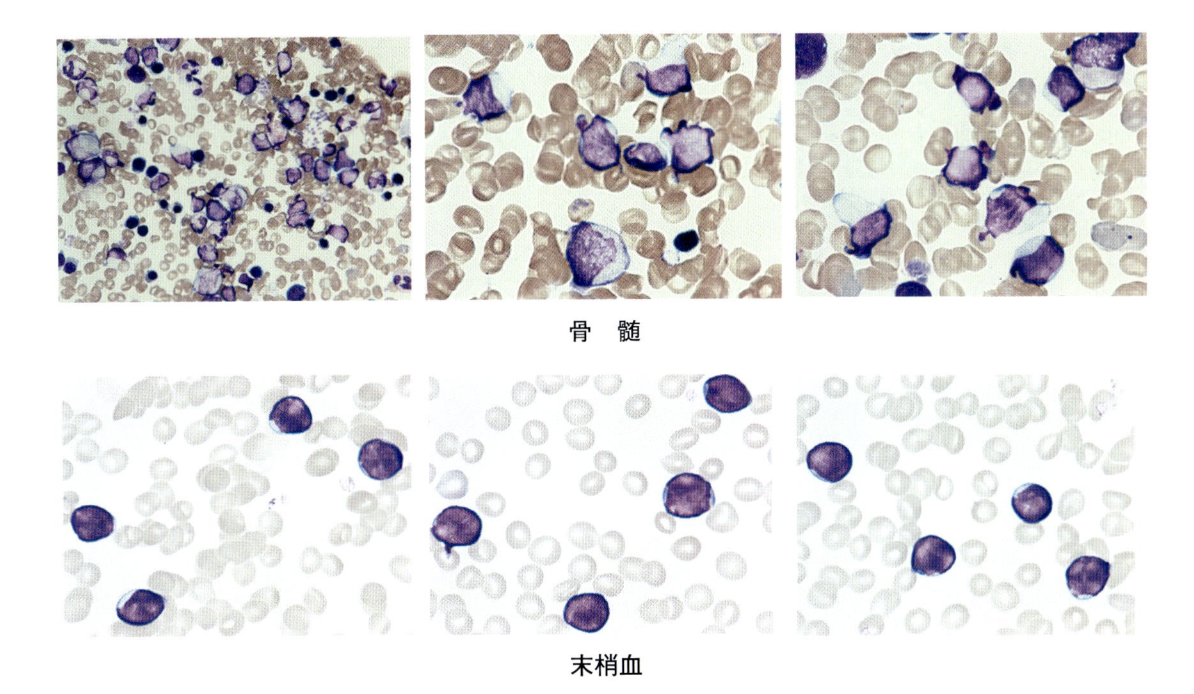

図2　慢性リンパ性白血病細胞

行” が該当しており，SAS を来している原因がリンパ節腫大であることが考えられたため化学療法を開始した。

- 化学療法は R-CHOP-like レジメンで開始したが，十分な奏効が得られたため途中から R-CVP に変更し，6 コース後に CT にて CRu を確認。以後，外来にて経過を観察することになった。

解　説

- 本症例は比較的典型的な CLL/SLL と考えてよいと思われる。初診時は Rai 分類で 0 期，Binet 分類で A 期と考え，経過を観察していたが，次第に頸部リンパ節の腫脹を認めるようになり，SAS を来した原因がリンパ節である可能性を考えて積極的に治療に入った。治療は奏効しいびきや本人の倦怠感がとれたことからもSASの原因はリンパ節腫大による気道の狭窄が併存していた可能性が考えられる。

- 成熟リンパ球の増殖を認めたとき，本人の自覚症状が軽微であれば，診断は速やかにするに越したことはないが，緊急性はあまりない。場合によっては年余にわたる経過観察を実施することになる可能性もある。しかし，病勢が動いたと判断したときは速やかに思い切った決断を迫られることも考えておかねばならない。

CASE3 高熱，嘔吐，下痢

患　者
- 24歳，男性

現病歴
- 4日前，マダガスカルからの帰国直後から，高熱，下痢，嘔吐を来すようになり救急外来受診。患者は動物学専攻の大学院生で，マダガスカルには野鳥の研究のため3カ月滞在したとのこと。

既往歴
- 特記すべきものなし。

家族歴
- 特記すべきものなし。

身体所見
- 身長172 cm，体重61 kg，血圧98/68 mmHg，脈拍104/min，整。体温39.8℃。外見上は消耗しきった様子ではあったが，栄養状態は良好と判断できた。胸部打聴診異常なし。腹部は平坦で軟，圧痛なし。しかし，肝を肋骨弓下2横指，脾を左前腋窩線上2横指触知した。ともに圧痛，叩打痛を認めた。表在性のリンパ節腫脹は認めず。神経学的な異常は認めず。皮疹なし。

検査成績
- 表1参照。

表1

CBC・凝固		下限値	上限値	単位	生化学		下限値	上限値	単位	血清・その他		下限値	上限値	単位
WBC	7100	35	70	$\times 10^2/\mu L$	AST	70	8	35	U/L	CRP	20.3	0.0	0.5	mg/dL
Hb	9.7	11.7	15.8	g/dL	ALT	19	5	40	U/L	Fe	14	55	110	μg/dL
PLT	3.1	14.0	35.0	$\times 10^4/\mu L$	AlP	230	100	325	U/L	UIBC	110	139	297	μg/dL
Retics	0.6			%	γGTP	5	0	72	U/L	Ferritin	2510.0	3.6	114.0	ng/mL
塗抹標本					T-Bil	2.2	0.2	0.8	mg/dL	IgG	1940	870	1700	mg/dL
myelo	1			%	D-Bil	0.9	0.1	0.3	mg/dL	IgA	296	110	410	mg/dL
meta	2			%	LDH	2299	80	230	U/L	IgM	395	46	260	mg/dL
stab	26			%	LDH1	24.6	16.5	29.4	%	C3	34	85	160	mg/dL
seg	52			%	LDH2	29.4	30.7	41.4	%	C4	4.7	16	45	mg/dL
eosin	2			%	LDH3	19.4	20.1	28.5	%	Haptoglobin	<12			mg/dL
baso	0			%	LDH4	12.9	6.2	13.2	%	D-Coombs	(-)			
mono	9			%	LDH5	13.7	4.8	11.8	%	I-Coombs	(-)			
lymph	8			%	TP	4.6	6.0	8.0	g/dL					
atypical lymph	2			%	Alb	2.0	4.0	5.0	g/dL					
赤血球内にPLasmodium falciparumのring formを					ChE	0.2	0.6	1.2	Δ pH					
散在性に認める。					CPK	28	40	200	U/L					
PT	79.0	70	130	%	AMY	47	30	130	U/L					
APTT	47.6	25.0	40.0	sec	BS	96	60	110	mg/dL					
Fibrg	392.0	180	350	mg/dL	T-Chol	67	130	230	mg/dL					
AT-III	63.0	83	118	%	UA	4.9	2.0	6.0	mg/dL					
FDP	62.8	0.0	15.0	μg/mL	BUN	33.0	8.0	20.0	mg/dL					
D-dimer	28.0	0.0	1.5	μg/mL	CRE	1.30	0.40	1.20	mg/dL					
SFMC	3+				Na	127	135	147	mEq/L					
TAT	11.5	0.0	3.0	μg/mL	K	5.0	3.5	4.8	mEq/L					
PIC	3.9	0.0	0.8	μg/mL	Cl	106	95	110	mEq/L					
					Ca	7.7	8.5	11.0	mg/dL					
					iP	2.8	2.5	4.6	mg/dL					

- 骨髄穿刺：NCC 60,000/mL, M/E ratio 6.67。やや低形成で顆粒球の増生を認める。芽球の増加，異形成は認められない。成熟マクロファージの増殖とこれらの細胞が赤血球，血小板，顆粒球などを貪食している像が明らかに認められた。貪食されている赤血球の中にはring formのPlasmodium falciparumに感染しているものも認められた（図1）。

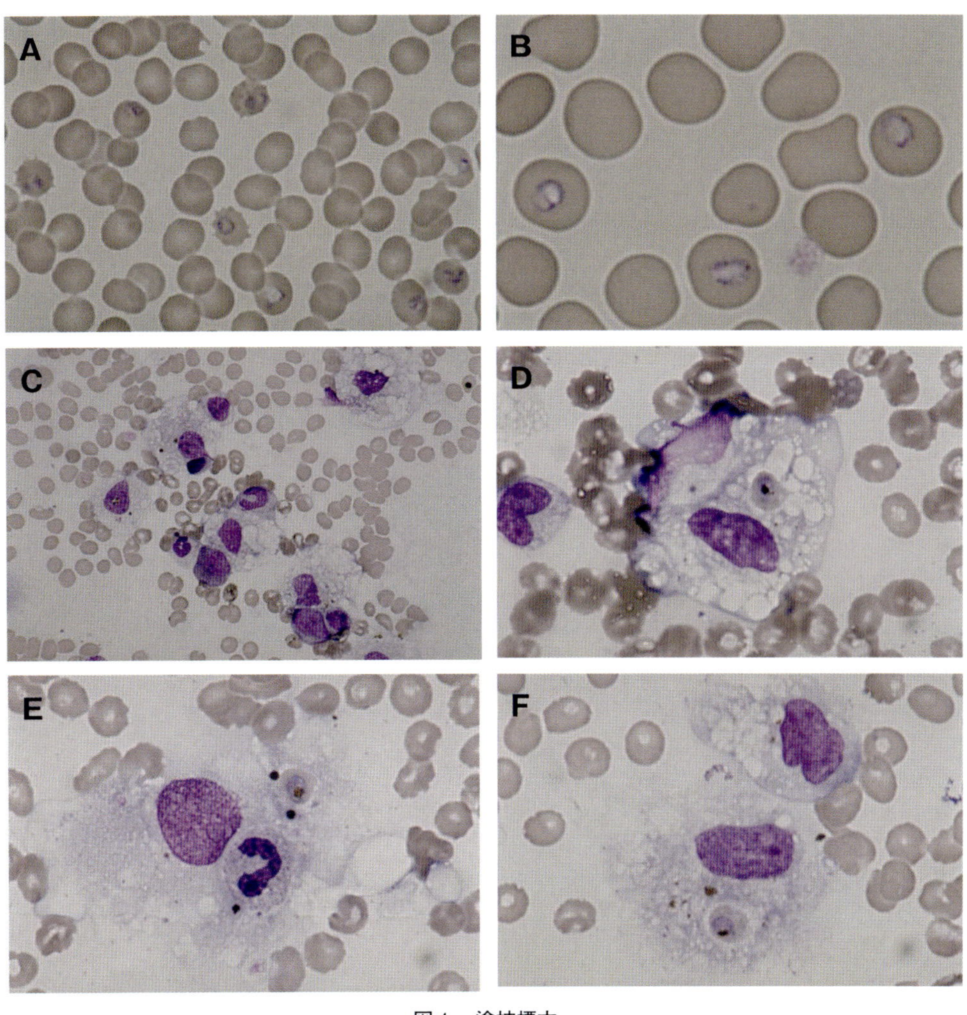

図1　塗抹標本

末梢血（A, B），骨髄（C～F）

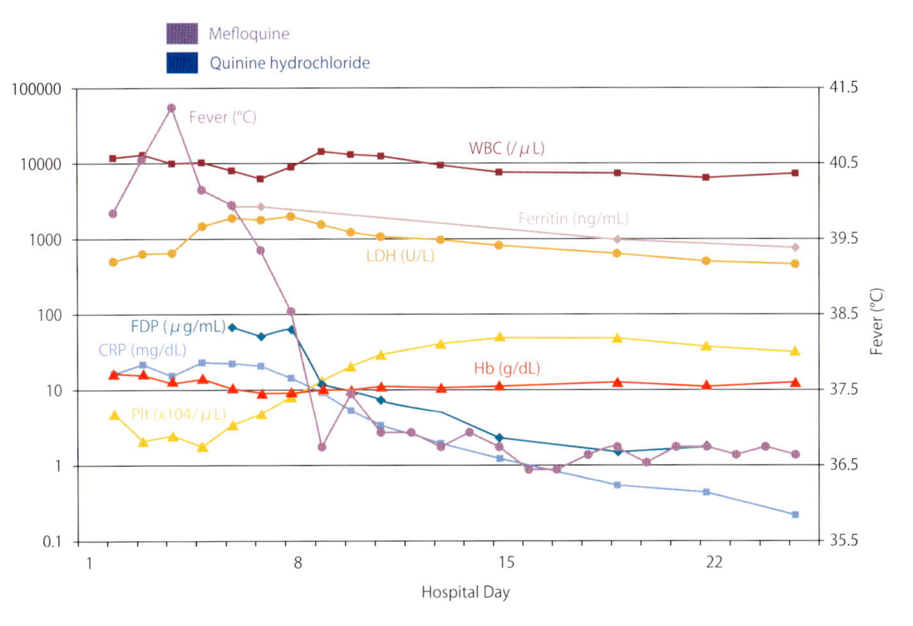

図2　臨床経過

臨床経過
- 末梢血のスメア，骨髄穿刺の結果などから熱帯熱マラリア原虫の感染によるHPSと診断した。病院受診が12月31日の深夜であったため，キニーネ，メフロキンなどの薬剤が手に入らず，ドキシサイクリン，クリンダマイシン，バクタなどを使用したが，病勢を抑えるには至らず，支持療法を強力に行った。1月4日よりメフロキン，キニーネが投与されてからは，目に見えて全身状態と検査結果の改善を認めるようになった。経過は順調で，念のため第24病日に骨髄穿刺を行ったが，血球貪食像は消失しており，熱帯熱マラリアに合併したHPSは治癒と判定し，第25病日に退院とした（図2）。

解　説
- 本症例は熱帯熱マラリア原虫によって引き起こされたHPSとしては，初めての症例報告であるが，以前から熱帯熱マラリア原虫の菌体成分がマクロファージを活性化させることは知られており，血液学的に今日的な手法で解析し，重症熱帯熱マラリアは，まさしくHPSの病態を表現しているものであることを証明した*。

  * Ohno T, et al. Hemophagocytic syndrome induced by Plasmodium falciparum malaria infection. Int J Hematol 64:263-266, 1996.

- また，感染によるHPSを考えるとき，まず可能性は低いとは評価されても，頻度的には圧倒的に多いウイルスの感染症を除外することは大切である。
- 表2に示すように，1月4日の時点でTh1細胞の活性化によると考えられる高サイトカイン血症を示していた。臨床的には発熱，DIC，血球減少，溶血などに対する支持療法に振り回されてきたが，メフロキン，キニーネなどの治療薬剤とともに，DICなどの治療から速やかに離脱することができた。
- このような症例にHLH-2004を適用することは，通常適切ではなく，cooling immunotherapyの適応については慎重に検討する必要がある。

表2　サイトカイン

sIL-2R	(<300)	13,600	U/mL
TNFα	(<7.0)	14.7	pg/mL
IL-1β	(<0.57)	1.35	pg/mL
INFγ	(<7.8)	54.3	pg/mL
IL-6	(<4.0)	42	pg/mL
GM-CSF	(<2.00)	4.39	pg/mL
G-CSF	(<30.0)	<30.0	pg/mL

括弧内は正常範囲

CASE4　発熱，全身倦怠感

患　者
- 68歳，女性

現病歴
- 約2週間前から38～38.5℃の発熱および全身倦怠感を自覚するようになり1週間後に，他院受診。血液検査にて貧血，および血小板減少を指摘され入院となった。その後も発熱は続き，血球減少は進行，PCの輸血が必要となったため，当科に精査加療目的にて紹介，入院となる。

既往歴
- 10年前に乳癌のため手術，その後doxifluridineを内服していた。

家族歴
- 特記すべきものなし。

身体所見
- 身長156 cm，体重68 kg，血圧150/92 mmHg，体温38.7℃，脈拍84/min，整。皮膚に皮疹を認めず。軽度の貧血を認める。呼吸音は両下肺野で減弱していた。腹部は右肋弓下に肝を3 cm，左前腋窩線上に脾を1 cm触知する。表在リンパ節は触知せず。神経学的に異常所見はなし。

検査成績
- 表1参照。
- 骨髄穿刺：NCC 18,400/μL，macrophage 8.6%。マクロファージによる活発な血球貪食像を認める。芽球の増多を認めず。異形成を認めず。クロットの免疫染色ではCD20に染まる細胞の増殖を認めた（図1）。
- 腎生検：両側腎の腫大を認めたことから，生検を実施したところ，図2，図3に示すよう

表1

CBC・凝固		下限値	上限値	単位	生化学		下限値	上限値	単位	血清・その他		下限値	上限値	単位
WBC	3400	35	70	x10^2/μL	AST	26	8	35	U/L	CRP	17.9	0.0	0.5	mg/dL
RBC	309.0	350	510	x10^4/μL	ALT	12	5	40	U/L	Fe	162	55	110	μg/dL
Hb	9.8	11.7	15.8	g/dL	AlP	452	100	325	U/L	UIBC	10	139	297	μg/dL
Ht	28.6	37.0	49.0	%	γGTP	55	0	72	U/L	Ferritin	11340.0	3.6	114.0	ng/mL
MCV	92.5	80.0	98.0	fL	T-Bil	3.1	0.2	0.8	mg/dL	IgG	1350	870	1700	mg/dL
MCH	31.7	27.5	33.2	pg	D-Bil	1.5	0.1	0.3	mg/dL	IgA	277	110	410	mg/dL
MCHC	34.3	31.0	35.5	%	LDH	1936	80	230	U/L	IgM	28	46	260	mg/dL
PLT	4.0	14.0	35.0	x10^4/μL	TP	6.4	6.0	8.0	g/dL	D-クームス	(−)			
Retics	1.0			%	Alb	3.7	4.0	5.0	g/dL	I-クームス	(−)			
塗抹標本					ChE	132	185	430	U/L	HSV	x16			
stab	11			%	CPK	6	40	200	U/L	CMV IgG	+			
seg	52			%	AMY	38	30	130	U/L	CMV IgM	−			
eosin	2			%	BS	178	60	110	mg/dL	EBV VCA IgG	x320			
baso	0			%	T-Chol	130	130	230	mg/dL	EBV VCA IgM	<x10			
mono	8			%	TG	269	50	149	mg/dL	EBV EA IgG	<x10			
lymph	29			%	UA	3.4	2.0	6.0	mg/dL	EBNA	x10			
					BUN	15.0	8.0	20.0	mg/dL					
PT	52.0	70	130	%	CRE	0.60	0.40	1.20	mg/dL	ABG				
APTT	39.9	25.0	40.0	sec	Na	130	135	147	mEq/L	pH	7.489			
Fibrg	443.0	180	350	mg/dL	K	4.4	3.5	4.8	mEq/L	pCO_2	31.4			mmHg
AT-III	72.0	83	118	%	Cl	96	95	110	mEq/L	pO_2	66.9			mmHg
FDP	7.5	0.0	15.0	μg/mL	Ca	8.4	8.5	11.0	mg/dL	HCO_3	23.8			mM
					iP	3.0	2.5	4.6	mg/dL	BE	0.9			mM
					ADA	108	6.8	18.2	U/L					
					HaptogLobin	22	19	170	mg/L					

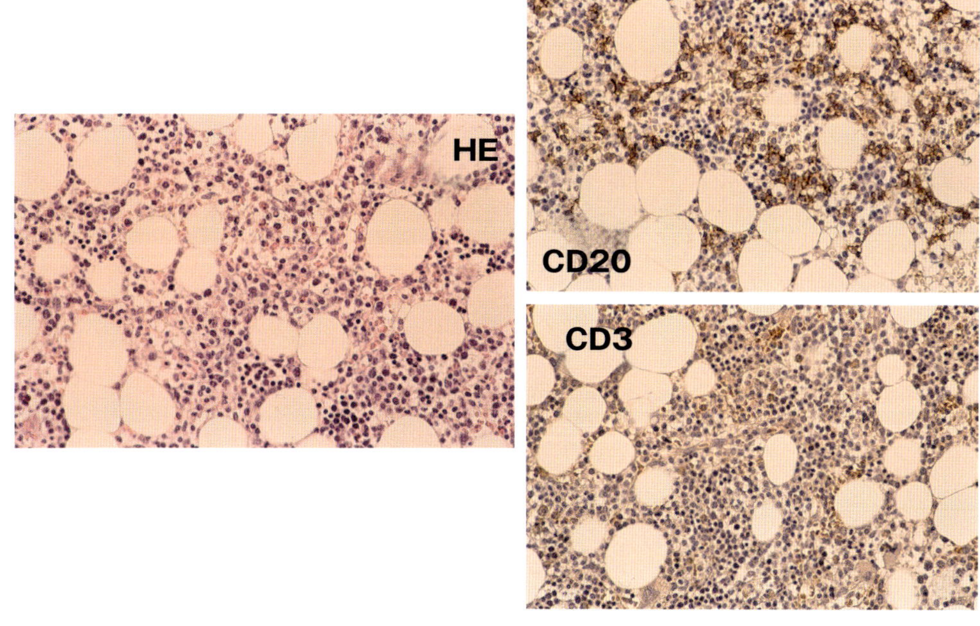

図1　骨髄

に間質の血管腔を埋め尽くすように増殖するB細胞を認め血管内大細胞型B細胞リンパ腫（Intravascular large B-cell lymphoma；IVL）と診断した（図2，図3）。

臨床経過

- 本症例は上記のごとく発熱，血球減少などで紹介，転院となったが，骨髄穿刺，腎生検を実施することによって，HPSを伴って発症したIVLと診断した。EBVの感染状態は予後に影響することもあり，必須の検索のひとつである。
- 化学療法を開始したが，経過は順調でcytokine stormも図4のごとく次第に正常化して行き，

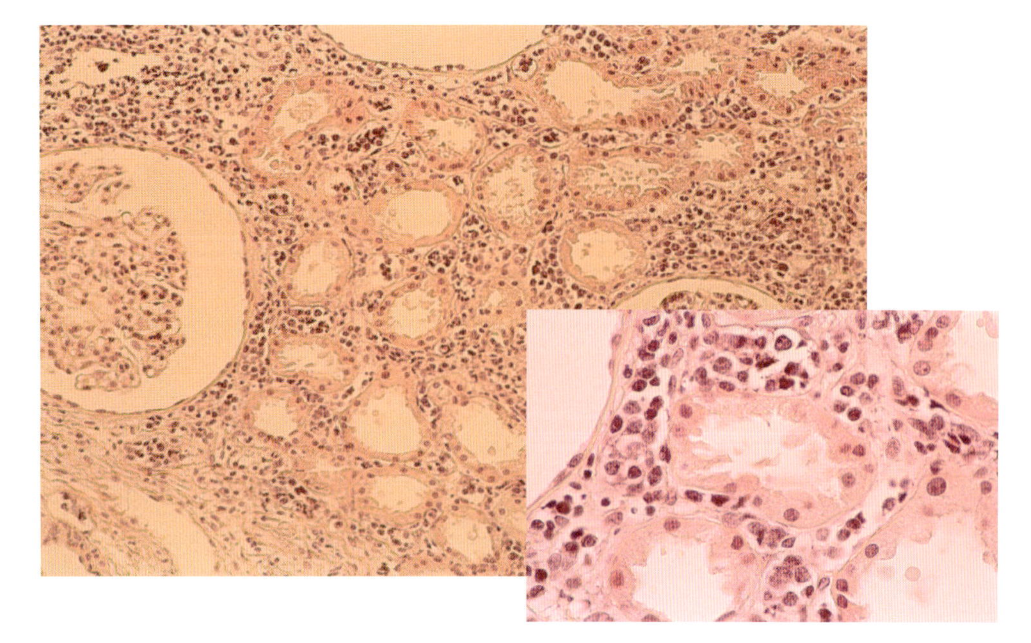

図2　腎

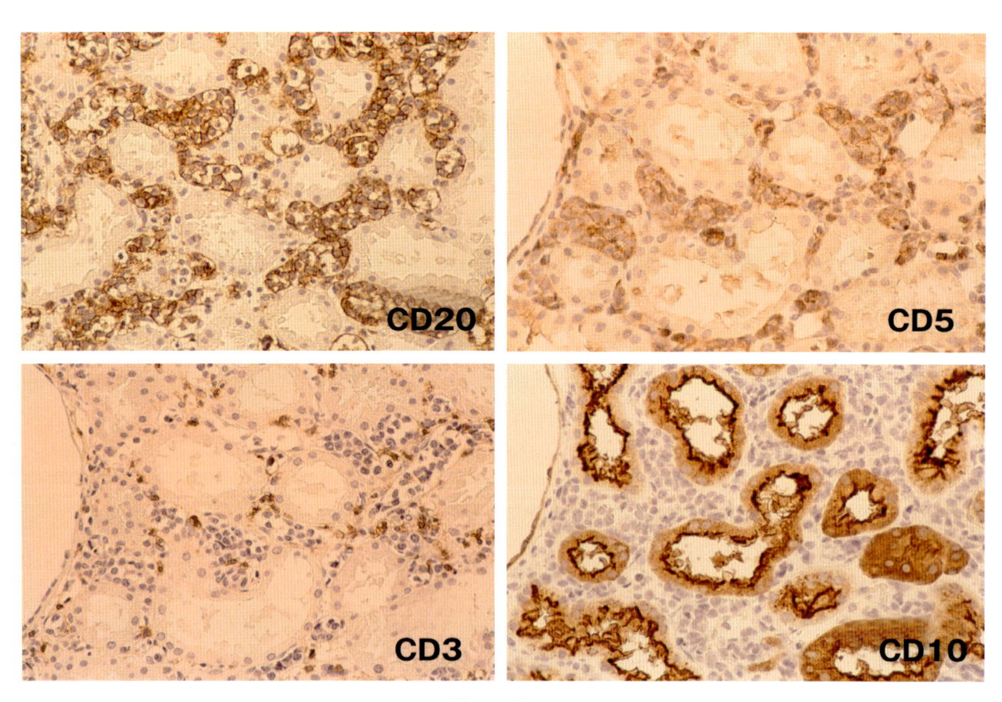

図3　腎

表2　サイトカイン

sIL-2R	(<300)	14300.0	U/mL
TNFα	(<7.0)	63.4	pg/mL
IL-1β	(<0.57)	2.4	pg/mL
INFγ	(<7.8)	30.4	pg/mL
IL-6	(<4.0)	180.0	pg/mL
GM-CSF	(<2.00)	2.0	pg/mL
M-CSF	(<1.7)	4.0	ng/mL
G-CSF	(<30.0)	40.0	pg/mL

括弧内は正常範囲

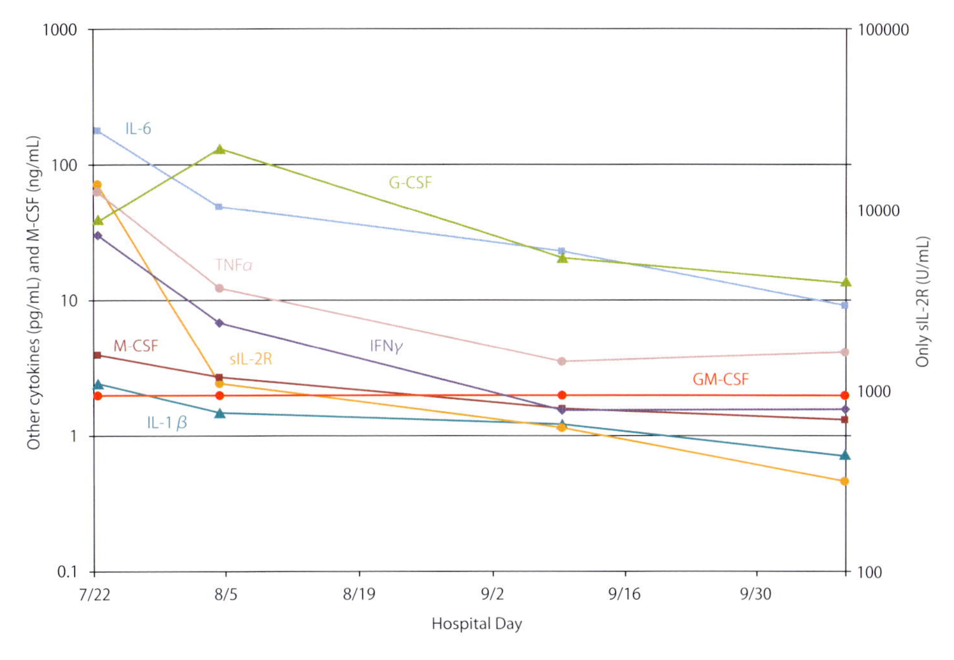

図4　サイトカインの臨床経過

現在外来にて観察を開始して10年以上になるが，再発の徴候はない。

解　説

- 本症例はわが国においてよく認められるIVLの定型例と考えられる。わが国のIVLはリンパ節を腫らすことなく，各種臓器に浸潤して行き高頻度にHPSを発症するので，HPSの様相を認めたら，IVLを念頭に置いて診断を進める*。

 * Murase M, et al. Intravascular large B-cell lymphoma (IVLBCL): a clinicopathologic study of 96 cases with special reference to the immunophenotypic heterogeneity of CD5. Blood 109: 478-485, 2007.

- 最近は，皮膚のランダム生検にてIVLの診断がつくことが多くなってきている。
- 本症例はEBER陰性であった。一般にB細胞リンパ腫でHPSを合併する場合は，EBVの関与する頻度は低いが，T/NK細胞系のリンパ腫において，EBVはHPSの発症に大きく関わっているものと考えられる*。

 * Ohno T, et al. Hemophagocytic syndrome in five patients with Epstein-Barr virus negative B-cell lymphoma. Cancer 82: 1963-1972, 1998.

- 本症例ではサイトカインの経過を追えた症例として価値がある。図4のようにGM-CSF，G-CSFなどの造血因子はHPSの病態への関わりはないと考えられるが，IFNγ，IL-1β，TNFα，IL-6などは明らかに病勢の沈静化とともに低下してきている。同じ造血因子でもM-CSFについてはHPSの診断時には決まって上昇しているので，HPSの病態に関与していることは事実であろう*。

 * Ohno T, et al. The serum cytokine profiles of lymphoma-associated hemophagocytic syndrome: a comparative analysis of B-cell and T-cell/natural killer cell lymphomas. Int J Hematol 77: 286-294, 2003.

- 実際的には，HPSのコントロールの可否については，もっと手軽なCRP，フェリチン，ADA，β2-ミクログロブリンなどで判定が可能である。ベッドサイドでは発熱の軽快，食欲の回復などでも評価が可能である。

9章 血小板減少症

基礎知識

- 血中の血小板数は，骨髄の巨核球数および循環血小板数に反応して主として肝臓で産生されるトロンボポエチン（thrombopoietin；TPO）によってコントロールされている。
- 血小板の血中での寿命は 7 ～ 10 日間であり常時，3 分の 1 ほどが脾臓に貯留している。
- 血小板の基準値はおよそ 15 万～ 35 万 /μL である。血小板の最終的な破壊の場は脾臓である。血小板が異常に減少したときは，異常に増加したときも含めて血栓形成不全および出血の原因となる。
- 血小板減少は血小板産生不全，血小板の破壊亢進，消費の亢進，血小板の希釈，脾臓での捕捉増加，およびこれらの組み合わせで起きる（表 1 → p.110）。
- EDTA などによる偽性血小板減少症の頻度は思いのほか高い（注意点 a）。急激な血小板減少をみたときには，新たに開始した薬剤と感染による血小板破壊促進をまず考える（注意点 b）。
- 出血のリスクは血小板数に逆相関する。血小板数が 50,000/μL 未満になると，少量の出血が容易に起こり大量出血のリスクが高まる。
- 血小板数が 20,000 ～ 50,000/μL になると，たとえ軽微な傷であっても，外傷による出血を起こしやすくなる。
- 20,000/μL 未満で自然出血の可能性が生じ，5000/μL 未満では重度の自然出血の可能性が高まる。しかしながら，一部の再生不良性貧血や特発性血小板減少性紫斑病の患者のように血小板数 10,000/μL 未満の患者が何年ものあいだ無症状である場合もある。
- 血小板減少症では，出血症状の有無を確認するとともに，原因検索のためには，脾腫の有無を評価し，末梢血液塗抹標本の観察を行う。
- 出血症状がある場合，血小板数が初めて 50,000/μL 以下になった場合，前値より 50% 以上の低下がある場合は，早急に再検・確認することが必要である。
- 活動性出血がある場合は，原疾患の治療を行うとともに，止血および血小板輸血が必要となる。
- 活動性出血がない場合の予防的な血小板輸血を行うかどうかについては議論の分かれるところであるが，血小板数が 5,000 ～ 10,000/μL 以下で行われることが多い。出血リスクの少ない侵襲的処置では 40,000 ～ 50,000/μL，出血リスクの高い侵襲的処置であれば，60,000/μL ～ 80,000/μL が目安となる。
- 従来，血小板の産生低下や破壊亢進を大まかに MPV や PDW で評価していたが，最近自動血球計数器の発達により幼若血小板比率（Immature Platelet Fraction, IPF）が感度よく測定できるようになり，血小板の動きを正確に予見できるようになった。

注意点　a．EDTA による偽性血小板減少症

採血管内の抗凝固薬 EDTA（ethylenediamine tetra-acetic acid）により血小板凝集を来す見かけの血小板減少症。出血傾向は認められず，in vivo では血小板数は正常である。1,300 人中 3 例に認められるという報告がある *。健常人においても認められるが，多くは免疫刺激状態にある基礎疾患，例えば

担癌患者，急性・慢性肝疾患患者や自己免疫疾患を有していたり，抗生剤を投与されていた症例に多いとされている。本症を早期に診断するためには，血小板減少例では必ず標本上で血小板凝集を確認するとともに，十分な血小板が存在すること，自動血球計数器における血小板分布幅（PDW）が高値をとっていることで確認する。この影響を避けるためには，採血直後に測定する（分単位で減少していく），ヘパリン，クエン酸，ACD 液などの抗凝固剤を使用するなどの方法を用いる。EDTA 誘起性の新たな抗原が IgM や IgG クラスの凝集素を作るとされている**,***。

* Mant MJ, et al. Pseudothrombocytopenia due to platelet aggregation and degranulation in blood chelated in EDTA. Scand J Haematol 15: 161-170, 1975.

** Onder O, et al. Pseudothrombocytpenia caused by platelet agglutinins that are reactive in blood anticoagulated with chelating antigens. Bood 56: 177-182, 1980.

*** Pegels JG, et al. Pseudothrombocytopenia: an immunologic study on platelet antibodies dependent on ethylene-diamine tetra-acetate. Blood 59: 157-161, 1982.

注意点 b. ヘパリン誘発性血小板減少症（heparin-induced thrombocytopenia；HIT）

HIT は，ヘパリン投与によって血小板第 4 因子（PF4）とヘパリンの複合体に対する抗体（HIT 抗体）が産生され，血小板減少とともに血栓塞栓症を引き起こす*。ヘパリン投与を受けた患者の 0.5 ～ 5% にみられ，典型例では，ヘパリン投与開始 5 ～ 10 日後に認められる。ヘパリン治療を受け，血小板減少は中等度のことが多く，50,000 ～ 80,000/μL 程度であり，20,000/μL 以下になることはまれである。血小板減少症であるが，出血症状はまれである。臨床症状には，静脈および動脈血栓症，これによる死亡例，ヘパリン投与部位の皮膚壊死や劇症型がある。4T's スコアリングシステム** で HIT の可能性が高ければ，ヘパリン投与を速やかに中止し，代替抗凝固薬に変更する。

* Grouzi E. Update on argatroban for the prophylaxis and treatment of heparin-induced thrombocytopenia type II. J Blood Med 13: 131-41, 2014.

**Warkentin TE, et al. Non-necrotizing heparin-induced skin lesions and the 4T's score. J Trom Haemost 8: 1483-1485, 2010.

	2点	1点	0点
Ⅰ 血小板減少（Thrombocytopenia）	>50％の低下，（最低値 2 万 /μL 以上，3 日以内の手術歴なし）	30%～ 50%の低下または最低値 1 ～ 1.9 万 /μL > 50%の低下（3 日以内の手術歴あり）	< 30%の低下 最低値 1 万 /μL 未満
Ⅱ ヘパリン使用開始後血小板減少の出現まで（Timing）	5 ～ 10 日，またはヘパリン使用歴（30 日以内）があり 1 日以内に血小板減少	10 日以後あるいは時期不明，またはヘパリン使用歴（31 ～ 100 日）があり 1 日以内に血小板減少	ヘパリン投与歴（100 日以内）がなく，ヘパリン投与 4 日以内の血小板減少
Ⅲ 血栓，HIT の皮膚症状（Thrombosis）	血栓の新生，皮膚壊死，静注後の急性全身反応，副腎出血	血栓の進行か再発，紅斑様の皮膚症状，血栓の疑いが濃厚	無
Ⅳ 血小板減少の原因（Other cause of Thrombocytopenia）	他の原因なし	他の原因の可能性あり	他の原因あり

Ⅰ～Ⅳの合計点：	0	1	2	3	4	5	6	7	8
HIT の可能性：	低（0 ～ 3）				中（4，5）		高（6 ～ 8）		

図 1　4T's による HIT の臨床診断

Warkentin TE, et al, eds. In heparin-induced thrombocytopenia. 5th ed. New York, Informa Healthcare, 2012.

表 1　血小板減少症の分類

Ⅰ．血小板産生低下	
骨髄浸潤	白血病，骨髄異形成症候群，悪性腫瘍，肉芽腫性疾患，骨髄線維症
骨髄不全	薬剤，化学療法，再生不良性貧血，発作性夜間血色素尿症（一部）
感染症	HIV，EBV，結核
アルコール	
栄養不足	鉄，葉酸，ビタミン B_{12}
Ⅱ．脾腫による血小板捕捉	
	腫瘍の浸潤，感染症，うっ血性脾腫を伴う肝硬変など門脈圧亢進症，骨髄化生を伴う骨髄線維症，ゴーシェ病
Ⅲ．血小板の破壊または消費の亢進	
免疫学的機序	特発性血小板減少性紫斑病，HIV 関連血小板減少症，輸血後紫斑病，薬剤誘起性血小板減少症，新生児同種免疫性血小板減少症，膠原病，リンパ増殖性疾患，薬剤，輸血後抗体
非免疫学的機序	播種性血管内凝固症候群，血栓性血小板減少性紫斑病，溶血性尿毒症症候群，巨大海綿状血管腫，急性呼吸促迫症候群，抗リン脂質抗体症候群，妊娠高血圧腎症，HELLP 症候群，人工血管，体外循環，血管炎，敗血症
Ⅳ．希釈	
	大量の血液置換または交換輸血

桑名正隆．血小板減少症．浅野茂隆他監修．三輪血液病学　第 3 版．東京：文光堂；pp.1627-1648，2006.

1 病歴と身体所見のポイント

1. 病歴

- 血小板減少を指摘された既往。
- 最近，1 カ月以内に新たに開始された薬剤の有無，妊娠，ウイルス感染（HIV など）。
- 最近の生ワクチン接種歴。
- 4 ～ 14 日以内のヘパリンの使用歴。
- 点状出血，紫斑，鼻出血，歯肉出血，過多月経，過長月経，消化管出血（下血や血便）。
- 症状がある場合は，急性の症状か慢性の症状か，さらにその持続時間。
- 発熱，腹痛，腎機能障害，中枢神経症状（TTP），下痢や血便（HUS）。
- 自己免疫性疾患，感染症，悪性腫瘍，輸血歴，服薬歴などの既往歴。
- 飲酒量，食事内容などの生活歴，風俗店などでの交遊歴。
- 肝炎などの家族歴。

2. 身体所見

- 眼底出血の有無
- 脾腫，肝腫大，リンパ節腫脹の有無。
- 出血パターン：皮膚，特に下肢に最も典型的にはっきりと現れる多発性の点状出血，軽い外傷部位に点在する小さな斑状出血，粘膜出血（鼻出血，歯肉出血，消化管および尿生殖路からの出血，腟出血），手術後の過度の出血。
- 重度の消化管出血および中枢神経系への出血は命に関わるものとして対処する。
- 組織内への大量出血（例，深部臓器血腫または関節血腫）はそれほど頻繁に起こらず，この場合は凝固因子異常（血友病など）が疑われる。

2 検査のポイント

まず，血液 CBC の再検と末梢血塗抹標本検査で血小板凝集の有無を確認する。偽性血小板減少症でない場合，鑑別診断，合併症のリスクに基づき適宜下記の検査を追加する。

① CBC，塗抹検査（血小板凝集，破砕赤血球，芽球など），網状赤血球
② Na，K，Cl，BUN，CRE，BS，AST，ALT，AlP，γGTP，T-Bil，LDH，Alb（HELLP 症候群など）

③ CRP
④ HBs-Ag，HBs-Ab，HBc-Ab，HCV-Ab（肝疾患）
⑤ PT，APTT，フィブリノーゲン，D-dimer，FDP（DIC，破砕赤血球）
⑥ HIV-Ab（HIV-RNA）
⑦ 抗核抗体，C3，C4，CH50，免疫グロブリン，その他自己抗体（自己免疫性肝炎，SLE など）
⑧ HIT-Ab（ヘパリン誘発性血小板減少）
⑨ ADAMTS13 活性（TTP），低値をとれば，インヒビター活性も評価する。
⑩ 便培養，ベロ毒素（HUS）
⑪ 骨髄穿刺，骨髄生検（血液疾患）
⑫ 葉酸，ビタミン B_{12}（慢性アルコール中毒，低栄養）
⑬ 腹部超音波（肝疾患，脾腫など）
⑭ 腹部 CT（肝疾患，脾腫など）

3 鑑別診断のポイント

- 点状出血および粘膜出血が認められる患者は血小板異常が疑われる。血小板数を含めた CBC，凝固検査，および末梢血塗抹標本検査を行う。
- CBC，血小板数，および国際標準率（INR）が正常，かつ部分トロンボプラスチン時間（APTT）が正常またはわずかに延長している場合は，血小板機能不全が疑われる。
- 血小板減少症患者の場合は末梢血塗抹標本により原因が示唆されることもある。塗抹標本で血小板減少症以外の異常，例えば有核赤血球，または異常なあるいは幼若白血球などが認められた場合は骨髄穿刺を行う必要がある。
- 骨髄穿刺は巨核球の数および形態を明らかにでき，骨髄不全を来す多くの疾患を確定するための重要な検査である。

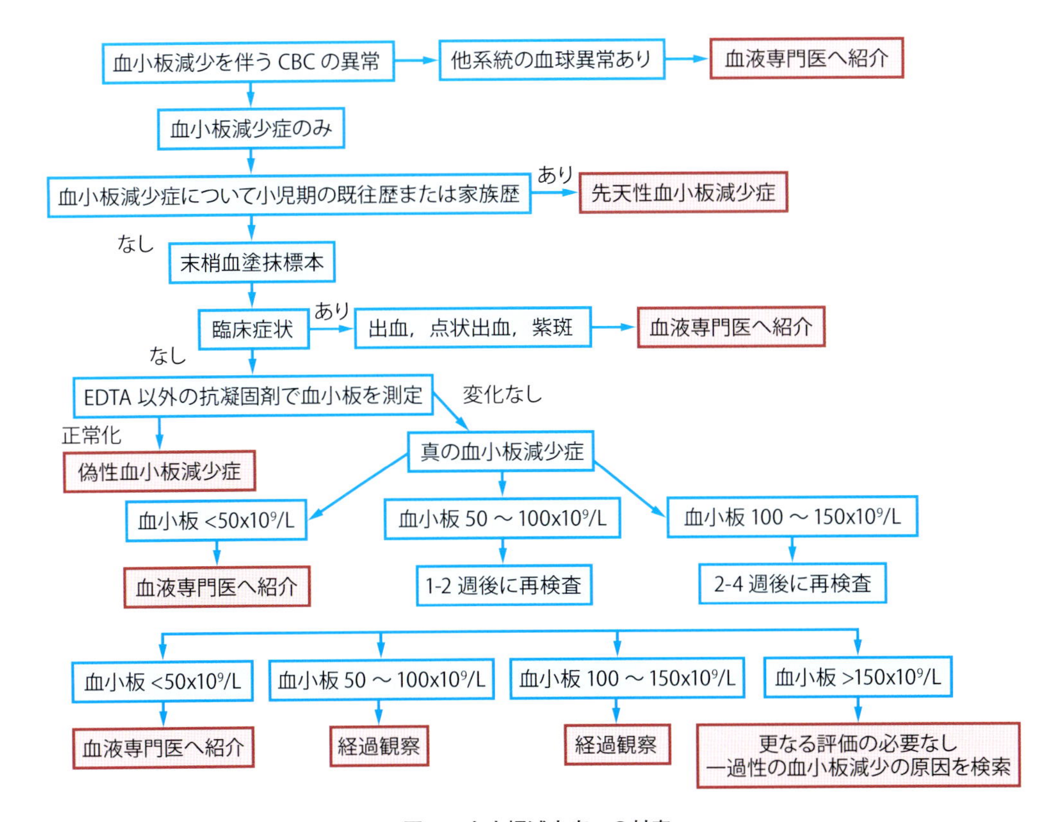

図２　血小板減少症への対応
Gauer RL, et al. Thrombocytopenia. Am Fam Physician 85: 612-622, 2012.

- 骨髄は正常だが脾腫があれば，血小板減少症の原因は脾臓による捕捉亢進の可能性を考える。
- 骨髄が正常で脾腫もなければ，血小板の破壊亢進を主因と考え，原因を検索する。
- 血小板機能不全の患者で，長年にわたり紫斑ができやすく抜歯または手術後に容易に出血するなどの病歴がある場合は，遺伝性の原因を考える。遺伝性の原因が考えられるときは，von Willebrand 抗原および因子活性を調べる。
- 血小板減少症または血小板機能不全の患者には，血小板機能をさらに障害する薬物，特にアスピリンをはじめとする非ステロイド性抗炎症薬（NSAID）の投与は避けるべきである。
- 血小板輸血は，繰り返し行うと血小板同種抗体が生じ，その有効性を失う可能性があるので，予防のためには控え目に用いる。
- 血小板機能不全または産生低下に起因する血小板減少症では，輸血の適応は，活動性出血を来している，または重度の血小板減少症（例，血小板数 1 万 /μL 未満）の症例に限る。
- 血小板破壊に起因する血小板減少症の場合，輸血の適応は，生命に関わる出血，または中枢神経系の出血に限る。
- 再検のタイミング：出血症状がある場合，血小板数が初めて 75,000/μL 以下になった場合，前値より 50% 以上の低下がある場合は，早急に血小板数を再検する。
- 無症状で軽度の血小板減少（50,000 〜 100,000/μL）がある場合，1 〜 2 週間以内に血小板数を再検する。
- 極軽度の血小板減少（100,000 〜 150,000/μL）がある場合，2 〜 4 週間以内に血小板数を再検する。

鑑別診断の注意点

無症状で血小板減少以外に血液検査で異常がないとき，まずは以下を検討する。

a．検査に関わる問題点

検体の凝固や患者間違いなどが考えられ，血小板数の再検を行う。塗抹標本の再検も重要である。

b．偽性血小板減少症（注意点 a. → p.108）（健常人の場合は 0.1 b % 程度）

EDTA を抗凝固薬として用いて採血を行った場合に，血小板が凝集したり，血小板が白血球へ付着したりしたために起こる検査技術上の問題。EDTA 以外の抗凝固薬（クエン酸やヘパリンなど）を用いて，血小板数を再検する。

c．ITP

血球のうち血小板数のみに異常がある場合で最も多い原因となる *。診断が確定できる検査はなく，除外診断となる。抗血小板抗体検査で陽性の場合，ほとんどが同種抗体である。60 歳以上であれば，骨髄異形成症候群との鑑別に骨髄穿刺が有用とされている **。一方で，最近のガイドラインでは，身体所見，末梢血液塗抹標本で，ITP 以外が考えにくければ，全年齢で骨髄検査は不要とされており，意見の分かれるところである ***。

* Lo E, et al. Diagnosis and classification of immune-mediated thrombocytopenia. Autoimmun Rev 13: 577-583, 2014.

** Provan D, et al. International consensus report on the investigation and management of primary immune thrombocytopenia. Blood 115: 168-186, 2010.

*** Neunert C, et al. The American Society of Hematology 2011 evidence-based practice guideline for immune thrombocytopenia. Blood 117: 4190-4207, 2011.

d．薬剤誘発性血小板減少症

血小板減少症の患者では，常に薬剤の影響を考える必要がある。1 〜 3 週間以内に新たに開始された薬剤が原因となることが多い。薬剤の中止にて血小板の回復が認められれば診断できる。入院患者では特に鑑別の上位に薬剤誘発性血小板減少症を挙げる必要がある。

e．アルコール乱用患者

慢性的なアルコール乱用患者では，AST/ALT>2，γ-GTP 高値，MCV 増大，葉酸欠乏がみられることが多い。肝形態は，正常から肝硬変までさまざまである。基礎に慢性肝疾患がなければ，断酒後 3 〜 4 週間で血小板数は正常化することが多い。慢性肝炎・肝硬変に至っていても断酒にて血小板の上昇を認める。

f．ヘパリン誘発性血小板減少症（heparin-induced thrombocytopenia; HIT）

注意点 b. 参照（→ p.109）。

g. DIC

さまざまな疾患に合併する基本的には消費性の凝固障害である。微小血管内で血栓形成が引き起こされ，血管内で凝固活性が亢進し，血小板減少，凝固因子欠乏，出血症状，臓器不全をもたらす。急性 DIC は，重症敗血症や敗血症性ショック，外傷後，術後，産科合併症，ABO 不適合輸血後，急性前骨髄性白血病などでみられる。慢性 DIC は，固形腫瘍や巨大動脈瘤などでみられる。

h. 細血管障害性溶血性貧血

末梢血塗抹標本検査で破砕赤血球がみられ，溶血性貧血を伴う血小板減少症の際に考える。LDH，T-Bil，ハプトグロビン，PT，APTT，Fib，D-dimer，FDP により病態を把握する。TTP/HUS と DIC が代表例であり，迅速な対応を行わないと致死的となることがある。TTP を疑った場合は，ADAMTS13 活性の測定を検討する（5% 以下であれば診断的）。HUS を疑った場合は，便培養で大腸菌 O157：H7 とベロ毒素の検査を行う。

i. HIV 感染

HIV 感染患者の 10% で初期症状に血小板減少がみられる。危険因子があれば，HIV 感染症の検査を行う。

j. 妊娠中の血小板減少症

6 ～ 15% の頻度で妊娠後期に血小板減少がみられる。原因としては，妊娠性血小板減少症（70%），妊娠高血圧腎症（子癇前症）（21%），ITP（3%）が多いとされる。

CASE1　歯肉出血，全身点状出血

患　　者
- 63 歳，男性

現 病 歴
- 昨日まで何ともなかったが，本日起床時に口腔内粘膜出血に気づいた。夕方になり歯肉出血を来すようになったため，当院救急外来を受診。このときになって初めて全身の点状・斑状出血，紫斑に気づいた。最近の明らかな下血の既往はない。

既 往 歴
- 3 年前から高脂血症にてシンバスタチン，高血圧症にてアムロジピンを近医で処方されている。5 年前に外傷性血気胸にて当院呼吸器内科入院。特にアレルギーはなし。

家 族 歴
- 特記すべきものなし。

身体所見
- 身長 164 cm，体重 62 kg，血圧 142/84 mmHg，脈拍 76/min，整。全身に広がる点状出血，斑状出血著明。口腔粘膜出血著明。歯肉に oozing を認める。左眼球結膜下出血を認める。胸部打聴診異常なし。腹部は平坦で軟，圧痛なし。肝脾触知せず。四肢圧痕を作る浮腫を認めず。点状出血，斑状出血は四肢，特に両下肢に著明。直腸指診は異常なし。

検査成績
- 表 1 参照。
- 骨髄穿刺：NCC 182,000/mL，Meg 55/mL，M/E ratio 3.5，芽球の増加を認めず。異形成を認めず。ITP として矛盾のない骨髄像であった。
- 腹部エコー：脾腫は指摘できない。ほか特記すべき所見は認められない。

臨床経過
- 著明な出血傾向を認めたため，ステロイドパルス，IVIG，PC の輸血を併用した。入院後 1 週間は血小板数 10,000/μL 以下で経過したが出血症状は改善してきていた。10 日後やっと反応が得られるようになり，血小板は 20,000/μL を超えるに至った。その後は急速に血小板の上昇を認めた。落ち着いたところで尿素呼気試験を実施したところ，陽性であったため，HP の除菌を行った。
- 以後型どおり PSL 1 mg/kg を 4 週間投与後，原則として 2 週間毎に 10% 減量し，第 105 病日に退院とし，外来で PSL を減量することになった。

解　　説
- かなり出血傾向の強い血小板減少症である。本患者は外傷性血気胸にて当院に入院歴があるが，その時の血小板数は正常であった。当院での今回のエピソードの直近の CBC はちょうど 4 週間前に実施されており血小板は 195,000/μL であった。この 4 週間の間に ITP としての病像が完成したものと考えられる。
- 骨髄形成症候群との鑑別が問題になってくると思われるが，CBC で血小板以外に異常を認めないので，可能性は低いものと考えた。しかし，発症が急速であること，感染のイベントが直前になかったことなどから，一応確認のため骨髄穿刺を実施したところ，特に大きな異

表 1

CBC		下限値	上限値	単位	生化学		下限値	上限値	単位	血清・凝固・その他		下限値	上限値	単位
WBC	53	35	70	x10^2/μL	AST	28	8	35	U/L	Fe	80	55	110	μg/dL
RBC	445	350	510	x10^4/μL	ALT	29	5	40	U/L	UIBC	218	139	297	μg/dL
Hb	14.6	11.7	15.8	g/dL	AlP	100	100	360	U/L	Ferritin	127.3	39.4	340.0	ng/mL
Ht	41.9	37.0	49.0	%	γGTP	37	0	72	U/L	CRP	0.1	0	1	mg/dL
MCV	94.3	80.0	98.0	fL	CPK	321	40	200	U/L	PT	115	70	130	%
MCH	32.9	27.5	33.2	pg	LDH	246	80	230	U/L	APTT	25.3	25.0	40.0	sec
MCHC	34.9	31.0	35.5	%	S-AMY	75	30	130	U/L	Fibrinogen	280	180	350	mg/dL
RDW	13.3	11.5	14.5	%	T-Bil	1.17	0.20	0.80	mg/dL	AT-III	104	70	130	%
PLT	0.9	14.0	35.0	x10^4/μL	TP	6.9	6.0	8.0	g/dL					
PCT	0.010	0.148	0.296	%	Alb	4.2	4.0	5.0	g/dL					
MPV	10.7	7.1	10.1	fL	UA	4.9	2.0	6.0	mg/dL					
PDW	20.3	16.6	18.9	%	BUN	13.9	8.0	20.0	mg/dL					
Retics	2.2			%	CRE	0.81	0.40	1.20	mg/dL					
塗抹標本					Na	144	135	147	mEq/L					
stab	13			%	K	3.7	3.5	4.8	mEq/L					
seg	78			%	Cl	106	95	110	mEq/L					
eosin	0			%	Ca	8.9	8.5	11.0	mg/dL					
baso	0			%	BS	102	60	110	mg/dL					
mono	3			%	T-Chol	186	130	230	mg/dL					
lymph	6			%	TG	92	50	149	mg/dL					

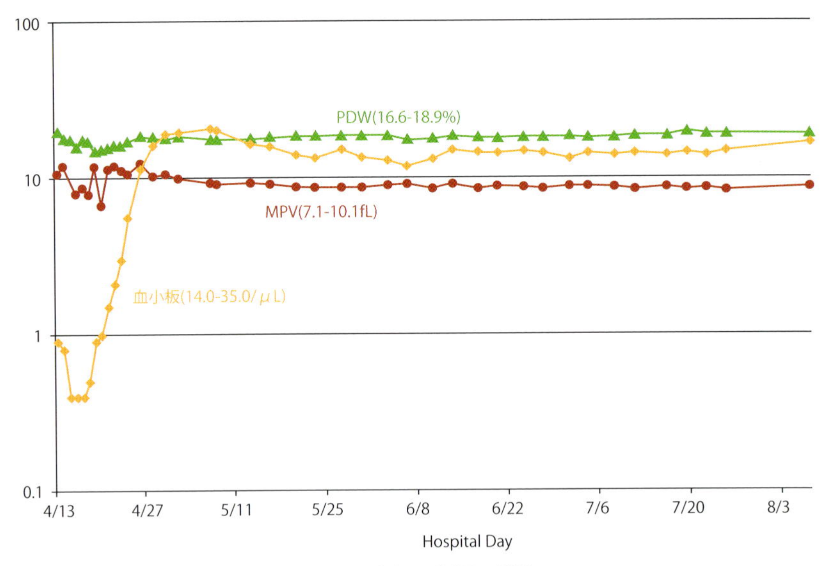

図 1　血小板の指標の推移

常は認められなかった。腹部エコーでも脾腫を認めず，ITP と診断した。

- 出血傾向が強かったため，メチルプレドニンによるパルス療法を開始するとともに，IVIG を開始し，出血症状に対しては PC の輸血で対応した。ITP において PC の輸血の血小板上昇効果は認められず，適応はないとされているが，出血症状に対する一時的な効果は期待できる。したがって，摘脾などを行うとき，血小板が十分に上げられないときなどには，PC の輸血をしながら実施することもある。
- 本症例は入院当初の治療反応性が不良で，治療に困難を感じはじめた頃から，血小板の安定した上昇効果が認められるようになった。PSL 難反応例，PSL の減量とともに血小板が維持できなくなる症例においては，HP が原因になっていることが多く，除菌が奏効することが多い。本症例では PSL の反応は良好であり，順調に減量が可能であったが，尿素呼気試験にて陽性であったため，除菌を行った。
- このため ITP において HP がどの程度，病像形成に関与していたか評価が困難であるが，その後の安定した血小板値と，スケジュールどおりの減量が可能であったことは，除菌がその後の経過に良好に働いたことを想起させる。HP の除菌は ITP のすべての陽性例に実施すべきであると考える。

- 図 1（→ p. 114）に治療開始後の血小板の動きを示したが，当初，10 日ほどの治療反応性は不良で，出血症状を押さえるために PC 製剤の投与を適宜続けた。MPV は入院当日は，血小板の消費亢進を補うための造血反応の結果として，上昇を示している。これは，AIHA などで認められる MCV の上昇と全く同じ機序によるものと考えられる。PDW も同様に上昇しており血小板の大小不同の指標となっている。
- ここで，AIHA と大きく異なるところは MPV，PDW の変化の早さである。血小板の寿命と赤血球寿命の差異を考えれば当たり前の現象ではあるが，PC を輸血した翌日には MPV，PDW ともに速やかに正常化している。驚くべき早さで血小板が消費され，同様に驚くべき早さで血小板が作られていることをはっきりと示しているデータである。
- グラフでは見にくく，表現しにくいので省略したが，ITP を疑う症例に PC の輸血をするとき，輸血 1 時間後の CBC をチェックしている。入院当日は 1 時間後のデータでも血小板数の増加は認めなかったが，MPV は正常化し，PDW も正常化している。翌日は入院時と似たような値に戻っている。翌朝の MPV の値は治療が奏効している可能性を示唆しているが，この情報だけでも主治医のかく冷や汗をずいぶん減らしてくれるものと考える（表 2）。
- このように，血小板の指標はその破壊，造血の早さを反映して，非常に俊敏に変化するので，この変化を逃さず治療効果を評価するためには，詳細なデータと数値の変化を見逃さない視点が必要である。

表 2

	入院 4 週前	入院時	PC 輸血後 1 時間	翌朝	下限値	上限値	
血小板	19.6	0.9	0.9	0.8	14.0	35.0	×10^4/μL
PCT	0.165	0.010	0.008	0.010	0.148	0.296	%
MPV	8.4	10.7	8.7	12.1	7.1	10.1	fL
PDW	17.9	20.3	16.0	18.5	16.6	18.9	%

CASE2 出血傾向

患　者
- 63 歳，男性

現病歴
- 2 カ月前の健診では血液検査にて異常は指摘されなかった。一昨日より両下肢の点状出血，出血斑がきびしくなり，他院受診。血小板減少を指摘され，当科紹介となる。

既往歴
- 20 年ほど前から原因不明の胆管炎を繰り返している。1 年前，右腓骨骨折。

家族歴
- 特記すべきものなし。

身体所見
- 身長 168 cm，体重 66 kg，血圧 150/92 mmHg，脈拍 82/min，整。体温 36.7℃。口腔内は左頬粘膜に巨大な凝血塊の付着を認める。舌，歯肉などにも血腫や出血斑を多数認める。眼球結膜に出血，黄疸を認めず。胸部打聴診異常なし。腹部は平坦で軟，圧痛なし。四肢に点状出血，斑状出血を認めるが，下肢のほうが著明である。

検査成績
- 表 1 参照。
- 骨髄穿刺：NCC 212,000/μL，Meg 238/μL，M/E ratio 2.3，芽球増加を認めず。異形成を認めず。

臨床経過
- 著明な血小板減少と出血傾向を認め，凝固系には異常を認めないことから ITP を最も疑ったが，年齢からは骨髄異形成症候群を除外する必要があった。骨髄穿刺をしたところ，芽球の増殖を認めず，異形成も認めなかったことから，ITP と診断した。
- さらに LDH の軽度上昇と間接ビリルビンの増加を認め，貧血は認めず網状赤血球の増加も認めなかったが溶血機序の亢進が疑われた。LDH アイソザイムで LDH1，LDH2 の上昇を認め，ハプトグロビンが低値であったことから，やはり溶血の亢進は明らかであった。クームス試験は陰性であったが，クームス試験陰性のサブクリニカルな AIHA が合併しているものと考

表 1

CBC		下限値	上限値	単位	生化学		下限値	上限値	単位	血清・検尿その他		下限値	上限値	単位
WBC	83	35	70	x10^2/μL	AST	28	8	35	U/L	CRP	0.4	0	1	mg/dL
RBC	445	350	510	x10^4/μL	ALT	28	5	40	U/L	IgG	1315	870	1700	mg/dL
Hb	15.6	11.7	15.8	g/dL	AlP	205	100	360	U/L	IgA	210	110	410	mg/dL
Ht	45.1	37.0	49.0	%	LDH	330	80	230	U/L	IgM	44	46	260	mg/dL
MCV	101.3	80.0	98.0	fL	T-Bil	2.31	0.20	0.80	mg/L	C3	107	85	160	mg/dL
MCH	35.0	27.5	33.2	pg	D-Bil	0.68	0.00	0.30	mg/dL	C4	26	16	45	mg/dL
MCHC	34.6	31.0	35.5	%	TP	7.5	6.0	8.0	g/dL	CH50	41.5	25.0	48.0	CH50/mL
RDW	12.9	11.5	14.5	%	UA	6.6	2.0	6.0	mg/dL	C1q 免疫複合体	45.3	0.0	3.0	μg/mL
PLT	0.4	14.0	35.0	x10^4/μL	BUN	17.0	8.0	20.0	mg/dL	Haptoglobin	17	66	218	mg/dL
PCT	0.002	0.148	0.296	%	CRE	0.89	0.40	1.20	mg/dL	sIL-2R	746	145	519	U/mL
MPV	8.3	7.1	10.1	fL	Na	140	135	147	mEq/L	CL β2GP	<1.2	0.0	3.5	U/mL
PDW	18.2	16.6	18.9	%	K	4.7	3.5	4.8	mEq/L	CLIgGAb	<1.2	0.0	10.0	U/mL
Retics	2.0			%	Cl	105	95	110	mEq/L	PA-IgG	946	9.0	25.0	ng/10^7cells
塗抹標本					BS	108	60	110	mg/dL	抗 HP-IgG	<3	0.0	10.0	U/mL
stab	1			%	T-Chol	188	130	230	mg/dL	抗 SSA/Ro	<7.0	0.0	10.0	U/mL
seg	81			%	Fe	76	55	110	μg/dL	抗 SSB/La	<7.0	0.0	10.0	U/mL
eosin	0			%	UIBC	220	139	297	μg/dL	抗 Sm 抗体	<7.0	0.0	10.0	U/mL
baso	0			%	Ferritin	374.0	39.4	340.0	ng/mL	抗 RNP 抗体	<7.0	0.0	10.0	U/mL
mono	11			%	LDH1	33	21	31	%	dsDNA IgG	<10	0.0	12.0	U/mL
lymph	7			%	LDH2	34	28	35	%	ssDNA IgG	<10	0.0	25.0	U/mL
凝固					LDH3	17	21	26	%	抗核抗体	40	0	40	倍
PT	76	70	130	%	LDH4	7	7	14	%	直接クームス	－			
APTT	29.6	25.0	40.0	sec	LDH5	9	5	13	%	間接クームス	－			
Fibrinogen	312	180	350	mg/dL										
AT-III	114	83	118	%										

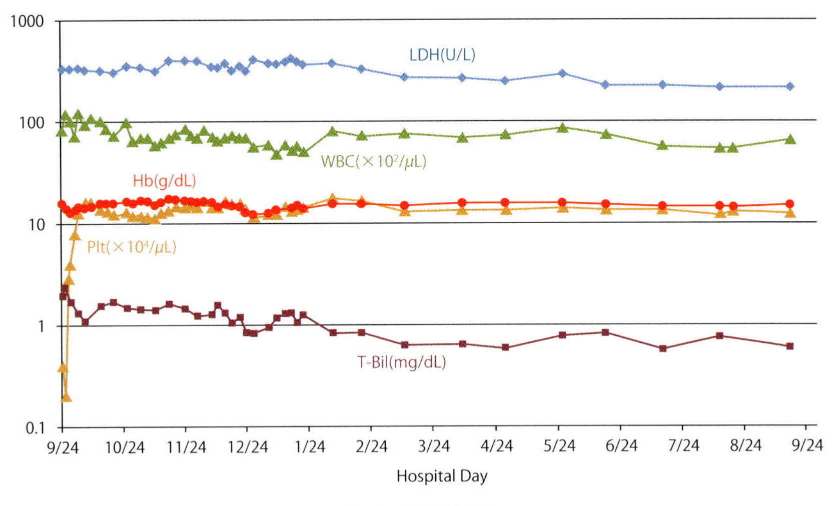

図 1　臨床経過

え，Evans 症候群と診断した。

- メチルプレドニンのパルスを即座に開始し，活動性の出血に対しては PC の輸血にて対応することとした。反応は速やかで第 7 病日には血小板は 70,000/μL まで上昇した。血小板は順調に上昇し，ステロイドの減量時に困難を来すこともなく安定して安全域を保っている。サブクリニカルな AIHA は血小板に比して非常にゆっくりと経過し，LDH，ビリルビンは約半年近くで正常化していった。LDH に関しては長期にわたって高値を示していたが，LDH の軽度高値が溶血によるものか，ステロイド筋症によるものと考えた。当初低値を示していてハプトグロビンの表現型が決められなかったが，半年ほど過ぎた頃にハプトグロビンが正常化し，表現型は 2-1 であるということが判明した。

解　説

- 出血傾向と極端な血小板減少を認め，凝固因子が正常で，末梢血で貧血や白血球の異常を認めなければ ITP と即断してしまうことはやむを得ないことかもしれない。しかし，MDS との鑑別は，この年齢では必須と考えられる。よく観察すると赤血球は貧血はないものの軽度ではあるが大球性の傾向を示している。網状赤血球も軽度に高いことから，溶血，無効造血の可能性は除外しておきたい。

- 上記のような視点からデータを見直すと，骨髄穿刺において軽度ではあるものの赤芽球系が多いのではないかと疑ってみると，溶血の可能性が浮かび上がってくる。本症例では残念ながらクームステストで AIHA を証明できていないが，上記のような種々の状況証拠からも，クームス試験陰性 AIHA の合併と考えて，Evans 症候群と診断することに抵抗はないものと考える。
- 実際，治療過程で血小板減少も，溶血の徴候もステロイドの投与によって軽快している。後方視的にも AIHA の合併と考えるのが妥当であろう。

CASE3　鼻出血

患者
- 31 歳，男性

現病歴
- 6 日前から，咳嗽，咽頭痛，鼻汁などの上気道炎症状を認めていたが，明らかな発熱はなかった。2 日前より鼻出血を伴うようになり，止血しにくかったが圧迫で何とか止血を見た。翌日は鼻出血なく経過したが，本日になって再び鼻出血を認めるようになった。鼻出血がなかなか止まらないため他院受診。著明な血小板減少を認めたため当院紹介。上気道感染とそれに伴う血小板減少にて入院となる。

既往歴
- 特記すべきものなし。

家族歴
- 特記すべきものなし。

身体所見
- 身長 176 cm，体重 64 kg，血圧 138/58 mmHg，脈拍 88/min，整。胸部打聴診異常なし。腹部は平坦で軟，圧痛なし。蠕動音も正常。神経学的な異常を認めず。四肢に浮腫などを認めず。皮疹なし。眼瞼結膜に貧血を認めず。咽頭の発赤，白苔などを認めず。頸部リンパ節腫脹を認めず。

検査成績
- 表 1 参照。

表 1

CBC		下限値	上限値	単位	生化学		下限値	上限値	単位	血清・凝固・その他		下限値	上限値	単位
WBC	128	35	70	x10^2/μL	AST	61	8	35	U/L	IgG	1079	870	1700	mg/dL
RBC	503	350	510	x10^4/μL	ALT	80	5	40	U/L	IgA	297	110	410	mg/dL
Hb	15.1	11.7	15.8	g/dL	AlP	459	100	360	U/L	IgM	163	33	190	mg/dL
Ht	46.7	37.0	49.0	%	γGTP	59	0	72	U/L	C3	122	85	160	mg/dL
MCV	92.9	80.0	98.0	fL	CPK	508	40	200	U/L	C4	27	16	45	mg/dL
MCH	30.1	27.5	33.2	pg	LDH	462	80	230	U/L	CH50	45.1	25.0	48.0	CH50/mL
MCHC	32.4	31.0	35.5	%	S-AMY	86	30	130	U/L	PA-IgG	369.0	9.0	25.0	ng/10^7cells
RDW	12.9	11.5	14.5	%	T-Bil	0.79	0.20	0.80	mg/dL	ANA	<40	0	40	倍
PLT	0.6	14.0	35.0	x10^4/μL	TP	7.3	6.0	8.0	g/dL	sIL-2R	1360	145	519	U/mL
PCT	0.004	0.148	0.296	%	UA	6.7	2.0	6.0	mg/dL	PT	90	70	130	%
MPV	6.7	7.1	10.1	fL	BUN	22.8	8.0	20.0	mg/dL	APTT	31.9	25.0	40.0	sec
PDW	15.1	16.6	18.9	%	CRE	0.77	0.40	1.20	mg/dL	Fibrg	229	180	350	mg/dL
Retics	2.5			%	Na	138	135	147	mEq/L	AT-III	110	70	130	%
塗抹標本					K	4.5	3.5	4.8	mEq/L	D-dimer	0.6	0	2	μg/mL
meta	1			%	Cl	104	95	110	mEq/L	HA-IgM	Neg			
stab	13			%	Ca	8.9	8.5	11.0	mg/dL	HBs-Ag	Neg			
seg	27			%	BS	95	60	110	mg/dL	HBs-Ab	Neg			
eosin	0			%	ADA	52.8	6.8	18.2	IU/L	HBc-Ab	Neg			
baso	0			%	Fe	102	55	110	μg/dL	HCV-Ab	Neg			
mono	2			%	UIBC	220	139	297	μg/dL	CMV-IgG	<10			
lymph	48			%	Ferritin	73.2	39.4	340.0	ng/mL	CMV-IgM	<10			
atyp. lym	9			%	CRP	0.4	0.0	0.5	mg/dL	EBV VCA IgG	x320			
										EBV VCA IgM	x10			
										EBV EADR IgG	x10			
										EBNA	<10			

- 腹部エコー：脾腫を認める以外腹部臓器に異常所見なし。傍大動脈リンパ節腫大を認めず。頸部リンパ節の腫大を認めるが，リンパ節の基本構造，血管構築などに異常を認めず，炎症性反応と考える。
- 骨髄穿刺：NCC 121,000/μL，Meg 112/μL，M/E ratio 2.9，芽球，異形成を認めず。異型リンパ球を散見する。貪食マクロファージを認めず。

臨床経過

- 血小板減少ははなはだしいものの，頸部リンパ節腫脹や肝障害を伴っており，異型リンパ球を認めている。この病像からまず定型的な ITP は考えにくく，むしろウイルス感染に伴う血小板低下の可能性を疑った。異型リンパ球を認めたことから，念のため骨髄穿刺を実施した。異型リンパ球以外異常な所見は見出せず，当然ながらマクロファージの活性化も認めなかった。炎症所見に乏しいのが定型的ではないが，異型リンパ球の出現から，ウイルス感染に伴う血小板減少症を考えた。いくつかウイルスをチェックしたところ，EBV の初感染であることが判明し，EBV による伝染性単核球症で血小板減少が著明に認められたものと考えた。本症例の病態に該当する年齢からも小児の ITP の病像に類似している病態であり，一相性，急性に経過する可能性を想定し，IVIG で開始したところ 1 回投与にて良好な反応が得られた。しかしながら数日で血小板は減少に転じ，低下傾向を抑制できなかったので，2 回目の IVIG を実施したところさらに良好な反応が得られた。しかし，この反応も一時的であり，3 回目の IVIG を実施したところ，やはり良好な反応が得られた，その後，血小板は 60,000/μL を割ることはなく経過し，異型リンパ球は数日で消失し，肝障害，LDH が消失，正常化した時点で退院とし外来で経過を追ったところ，血液学的な異常はやがて消失した（図 1）。

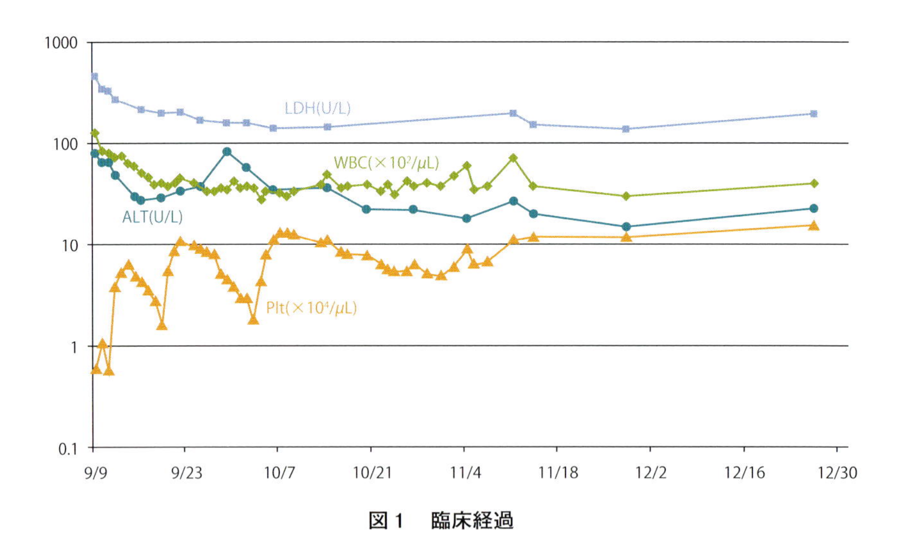

図 1　臨床経過

解　説

- ITP とはいっても，成人に認められる定型的な ITP とはずいぶん病像が異なる。炎症反応が前景に出ていれば，むしろ伝染性単核球症として扱うべきものなのかもしれない。本症例では炎症反応を欠いていた。しかしながら脾腫は明らかに認められ，年齢を差し引いても腫大していると考えられた。成人の ITP では脾腫がないことが一般的である。しかしながら SLE などに合併してくる ITP は脾腫を伴うことが多いし，Evans 症候群でも脾腫を認める。本症例の脾腫もウイルス感染後の一過性変化と考えてよいものと思われる。
- ウイルス感染後の一過性変化であれば，この，出血症状を伴う著明な血小板減少症は一相性に経過し一時的に血小板を上げる努力をすれば，やがて投薬からも離脱できるものと考えた。IVIG の反応がきわめてよかったので，まず 1 日の投与で打ち切り，経過を追う余裕が生まれた。ところが血小板は数日で減少傾向に転じ，放置すれば 10,000/μL を割る勢いであったため，2 回目の IVIG を投与した。反応は 1 回目より良好であったが，やがて血小板は果てしなく低下する傾向を示した。3 回目の IVIG で，ようやく血小板減少を危険なレベルまで下がりすぎないようにコントロールすることができたが，この時期に来て血小板の崩壊速度が改善してきた，つまり，本症例の血小板減少症は一相性，一過性のものであったことが確認できた。

●肝障害は軽度で，入院時から正常化傾向を示していた。伝染性単核球症としては定型的な病像ではなく，成人のITPとしても定型的な病像とはいえないと思われる。個体差もあるとは思われるが，adolescenceの免疫応答は小児期特有の免疫応答から解放されていないという印象を強く持った症例である。

CASE4　発熱，全身倦怠感

患　者　● 37歳，女性

現病歴　● 2日前の夜から急に発熱を来すようになった。翌日には39.4℃を記録した。咳，鼻水，倦怠感あり。

既往歴　● 4歳時に痂皮をはがしたとき出血が止まらなくなり近医受診，血小板減少を指摘され，特発性血小板減少性紫斑病（ITP）の診断のもと，他院にて入院加療を行った。やがて，胃炎に悩まされるようになりステロイド治療を中断，小・中学校は無治療にて経過を観察され，血小板は10,000/μL前後で推移していた。青あざができやすいなどの症状はあったが，出血で困ったことはなかった。20歳代で働きはじめるようになったが，血小板は相変わらず10,000/μL前後であった。

●妊娠を契機にPSL 15 mg/dayを開始したが，血小板の増加傾向はなく，PSLをPSL 30 mg/dayに増量しても反応なく経過し，妊娠33週で前期破水を来し当院産婦人科入院。IVIG，PCの輸血などで第5病日，経腟分娩に成功，しかしながら一時上昇した血小板は低下傾向を示し，PSL 30 mg/dayでも10,000/μLを保てなくなったため第14病日，当科に転科となった。

●転科後，ステロイドパルスを何度も繰り返したが反応なく，血小板は10,000/μLを保てなくなり，四肢の皮下出血，口腔粘膜下出血，悪露などの出血症状が次第に増悪していったため，適宜PCの輸血を実施せざるを得なかった。リツキシマブを投与するも，血小板の増加傾向は認めず。この間，HPをチェックして陰性ではあったが除菌をしている。また，セファランチン，ビタミンCなども使用しているが血小板数に好影響を認めず。

●摘脾をすることとなり，10 Gyの脾照射の後，IVIG，PCの輸血などで血小板を確保して，第110病日，摘脾を実施した。摘脾前は血小板は31,000/μLであった。摘脾後一時的に138,000/μLまで上昇するも，翌日からは低下傾向に転じ，ステロイドパルスを繰り返すも反応は不良であり，PCの分割投与にて何とか出血傾向を抑制していた。摘脾から3週後，CyAを4 mg/kg/dayで開始したところ，血小板は50,000/μL程度を何とか保てるようになり，この程度をめどにステロイドの減量を行った。この間CRP，LDHの上昇を認め，37℃台の発熱が続くようになり，C7-HRPでCMV 466/62,000とCMV血症を認めたため，GCVの投与を行った。また，アザチオプリンも試したが全く反応が得られず，中止している。

●外来にて，CyA，PSLを注意深く減量している最中であった。

家族歴　●特記すべきものなし。

検査成績　●表1参照（インフルエンザ感染時）。

●骨髄穿刺（当科転科時）：NCC 226,000/mL，Meg 277/mL，M/E ratio 1.5. 芽球の増加，造血細胞の異形成を認めない。巨核球は増加しており，好塩基性で顆粒に乏しく，幼弱なものの増加が印象的である。軽度の赤芽球増加を認める。

解　説　● ITPの場合，通常は妊娠が終了すれば血小板の低下傾向は改善してくるので，改善が当たり前と考えていたら，こんな症例も経験させられた。血小板減少症の治療は分娩後から本格的に始まった。本症例は骨髄穿刺の結果からも，病歴の長さに比して，骨髄の造血能は良好でITP治療には良好な反応が得られると考えていた。第一選択，第二選択，第三選択……と治療を重ねていっても，予想に反して良好な効果は得られなかった。血小板輸血がITPには効果が薄いことはわかっていても，目の前の出血に対しては濃厚血小板製剤（Platelet Concentrate；PC）に頼らずに乗り切れたとは思わない。血小板に関する全経過の概略を図1に示す。

表 1

CBC		下限値	上限値	単位	生化学		下限値	上限値	単位	血清・凝固その他		下限値	上限値	単位
WBC	159	35	70	x10^2/μL	AST	27	8	35	U/L	CRP	4.9	0.0	0.5	mg/dL
RBC	449	350	510	x10^4/μL	ALT	8	5	40	U/L	PT	93	70	130	%
Hb	13.6	11.7	15.8	g/dL	LDH	275	80	230	U/L	APTT	31.7	25.0	40.0	sec
Ht	39.8	37.0	49.0	%	T-Bil	0.44	0.20	0.80	mg/dL	Fibrinogen	424	180	350	mg/dL
MCV	88.8	80.0	98.0	fL	CPK	117	40	200	U/L	AT-III	104	83	118	%
MCH	30.3	27.5	33.2	pg	TP	6.5	6.0	8.0	g/dL	D-dimer	2.1	0.0	1.5	mg/mL
MCHC	34.2	31.0	35.5	%	UA	4.3	2.0	6.0	mg/dL					
RDW	13.4	11.5	14.5	%	BUN	9.9	8.0	20.0	mg/dL					
PLT	0.5	14.0	35.0	x10^4/μL	CRE	0.74	0.40	1.20	mg/dL					
PCT	0.003	0.148	0.296	%	Na	133	135	147	mEq/L					
MPV	6.8	7.1	10.1	fL	K	3.5	3.5	4.8	mEq/L					
PDW	17.1	16.6	18.9	%	Cl	96	95	110	mEq/L					
Retics				%	Ca	8.8	8.5	11.0	mg/dL					
塗抹標本					BS	102	60	110	mg/dL					
stab	8			%	T-Chol	143	130	230	mg/dL					
seg	73			%	Fe	19	55	110	mg/dL					
eosin	0			%	UIBC	387	139	297	mg/dL					
baso	0			%	Ferritin	437	4	114	ng/mL					
mono	8			%										
lymph	11			%										

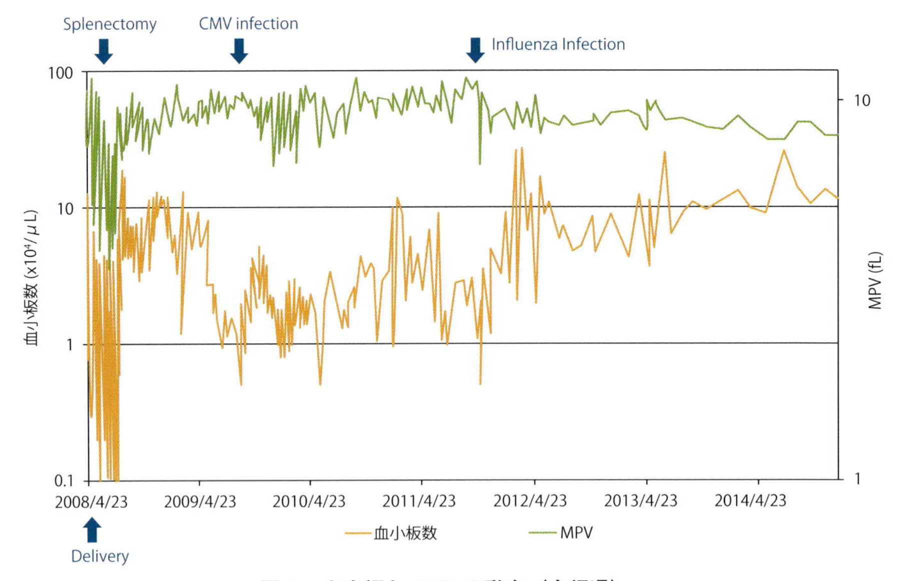

図 1　血小板と MPV の動向（全経過）

- 難治性の ITP として，摘脾を行ったが効果は一時的であった。以降，さまざまな治療を繰り返したが，期待したような安定した効果は得られなかった。CyA と PSL にて何とかコントロールできるかと考えていた矢先に，血小板が下がり始め発熱を来すに至り，CMV 感染症を診断した。GCV の投与を行ったが，血小板は CMV でも GCV でも下がり得るので，このあたりの鑑別は困難である。薬剤の反応性と血小板数の経過を精密に追いかけるしかない。
- CMV 感染からも何とか離脱し，血小板も安定してきていたので，PSL の減量を図っていたところに，インフルエンザの感染を来した。
- ITP の血小板寿命は著明に短縮している。正常人の 8 ～ 10 日に対して，1 日以内といわれている。本患者の骨髄像からは潤沢な血小板の供給が期待できると考えていた。実際そのように骨髄は反応したと考えるが，血小板を破壊するスピードも速く，この環境下で安定した平衡状態を実現することはきわめて困難であった。
- 血小板のコントロールに苦慮していた時期は，MPV が高い傾向をとった。血小板が安定してくるに従い，MPVは低下傾向を示している。PCの輸血をすれば，必ずMPVは低下する傾向があるし，インフルエンザの感染を来して血小板が低下したときには，ペラミビルの投与により，PCの補充なく乗り切ることができたが，このときのMPVは低下している。インフルエンザウイルス感染による骨髄抑制の結果と考えてもよいと考えている。

- 本患者はCyA+PSLで何とかコントロールできるようになってから，ゆっくりとエルトロンボパグに移行し，現在はエルトロンボパグのみで血小板10万程度に維持できるようになった。この間，約7年を要した。

10章 血小板増多症

基礎知識

- 血小板増加とは，末梢血で血小板 45 万 /μL 以上を示す状態である。
- 腫瘍性巨核球により血小板産生が自律的に亢進している一次性血小板増多症と，基礎疾患により血小板産生が亢進する二次性（反応性）血小板増多症に分類される（表 1）。
- 二次性血小板増多症の頻度が圧倒的に高く，血小板増加をみたら，まず基礎疾患について検討する *。

  * Santhosh-Kumar CR, et al. Thrombocytosis in adults: analysis of 777 patients. J Intern Med 229: 493-495, 1991.
- 二次性血小板増多症では血小板数が 1000×10^9/L を超えることは少ないが，時に 1000×10^9/L を超える著明な血小板増加を来すこともあり，血小板数だけでは両者を鑑別できない *。

  * Buss DH, et al. Occurrence, etiology, and clinical significance of extreme thrombocytosis: a study of 280 cases. Am J Med. 96: 247-253, 1994.
- 一次性血小板増多症では，血小板以外の血球の異常を同時に認める場合が多く，血栓症のリスクが上昇する *。

  * Dan K, et al. Clinical features of polycythemia vera and essential thrombocythemia in Japan: retrospective analysis of a nationwide survey by the Japanese Elderly Leukemia and Lymphoma Study Group. Int J Hematol 83: 443-449, 2006.
- 二次性血小板増多症の原因はさまざまであるが，感染，炎症，鉄欠乏，悪性腫瘍をまず考える。
- 二次性血小板増多症では血小板の機能異常を伴うことはないが，一次性血小板増多症では機能異常を伴うことが多い。
- 二次性血小板増多症では，他の合併症がなければ，血栓症のリスクは上昇しない。しかし，基礎疾患として悪性腫瘍などが存在する場合は，静脈血栓症のリスクが上昇する *。

  * Buss DH, et al. Occurrence, etiology, and clinical significance of extreme thrombocytosis: a study of 280 cases. Am J Med 96: 247-253, 1994.
- 二次性血小板増多症の持続時間はその原因によってさまざまである（表 2）。

表 1　血小板増加を来す疾患

Ⅰ	**骨髄増殖性疾患**
	本態性血小板血症，真性多血症，慢性骨髄性白血病，原発性骨髄線維症，慢性骨髄単球性白血病，非定型慢性骨髄性白血病，5q- 症候群，骨髄異形成・骨髄増殖性腫瘍など
Ⅱ	**反応性血小板増加症**
	A　慢性炎症性疾患：関節リウマチ，結節性多発動脈炎，Wegener 肉芽腫，潰瘍性大腸炎，クローン病，サルコイドーシス
	B　慢性感染症：細菌性，真菌性，結核性
	C　鉄欠乏性貧血
	D　溶血性貧血
	E　悪性腫瘍：癌腫，特に肺癌，大腸癌，胸膜中皮腫，ホジキンリンパ腫，非ホジキンリンパ腫など
	F　手術後：摘脾，摘脾以外の手術
	G　薬物：ビンクリスチン，アドレナリン，ステロイド，TPO 製剤

H	運動
I	血小板減少症からの回復期：化学療法後，放射線治療・被曝後，アルコール性，血小板減少治療後，ビタミンB_{12}欠乏性巨赤芽球性貧血治療後など
Ⅲ　偽性	
	小型赤血球（重症熱傷など），クリオグロブリン血症，腫瘍細胞の一部，破砕赤血球，細菌，パッペンハイマー小体など

木村昭郎他．血小板の異常．三輪史朗他編．血液病学．第2版．東京：文光堂；p.1229，1995.

表2　反応性血小板増多症の血小板増加持続時間

Ⅰ　急性ないし一時的なもの	
A	数分ないし数時間：エピネフリン，運動
B	数時間ないし数日：急性失血，急性感染症からの回復期，血小板減少症からの回復期
Ⅱ　慢性的なもの	
A	ある期間持続するもの：慢性失血，慢性炎症性疾患，慢性感染症，悪性腫瘍，溶血性貧血
B	終生持続するもの：摘脾後

木村昭郎他．血小板の異常．三輪史朗他編．血液病学．第2版．東京：文光堂；p.1229，1995.

1 問診・診察と検査のポイント

1. 問診

- 以前のCBCのデータがあれば非常に参考になる。
- 血栓症や出血の既往，手術歴（胃癌の手術で摘脾がなされていることがある），関節リウマチなどの疾患，血液疾患の疑い，鉄剤の内服の既往などが重要である。
- 最近の感染症や局所の炎症を示唆する症状，外傷などの既往，体重減少，倦怠感など悪性腫瘍を示唆する症状がないかなど，二次性血小板増加を来す病態の存在について確認する。
- 一次性血小板増多症では，診断時に症状を伴わない例が相当程度ある。診断時の症状として，血栓症，出血のほかに，頭痛，めまい，耳鳴り，眼症状，指尖知覚異常などの血管運動症状の頻度が高い*。

* Dan K, et al. Clinical features of polycythemia vera and essential thrombocythemia in Japan: retrospective analysis of a nationwide survey by the Japanese Elderly Leukemia and Lymphoma Study Group. Int J Hematol 83: 443-449, 2006.

2. 診察

- 二次性血小板増加を来す病態を念頭に行う。
- 脾腫の存在は一次性血小板増加を考えてもよい。

3. 検査

血小板増多を認めた場合次に行う検査

① CBC，白血球分画，網状赤血球数
② PT，APTT，フィブリノーゲン，D-ダイマー
③ T-Bil，D-Bil，AST，ALT，γGTP，LDH，BUN，CRE，CRP
④ Fe，UIBC，Ferritin

一次性血小板増多症が示唆される場合の追加オーダ

一次性血小板増多症を来す骨髄増殖性腫瘍，骨髄異形成症候群診断のための追加検査。好中球アルカリホスファターゼ活性低下は慢性骨髄性白血病を示唆し，赤血球も増加し好中球アルカリホスファターゼ活性が正常または高値でエリスロポエチンが低値ならば真性多血症を示唆する。ビタミンB_{12}は多くの骨髄増殖性腫瘍で増加し，脾腫を認めることが多い。骨髄疾患が示唆されたら，骨髄検査が多くの場合必要である。

① NAP
② ビタミン B_{12}
③ EPO
④ 腹部超音波
⑤ JAK2 V612F 遺伝子変異 ****
⑥ 末梢血 BCR-ABL 融合遺伝子
⑦ 骨髄穿刺，染色体分析
⑧ 各種腫瘍マーカー
⑨ 胸部 X 線写真
⑩ 腹部超音波
⑪ 腹部 CT

* Baxter EJ, et al. Acquired mutation of the tyrosine kinase JAK2 in human myeloproliferative disorders. Lancet 365: 1054-1061, 2005.
** Lippert E, et al. The JAK2-V617F mutation is frequently present at diagnosis in patients with essential thrombocythemia and polycythemia vera. Blood. 108: 1865-1867, 2006.
*** Thiele J, et al. Essential thrombocythemia. In: Swedlow SH, et al, (eds). WHO classification of tumours of haematopoietic and lymphoid tissues. Lyon: IARC, pp.48-50, 2008.

2 鑑別診断のポイント

- 軽度の血小板増加は感染症，炎症，鉄欠乏による場合が多い。
- 軽度の血小板増加で経過観察により正常化する場合は反応性と考えてよい。
- 二次性血小板増加の基礎疾患の中に，悪性腫瘍などの重篤な疾患が含まれている。

1. 頻度の高い疾患

a. 感染症

発熱，局所症状など感染症を示唆する症状を伴い，通常白血球数の増加（幼若好中球が出現することもある）を認め，急性期反応蛋白（CRP，ESR）が上昇する。

b. 非感染性全身性炎症

感染症と同様に，白血球増加，急性期反応蛋白上昇を認める。症状により，各種自己抗体検査を行う。

c. 鉄欠乏

小球性貧血を伴うことが多く，MCV の低下を伴った貧血を認める。血清フェリチンは低下し，血清鉄も低下，UIBC は上昇する *。

* Stohlawetz PJ, et al. Effects of erythropoietin on platelet reactivity and thrombopoiesis in humans. Blood 95: 2983-2989, 2000.

d. 悪性腫瘍

臓器特異的な症状や，全身倦怠感，体重減少などの全身症状があれば，症状に応じて検索を行う *。

* Thiele J, et al. Essential thrombocythemia. In: Swedlow SH, et al. (eds). WHO classification of tumours of haematopoietic and lymphoid tissues. Lyon: IARC, pp.48-50, 2008.

e. 出血

急性出血の場合に血小板増加を認めることがある。当然であるが貧血を伴う。

2. 頻度の低い疾患

a. 本態性血小板血症

他の骨髄増殖性腫瘍を除外することにより診断される。白血球，赤血球は基本的に正常である。骨髄検査が必要になる場合が多いが，約半数の症例で JAK2 V617F 変異を認め，陽性であれば強く示唆される *（表 3，図 1）。

表3　本態性血小板血症の診断基準

1. 血小板 >450x10^9/L が持続。
2. 骨髄では主に巨核球の増加，とりわけ大型で成熟した巨核球の増加を認める。顆粒球系細胞の核の左方移動，増加や赤芽球系細胞の増加を認めない。
3. 他の骨髄増殖性腫瘍，骨髄異形成症候群の診断基準を満たさない。
4. JAK2 V617F 変異あるいは他のクローン性を示すマーカーが認められる。これらが確認できなくても，反応性血小板増多症を示す根拠がない。

上記４項目を満たす場合に本態性血小板血症と診断する。
反応性血小板増多症を示す疾患には，鉄欠乏，摘脾後，手術，感染症，炎症，結合組織疾患，悪性腫瘍，リンパ増殖性疾患などが含まれる。

Thiele J, et al. Essential thrombocythemia. In: Swedlow SH, et al, eds, WHO classification of tumours of haematopoietic and lymphoid tissues. Lyon: IARC，pp.48-50, 2008.

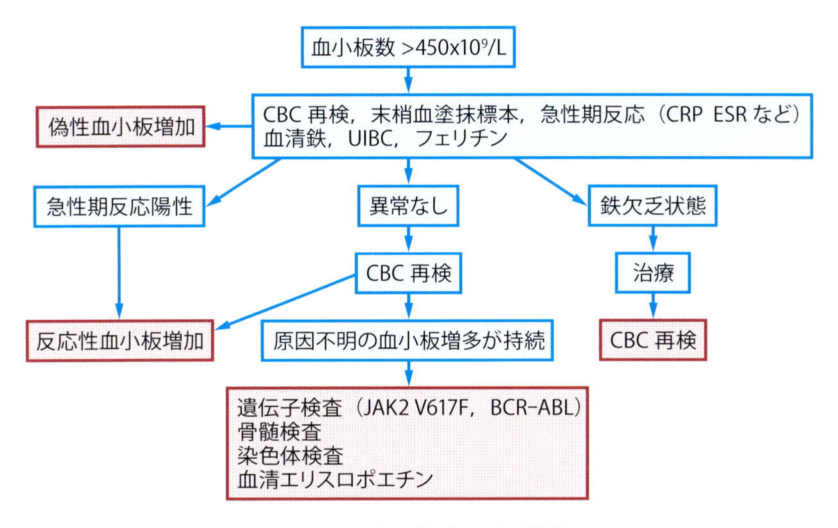

図１　血小板増加症の鑑別診断

Harrison CN, et al. Guideline for investigation and management of adults and children presenting with a thrombocytosis. Br J Haematol 149: 352-375, 2010.

* Stone RL, et al. Paraneoplastic thrombocytosis in ovarian cancer. N Engl J Med 366: 610-618, 2012.

b. 真性多血症

赤血球の増加に加えて，白血球，血小板の増加を伴うことが多い。MCV は低下することが多く，血清鉄，フェリチンは低下する。好中球アルカリホスファターゼ活性は正常で，ビタミン B_{12} 高値，血清エリスロポエチン低下は診断の参考になる。95%以上の症例で JAK2 V617F 変異を認める[*,**]。

* Baxter EJ, et al. Acquired mutation of the tyrosine kinase JAK2 in human myeloproliferative disorders. Lancet 365: 1054-1061, 2005.

** Lippert E, et al. The JAK2-V617F mutation is frequently present at diagnosis in patients with essential thrombocythemia and polycythemia vera. Blood 108: 1865-1867, 2006.

c. 慢性骨髄性白血病

白血球は増加し，芽球を含め幼若な骨髄球を認め，好酸球，好塩基球も増加する。LDH，ビタミン B_{12} の上昇，好中球アルカリホスファターゼ活性低値は慢性骨髄性白血病の可能性を示唆する。BCR-ABL 融合遺伝子の FISH 検査（末梢血で可能），および骨髄検査を行う。付加染色体の検索も必要であるため染色体分析は必須である。

d. 骨髄異形成症候群

血球減少と異形成を特徴とするが，時に血小板増加を呈することがある。血小板以外の血球に異常があることが多く，貧血，白血球減少（時に増加），形態異常を認める。

e. 原発性骨髄線維症

脾腫を認める（しばしば巨脾）。貧血を認め，赤血球の変形（涙滴赤血球）を伴う。末梢血に赤芽球，骨髄芽球を含む幼若好中球を認める（leukoerythroblastosis）。約半数の症例で JAK2 V617F 変異を認めるが，診断には骨髄生検が必要である *。

* Buss DH, et al. Occurrence, etiology, and clinical significance of extreme thrombocytosis: a study of 280 cases. Am J Med 96: 247-253, 1994.

CASE1 血小板数増加，赤血球数増加

患　者
- 67 歳，女性

現 病 歴
- 5 週間前から自覚した食欲低下を主訴に神経内科受診。頭部 CT にて亜急性～陳旧性脳梗塞が疑われた。5 日後に右上下肢のしびれを訴え，再度神経内科受診。左頭頂葉の脳梗塞であった。同日の血液検査にて RBC795 万，MCV71.5，MCH22.7 といった赤血球の異常所見を認めたため当科紹介となる。
- Hb は神経内科受診時までは高値を示したが，その後次第に低下傾向を示し，むしろ貧血に傾く傾向を示した。これと対比して血小板は神経内科受診時から，増加傾向を示してきた。これらの変化を踏まえ，骨髄増殖性腫瘍を疑い，その本態を検索するために入院となった。

既 往 歴
- 左頭頂葉脳梗塞（5 週間前），逆流性食道炎，胃潰瘍（3 カ月前），ぶどう膜炎（4 年前），子宮筋腫（子宮摘出，15 年前）。これらにより，制酸剤，アスピリン，降圧剤，抗不安剤，睡眠剤などの投薬を受けているが，ぶどう膜炎については積極的な治療はなされていない。アレルギーなどはなし。

家 族 歴
- 特記すべきものなし。

身体所見
- 身長 157 cm，体重 54 kg，SpO_2 97%。血圧 164/86 mmHg，脈拍 84/min，整。体温 36.2℃。結膜に貧血・黄疸を認めず。頸部リンパ節腫脹なし。唾液腺の腫脹もなし。胸部打聴診異常なし。腹部は平坦で軟，圧痛なし。肝は肋骨弓下 2 横指に触知するが，脾は触れず。神経学的な異常を認めず。皮疹なし。下肢に圧痕を残す浮腫を認めず。

検査成績
- 表 1 参照。
- 骨髄穿刺：NCC 243,000/μL，Meg 222/μL，M/E ratio 2.3，Erythroid 28.2%，Myeloid 65.4%，Monocyte 0.6%，Lymphoid 3.0%. Hyperplastic marrow with megakaryocytic hyperplasia. No dysplastic change is observed.
- 染色体：46，XX，正常核型。
- 腹部エコー：多発肝嚢胞，胆嚢ポリープ，軽度の脾腫。

臨床経過
- 鉄欠乏状態は明らかで，貧血傾向を示したため，出血源の検索をしたところ十二指腸潰瘍（H1 Stage）を認め，胃粘膜の萎縮が著明であったためヘリコバクター・ピロリ（Helicobacter pylori；HP）の検索をしたところ，陽性であった。制酸剤を強化すると同時に除菌を行った。JAK2 も陽性であり，骨髄増殖性腫瘍は明らかであるため，診断は一応 ET としてハイドロキシウレア（hydroxyurea；HU）を開始したところ，順調に血小板は減少したため外来にて経過を観察することとなった（図 1）。

解　説
- 本症例は一見，骨髄増殖性疾患の中でも定型的な病像をとらなかったため，真性多血症（polycythemia vera；PV）ととるべきか本態性血小板血症（essential thrombocythemia；ET）ととるか困難であった。骨髄増殖性腫瘍，分類不能型（myeloproliferative neoplasm, unclassifiable；MPN,U）の大部分の症例は PV，ET，または原発性骨髄線維症（primary myelofibrosis；PMF）の初期像で，それぞれの疾患が未だ完成していない状態，MPN の進行期，終末期で原疾患の特徴がわからなくなってしまっている状態，確かに MPN ではあるが，合併する腫瘍や炎症のために，本来の病像が修飾されてしまっている状態のどれかとされている。
- 当院初診時期の病像は鉄欠乏性貧血に反応性の血小板増加とは考えにくい。実際，貧血はなく EPO はむしろ低下している。貧血ではないので，やはり MPN を疑ってかかる必要があるものと考える。しかしながらやがて赤血球は貧血に傾き初め，検索の結果出血源と目される病変も認められた。しかしながらこの時点で，血小板数は 100 万を超えており，JAK2

表 1

CBC		下限値	上限値	単位	生化学		下限値	上限値	単位	血清・凝固その他		下限値	上限値	単位
WBC	107	35	70	x10^2/μL	AST	29	8	35	U/L	CRP	0.1	0.0	0.5	mg/dL
RBC	692	350	510	x10^4/μL	ALT	16	5	40	U/L	IgG	1071	870	1700	mg/dL
Hb	16.0	11.7	15.8	g/dL	AlP	226.0	100	360	U/L	IgA	181	110	410	mg/dL
Ht	50.3	37.0	49.0	%	γGTP	33	0	72	U/L	IgM	102	46	260	mg/dL
MCV	72.6	80.0	98.0	fL	CPK	41	40	200	U/L	PT	98	70	130	%
MCH	23.1	27.5	33.2	pg	ChE	257	185	430	U/L	APTT	36.4	25.0	40.0	sec
MCHC	31.8	31.0	35.5	%	LDH	477	80	230	U/L	Fibrinogen	222	180	350	mg/dL
RDW	18.9	11.5	14.5	%	T-Bil	0.40	0.20	0.80	mg/dL	VitB$_{12}$	568	180	914	pg/mL
PLT	89.7	14.0	35.0	x10^4/μL	TP	6.6	6.0	8.0	g/dL	葉酸	7.4	>4.0		ng/mL
PCT	0.9	0.148	0.296	%	Alb	4.1	4.0	5.0	g/dL	EPO	1	8	36	mIU/mL
MPV	9.7	7.1	10.1	fL	UA	4.9	2.0	6.0	mg/dL	JAK2 V617F	(2+)			
PDW	18.0	16.6	18.9	%	BUN	18.0	8.0	20.0	mg/dL	bcl-abl (TAM)	<5	<5		copies/assay
Retics	2.2			%	CRE	0.85	0.40	1.20	mg/dL	LDH isozyme				
塗抹標本					HDl-Chol	68	40	75	mg/dL	LDH1	21	21	31	%
stab	11			%	LDL-Chol	84	70	139	mg/dL	LDH2	38	28	35	%
seg	75			%	TG	66	50	149	mg/dL	LDH3	26	21	26	%
eosin	3			%	Na	136	135	147	mEq/L	LDH4	10	7	14	%
baso	2			%	K	6.2	3.5	4.8	mEq/L	LDH5	5	5	13	%
mono	1			%	Cl	103	95	110	mEq/L					
lymph	8			%	Ca	8.7	8.5	11.0	mg/dL					
NAP	97	75	98	%	BS	104	60	110	mg/dL					
NAP score	396	163	384	%	S-AMY	113	30	130	U/L					
					Fe	13	55	110	μg/dL					
					UIBC	312	139	297	μg/dL					
					Ferritin	3.8	3.6	114.0	ng/mL					

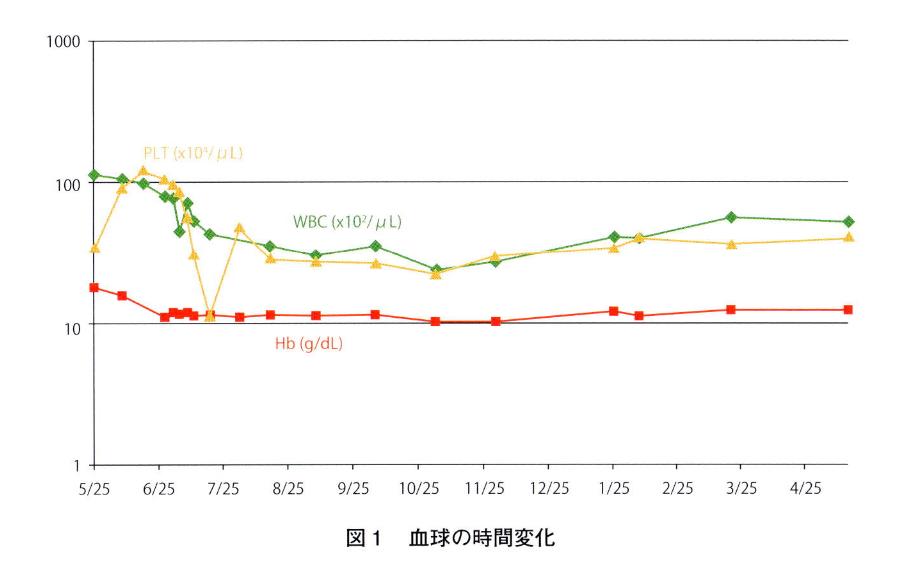

図 1　血球の時間変化

V617F の変異が認められていたため，反応性の血小板増加ではない。MPN として扱わねばならない病態と考える。

- 進行しはじめていた貧血は H2 ブロッカーから PPI に制酸剤を変更することで HU 投与下でもこれ以上の貧血の進行を認めなくなった。EPO がむしろ低下しているにもかかわらず，骨髄穿刺にて M/E ratio が低く，Erythroid が意外に多かったことも，鉄欠乏性貧血の徴候というよりは MPN の病態を示すものとしてとらえるべきではないかと思われる。したがって，本症例は JAK2 V617F 陽性の ET の初期像をみていた可能性が強いものと考えている。

CASE2　特訴なし

患　者　● 62 歳，女性

現病歴　● 2 年前，血小板 70 万と高値を指摘され他院受診。骨髄穿刺を施行され，正形成骨髄とのことで，巨核球が増加しており，Ph 染色体は陰性で，本態性血小板血症（essential thrombocythenia；ET）と診断され，少量アスピリンの投与を受けていた。1 年前に唾石にて当院耳鼻科に受診したとき，血小板 129.3 万とのことで当科を紹介された。血栓症の既往もなく，出血傾向も認めないため少量アスピリンにて経過を観察していたが，徐々に血小板の増加を認めるようになり，今年になり血小板が 180 万台となったため，ハイドロキシウレア（hydroxyyrea；HU）による加療の可否をめぐって入院となる。

既往歴　●子宮筋腫にて手術の既往あり。高血圧症にて降圧剤の服薬中。花粉症にて抗アレルギー剤の必要な時期が毎年ある。

家族歴　●特記すべきものなし。

身体所見　●身長 151 cm，体重 53.8 kg，SpO$_2$ 98 %。血圧 144/78 mmHg，脈拍 72/min，整。体温 36.4℃。胸部打聴診異常なし。腹部は平坦で軟，圧痛なし。肝脾を触れず。神経学的な異常を認めず。皮疹なし。

検査成績　●表 1 参照。

表 1

CBC		下限値	上限値	単位	生化学		下限値	上限値	単位	血清・凝固その他		下限値	上限値	単位
WBC	72	35	70	x10^2/μL	AST	16	8	35	U/L	CRP	0.0	0.0	0.5	mg/dL
RBC	443	350	510	x10^4/μL	ALT	12	5	40	U/L	IgG	1225	870	1700	mg/dL
Hb	13.6	11.7	15.8	g/dL	AlP	298	100	360	U/L	IgA	294	110	410	mg/dL
Ht	40.6	37.0	49.0	%	γGTP	17	0	72	U/L	IgM	84	46	260	mg/dL
MCV	91.6	80.0	98.0	fL	CPK	82	40	200	U/L	PT	98	70	130	%
MCH	30.7	27.5	33.2	pg	ChE	321	185	430	U/L	APTT	32.0	25.0	40.0	sec
MCHC	33.5	31.0	35.5	%	LDH	179	80	230	–	Fibrinogen	231	180	350	mg/dL
RDW	13.6	11.5	14.5	%	T-Bil	0.63	0.20	0.80	mg/dL	VitB$_{12}$	250.0	180	914	pg/mL
PLT	108.2	14.0	35.0	x10^4/μL	TP	6.9	6.0	8.0	g/dL	葉酸	8.5	>4.0		ng/mL
PCT	0.7	0.148	0.296	%	Alb	4.3	4.0	5.0	g/dL	JAK2 V617F	(2+)			
MPV	7.1	7.1	10.1	fL	UA	5.1	2.0	6.0	mg/dL	bcl-abl (TAM)	<5	<5		copies/assay
PDW	17.0	16.6	18.9	%	BUN	10.3	8.0	20.0	mg/dL					
Retics	1.0			%	CRE	0.61	0.40	1.20	mg/dL					
塗抹標本					Na	141	135	147	mEq/L					
stab	3			%	K	4.5	3.5	4.8	mEq/L					
seg	63			%	Cl	105	95	110	mEq/L					
eosin	7			%	Ca	9.2	8.5	11.0	mg/dL					
baso	0			%	BS	97	60	110	mg/dL					
mono	10			%	S-AMY	127	30	130	U/L					
lymph	17			%	Fe	136	55	110	μg/dL					
NAP	47	75	98	%	UIBC	127	139	297	μg/dL					
NAP score	139	163	384	%	Ferritin	37.2	3.6	114.0	ng/mL					

●骨髄穿刺：NCC 341,000/μL，Meg 166/μL，M/E ratio 5.5，Erythroid 14.2%，Myeloid 78.2%，Monocyte 0.8%，Lymphoid 6.0%. Hyperplastic marrow with megakaryocytic hyperplasia. Proliferating megakaryocytes are generally large and mature with some nuclear abnormalities.

●染色体：46，XX，正常核型。

●腹部エコー：肝腫なし。脾腫を認めない。胆嚢結石を認めるが，ほかに腹部臓器に異常を認めず。

臨床経過　●骨髄像は本態性血小板血症として矛盾のないものであった。第 3 病日から HU を 1,000 mg/day で開始。副作用のチェックなどをして，経過観察のため退院となる。

解　説　●本症例は定型的な ET と考えられる。一般に血小板の症状である血栓傾向や出血傾向を認める。実際，血栓症の既往を持っている患者は多い。出血傾向は血小板が極端に増加するとvWF が血小板に結合し，血小板機能は低下し，実質的な vWF 欠乏状態を来すからといわれている。血小板が 200 万を超すような症例においては歯肉出血などの出血傾向をまれでなく観察できる。しかし一般的には出血症状は比較的マイルドとされている。

- 本症例では JAK2 V617F の変異が認められた。ET の約半数に認められるとされているが，当院では変異陽性例が約 70%とかなり多い。合併症予防のために治療的介入を行う必要のある症例に注目しているためかもしれない。
- 実際，WHO の定義によれば診断基準 * のひとつに，血小板数 45 万が持続することとあるが，このような症例は比較的日常的に遭遇する。鉄欠乏性貧血でも症例によっては相当血小板の増加を伴う場合がある。摘脾後の血小板増加は一時的といわれるが，これが長く続く症例も少なくない。外科手術後や，感染症など肉体的ストレスで血小板が上昇することは日常的であるが，これが持続する症例も多い。当然のことながら，このような症例の骨髄を観察すれば，巨核芽球の増加を認めるであろう。
- 反応性血小板増多症の根拠が認められないことも診断基準 * のひとつになっているが，これを正しく証明することは，通常困難である。したがって，血栓症の既往がある高齢者で治療介入が必要な患者に絞られるのは当然で，おそらくずいぶんたくさんの軽症 ET 症例を逃しているのであろう。

* Thiele J, et al. Essential thrombocythemia. WHO Classification of tumours of haematopoietic and lymphoid tissues, International Agency for Research on Cancer, Lyon, p.48, 2008.

11章 出血傾向

基礎知識

- 止血機構は血小板，凝固系，血管壁，線溶系の相互作用のバランスの上に成り立っており，出血傾向という概念は「通常の状態では認められない出血」が生じる状況を指す。
- 具体的には，出血後の止血が困難であったり止血後に再び出血を来す状態，およびわずかな外力で出血したり明らかな誘因がなく出血する状態を示す。
- したがって，出血傾向は，血管とその周囲組織，血小板，凝固因子，線溶系の単独あるいは複合の異常により起こるものと考える。
- 出血傾向の症状は，①皮下・粘膜出血，②深在性（関節・筋肉・臓器）出血，③止血困難，④遷延性出血，⑤後出血（一回止血したあとに再出血する）などである。
- 皮下・粘膜出血は，血管または血小板の異常に起因することが多く①，深在性（関節・筋肉・臓器）出血は凝固系の異常に起因することが多い②（表1）。
- 止血困難はすべての機序により起こる③が，線溶の亢進は遷延性出血を来し④，後出血は第 XIII 因子欠乏症でみられる⑤。
- 高齢者の手背や前腕伸側にやや大きくて形がさまざまな表在性の新旧の混在する皮下出血をみれば老人性紫斑を考える。

表1　血小板，血管壁の異常と凝固因子の異常による出血傾向の相違

出血症状	血小板・血管壁の異常	凝固因子の異常
点状出血	頻発する	ほとんどなし
粘膜出血	誘因なしに認められる	外傷後に認められる
筋肉・関節内出血	なし	特徴的である
外傷・手術後の出血	直後から認められる	遅延することがある

長澤俊郎．出血性疾患．浅野茂隆他．三輪血液病学．東京：文光堂；p.1624．2006 年．

1 問診・診察のポイント

出血症状は，血管，血小板の数および機能の異常によるものと，凝固異常によるものにまず分ける。血管，血小板の異常の場合には皮下，粘膜出血が特徴的で，凝固系の異常の場合には深部出血（関節・筋肉・臓器）が特徴的である。線溶系の異常の場合には，皮下，粘膜出血，深部出血のいずれもみられる。本稿では血小板数異常による出血傾向は原則として扱わない。9 章血小板減少症，10 章血小板増多症の章を参照されたい。

1. 病歴 *

a．出血傾向の発現年齢

幼少時から出血傾向を認める場合は先天性の場合が多い。

- 出産時の臍帯出血（無フィブリノーゲン血症），頻回の鼻出血（血小板減少症，血小板機能異常症），初潮時の出血（von Willebrand 病；vWD），乳幼児の動き始めの時期の関節内出血（血友病），抜歯，手術などの負荷後の過剰出血（凝固異常，血小板減少症，血小板機能異常症）など。

b．出血の部位

複数の部位にみられる場合は出血傾向によることが多いが，1カ所のみの場合は出血傾向による場合も，局所病変による場合もある。

c．出血の誘因・状態

どのような状況で出血するか？ 手術，外傷，抜歯，女性では分娩，過多月経など。また，出血の状態について。圧迫すれば止まるか？　出血量はどの程度か？　完全に止血しにくいか？

d．家族歴

常に意識して聴取する。

e．既往歴

肝疾患の有無，悪性腫瘍の治療歴など。

f．薬剤の服用歴

抗血小板薬，経口抗凝固薬，非ステロイド抗炎症薬（NSAIDs）など止血に影響する薬剤のみでなくステロイドの長期投与などにも留意する。処方されている薬剤だけでなく，市販薬についても聴取する。

g．最近の感染の有無

Schönlein-Henoch 紫斑病の多くはウイルス感染が先行する。

*Girolami A, et al. Main clinical manifestations of a bleeding diathesis: an often disregarded aspect of medical and surgical history taking. Haemophilia. 11: 193-202, 2005.

2. 身体所見

① 出血部位と出血の型：血管，血小板の異常の場合には皮下，粘膜出血が特徴的である。
② 皮下出血は，特徴的には紫色（紫斑，purpura）であるが，経時的に赤紫色，暗赤色，紫色，茶褐色，黄色と変化する。このことから色調で出血の時期を推定できる。
③ 深部の大量出血による血液は時間とともに重力に従い下方に移動し，上記の変化を伴いながら皮下に出現してくる。打撲などによる深部静脈の損傷でよく観察される。
④ 紫斑とは，紫紅色の斑で，真皮（～皮下）の赤血球血管外漏出による。すなわち，単に紫色の斑というだけではなく，出血斑であることが定義である。ガラス板で圧迫しても赤血球の行き場がないため，色は消退しない。
⑤ 紫斑の大きさにより，点状出血（petechia，径 1 ～ 5 mm），斑状出血（溢血斑，ecchymosis，径 1 ～ 5 cm）という用語もある。
⑥ Schönlein-Henoch 紫斑病（アレルギー性紫斑病）では，盛り上がった丘疹状の点状出血（palpable purpura と呼ばれる）が四肢の伸側に対称的にみられることが多い。
⑦ 皮下血腫は凝固異常を示唆する。
⑧ 粘膜の診察では，結膜，口腔内，鼻腔などの出血傾向を確認する。
⑨ 貧血や黄疸は，造血器疾患，肝疾患などを示唆する。
⑩ ウイルス感染を示唆するリンパ節腫大はないか確認する。
⑪ 肝脾腫は，肝疾患，急性白血病などで認めることがある。
⑫ 関節の変形，腫脹，運動能力の低下は，凝固系の異常で関節内出血を来すことにより特徴的にみられる。
⑬ 筋肉内血腫は，凝固系の異常で特徴的に観察される。

2 検査のポイント

出血傾向を伴った患者を診察する場合，CBC，PT，APTT は必須である。血小板が減少しているなど，次のステップの鑑別診断ではフィブリノーゲン，FDP または D-dimer を検査し，特に肝疾患，腎疾患などの全身性疾患による出血傾向の鑑別のために生化学スクリーニングを行う *。

* Hayward CP, et al. Laboratory testing for bleeding disorders: strategic uses of high and low-yield tests. Int J Lab Hematol 35: 322-333, 2013.

① CBC，血液像，網状赤血球
② D-dimer，FDPPT，APTT，フィブリノーゲン
③ LDH，AST，ALT，T-Bil，AlP，BUN，CRE
④ 検尿一般
⑤ AT-III
⑥ PIVKA-II
⑦ PAIgG（血小板関連 IgG*）

* 単に血小板数と血清 IgG の関連を示す指標と割り切る必要がある。ITP において IVIG 後に良好な反応が得られて，十分に血小板数が上昇した状態でも PAIgG は著明な高値をとり，リツキサンやステロイドにて血清 IgG が低下した状態では血小板が低下していても，あまり高値をとることはない。最近，保険が利用できるようになったが，ITP の診断という点では感度，特異度ともに低く，したがって診断価値は低い。

⑧ ヘリコバクター・ピロリ判定（ITP が疑われる患者，重要）
⑨ 血小板機能検査（血小板機能異常が疑われる患者）
⑩ 出血時間（von Willebrand 病，血小板無力症が疑われる患者）
⑪ von Willebrand 因子活性
⑫ 第 VIII 凝固因子活性（血友病 A，von Willebrand 病が疑われる患者）
⑬ 第 IX 凝固因子活性（血友病 B が疑われる患者）
⑭ JAK2 遺伝子変異（骨髄増殖性疾患が疑われる患者）
⑮ 骨髄検査，染色体分析（骨髄疾患が疑われる患者）
⑯ ADAMTS13 活性，インヒビター活性（血栓性血小板減少性紫斑病が疑われる患者）
⑰ 胸部 X 線写真
⑱ 心電図
⑲ 腹部超音波（血小板減少を認める患者，肝疾患を伴う患者，脾腫を認める患者）

表 2　出血傾向を来す疾患

1. 血小板の異常
1）血小板数の異常 産生障害：再生不良性貧血，急性白血病，骨髄異形成症候群，癌の骨髄浸潤，放射線治療，抗腫瘍薬， 破壊・消費亢進：特発性血小板減少性紫斑病，全身性エリテマトーデス，血栓性血小板減少性紫斑病，人工弁・人工血管置換 分布異常：脾腫（肝硬変，特発性門脈圧亢進症など） 血液希釈：大量赤血球輸血 2）血小板機能異常 先天性：血小板無力症，Bernard-Soulier 症候群，von Willebrand 病，放出異常症 後天性：薬剤，尿毒症，異常タンパク症，本態性血小板血症，骨髄異形成症候群
2. 凝固系の異常
凝固因子活性の低下 先天性：血友病，その他の凝固因子欠乏症 後天性：肝疾患，ビタミン K 欠乏症，凝固因子インヒビター，抗凝固薬投与
3. 血管の異常
先天性：遺伝性出血性末梢血管拡張症（Osler 病），Ehlers-Danlos 病 後天性：単純性紫斑，老人性紫斑，Schönlein-Henoch 紫斑病，Cushing 病，副腎皮質ホルモン，蛋白異常症，壊血病
4. 線溶系の異常
線溶系の機能亢進 α2 プラスミン·イン·ヒビタ　欠損症，血栓溶解療法
5. 血小板，凝固・線溶系の異常
DIC，肝疾患

柏木浩和．止血機序とその破綻．日本内科学会雑誌　98: 1554，2009.

以下にPT，APTT，血小板数から原因を推定するフローチャートを示す。

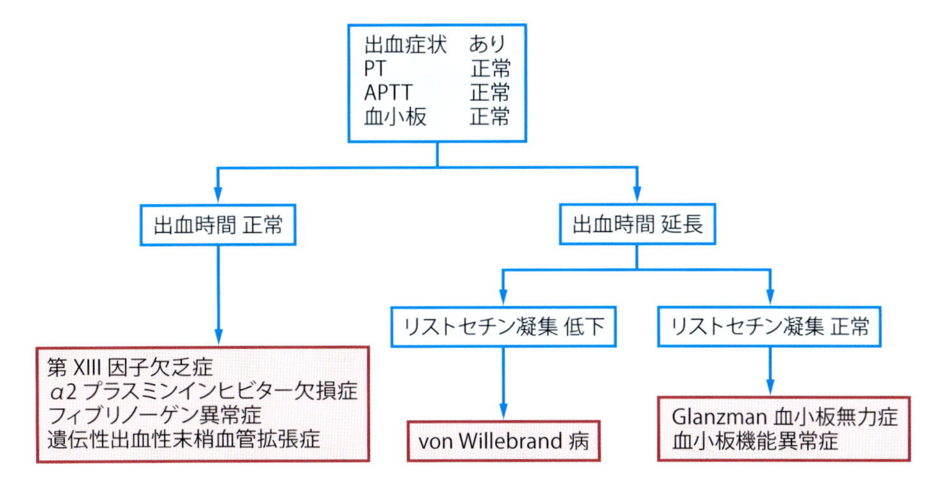

図1 PT，APTT，血小板数いずれも正常の場合

Lichtman M, et al, eds. Williams Manual of Hematology, 8th edition, 2011.

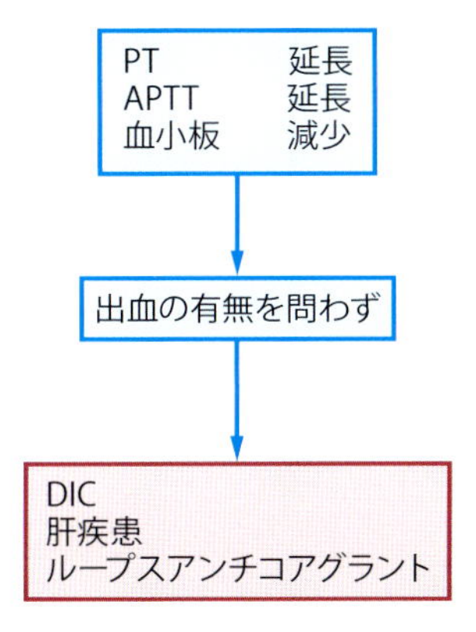

図2 PT延長，APTT延長，血小板数減少の場合

Lichtman M, et al, eds. Williams Manual of Hematology, 8th edition, 2011.

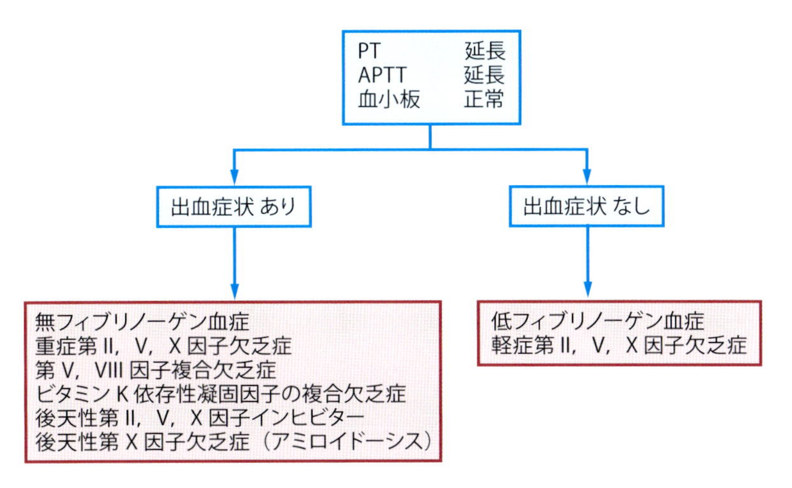

図3 PT延長，APTT延長，血小板数正常の場合

Lichtman M, et al, eds. Williams Manual of Hematology, 8th edition, 2011.

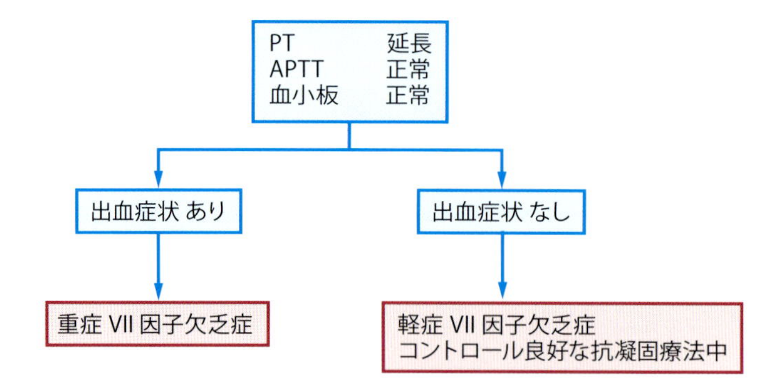

図4　PT 延長，APTT 正常，血小板数正常の場合
Lichtman M, et al.（eds.）Williams Manual of Hematology, 8th edition, 2011.

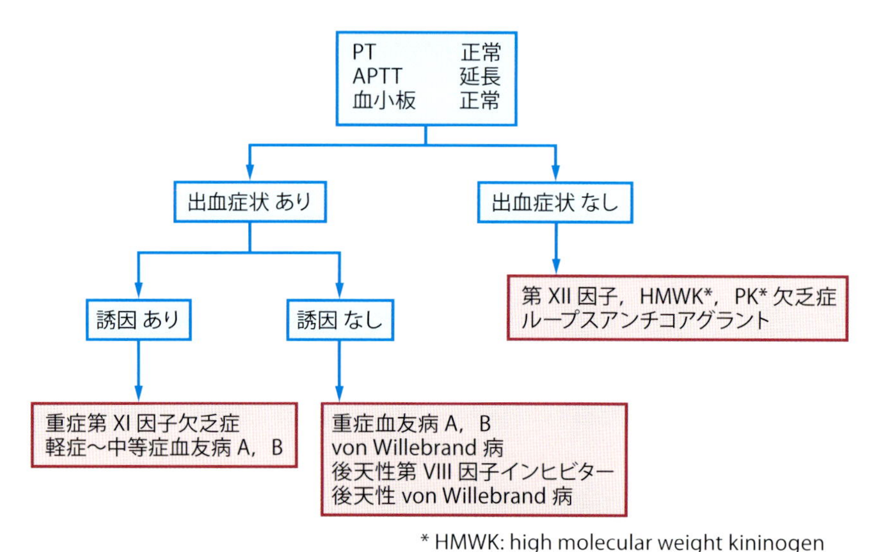

図5　PT 正常，APTT 延長，血小板数正常の場合
Lichtman M, et al.（eds.）Williams Manual of Hematology, 8th edition, 2011.

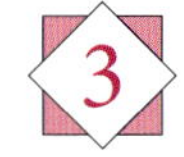 3 実際的な対応時のポイント

① 活動性の出血が持続していて，圧迫が可能な部位である場合はまず圧迫止血を試みる。
② 血小板減少や凝固因子欠乏が原因であることがわかれば，補充療法を検討する。
③ 大量出血時は，静脈ラインを確保し，補液を行い，赤血球濃厚液（red cell concentrate；RCC）の準備をする。
④ ワーファリン内服中で出血を合併した場合は，まず凝固因子として新鮮凍結血漿（fresh frozen plasma；FFP）の投与にて速やかに対応することを考える。次いで時間があればビタミン K の投与を考える。
⑤ 再生不良性貧血，急性白血病などの緊急対応を要する造血器疾患を疑った場合，血栓性血小板減少性紫斑病（thrombotic thrombocytopenic purpura；TTP）が疑われる場合，血小板 20,000/μL 以下で出血傾向がある場合，なくても高度な血小板減少がある場合は血液専門医に相談する。

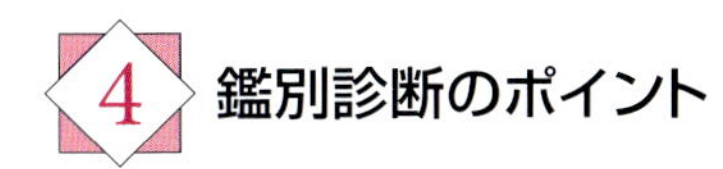

4 鑑別診断のポイント

出血傾向を来す疾患は 132 頁表 2 参照。

1. 頻度の高い疾患

a. 老人性紫斑

高齢者の手背や前腕伸側にみられる。やや大きくて形がさまざまな表在性の新旧の出血が入り交じっている皮下出血は消退しにくい。検査上異常がないことで除外診断される。出血傾向のスクリーニング検査を行う。

b. 単純性紫斑

比較的若い女性の大腿に多くみられる。検査上異常がないことで除外診断される。異常がないことを確認するために出血傾向のスクリーニング検査を行う。

c. ワーファリン過量

ワーファリン内服中の患者で出血傾向を認めたときに疑い，PT を測定する。

d. NSAIDs による血小板機能異常

薬物使用歴から疑う。診断のためには血小板機能検査を行う（ADP による二次凝集とコラーゲン凝集が低下または欠如する）。

e. 薬剤性血小板減少症

使用薬剤がある場合に想起する。被疑薬を中止する。

f. 肝疾患

肝機能異常を認めるときに着目する。肝機能検査，凝固スクリーニング，腹部 CT，エコーなどをオーダーする。

2. 重篤な疾患

a. 再生不良性貧血，急性白血病

b. 特発性血小板減少性紫斑病

c. 播種性血管内凝固（DIC）

基礎疾患（特に敗血症などの重症感染症と悪性腫瘍）を認める場合に考慮する。血小板数，プロトロンビン時間（PT），フィブリノーゲン濃度，フィブリノーゲン・フィブリン分解産物（FDP）または D-dimer は最低限検査する。

d. 血栓性血小板減少性紫斑病（TTP）

微小血栓形成による症状が主であるが，血小板が著明に減少すると出血傾向を来すことがある。血小板減少と溶血性貧血の所見（網状赤血球，間接ビリルビン，LDH 上昇）を認めるときに疑い，末梢血スメアで破砕赤血球が出現しているか鏡検する。血小板減少，細血管障害性溶血性貧血，中枢神経症状，腎機能障害，発熱の 5 徴が揃わなくても血漿交換を開始する。ADAMTS13 活性，ADAMTS13 インヒビターを測定する *。

*Fujimura Y, et al. Registry of 919 patients with thrombotic microangiopathies across Japan: database of Nara Medical University during 1998-2008. Intern Med 49: 7-15, 2010.

3. まれな疾患

a. 再生不良性貧血，急性白血病，骨髄異形成症候群などの造血器疾患

CBC で血小板減少を認め，血小板以外の血球にも異常を認める。骨髄検査をオーダーする。

b. 特発性血小板減少性紫斑病

CBC で単独の血小板減少を認めることで疑い，ほかの血小板減少を来す原因がないことを確認して除外診断するが，ヘリコバクター・ピロリ感染の検査を行う *。60 歳未満で典型的な所見を呈する場合は骨髄検査は必須ではないが，60 歳以上の患者，ITP として非定形的な所見を認める場合には骨髄検査を行うと決めておいた方がよい。若年女性では全身性エリテマトーデス（SLE）の可能性を考慮して抗核抗体を検査する **。

* Yehudai D, et al. Autoimmunity and novel therapies in immune mediated thrombocytopenia. Semin Hematol.

50 Suppl 1: S100-108, 2013.

** Kuwana M. Helicobacter pylori-associated immune thrombocytopenia: clinical features and pathogenic mechanisms. World J Gastroenterol 20: 714-723, 2014.

c. Schönlein-Henoch 紫斑病（アレルギー性紫斑病）

小児に多いが成人でも発症する。盛り上がった丘疹状の点状出血が四肢の伸側に対称的にみられ，特に先行感染（約30%で認める）を伴う場合に疑う。関節炎，腹痛，血尿・蛋白尿を伴うことがある。凝固検査スクリーニングを行うが異常を認めない。

d. von Willebrand 病

幼児期より皮膚・粘膜出血（特に鼻出血）を繰り返したり，小手術，抜歯時の止血困難，女性では月経過多があるときに疑う。出血時間をオーダーする。出血時間が延長していたり，スクリーニング検査でPTが正常でAPTTが延長していれば血小板機能検査（リストセチンを含む），vWF抗原（vWF:Ag），vWF活性（リストセチンコファクター活性；vWF:RCo）の定量をオーダーする。

e. 血友病 A，B

重症は小児期から何らかの異常出血を認めることで診断される。軽症ではほとんど出血傾向がないか軽度であるが，抜歯や小手術の際に出血を認めたり術前検査で血小板，PTは正常で，APTTが延長していることで疑われる。第VIII因子，第IX因子活性をオーダーする。

f. 本態性血小板血症

血小板数が増加しているときに疑う。増加した血小板が，vWFと結合することにより，後天性von Willebrand病の状態を作り出しているため出血傾向を来たす。骨髄検査，JAK2遺伝子V617F変異を検査する[*,**]。

* Palandri F, et al. Bleeding in essential thrombocythemia: a retrospective analysis on 565 patients. Br J Haematol 156: 281-284, 2012.

** Michiels JJ, et al. The paradox of platelet activation and impaired function: platelet-von Willebrand factor interactions, and the etiology of thrombotic and hemorrhagic manifestations in essential thrombocythemia and polycythemia vera. Semin Thromb Hemost 32: 589-604, 2006.

CASE1　特に自覚症状はなし

患　者　● 67歳，男性

現病歴　● 当院耳鼻科より紹介。左真珠腫性中耳炎にて全身麻酔下での手術を予定しており，術前検査にてPTの延長を認めたため，手術に関して問題がないか照会。

既往歴　● 20年前と8年前に右真珠腫の手術をされている。3年前から次第に難聴が進行してきている。

家族歴　● 出血傾向について家族のメンバーの中で問題になった者はいない。

身体所見　● 身長157 cm，体重72 kg，血圧136/80 mmHg，脈拍72/min，整。胸部打聴診異常なし。腹部は平坦で軟，圧痛なし。神経学的な異常を認めず。出血斑などの皮疹なし。採血痕を探すも認めず。

検査成績　● 表1参照。

臨床経過　● これまでの手術歴と第VII因子が40%は常にあることから，通常の手術は可能と考え，手術は通常どおり施行した。回復期間も特に長くはなかった。第VII因子欠損または異常症が考えられたが，本症例の年齢，日常生活に支障がないことと，family studyを希望されなかったことからこれ以上の検索は控え，経過観察とした。

解　説　● 本症例は軽度の肝障害はあるものの，ワーファリンなどの薬剤や，ビタミンK不足はまず否定できる。インヒビター活性は認められなかったので，おそらく先天性の第VII因子欠損症または異常症の疑いが持たれる。

● 先天性第VII因子欠乏症はPTの延長と，APTTの正常を特徴とする，常染色体劣性遺伝形式を呈する，50～100万人に1人の発生頻度とされるまれな先天性凝固障害とされている。

● 無症候例は30%がホモ接合体，26%が複合接合体，40%がヘテロ接合体ということになっている。一般的には重篤な出血を来す症例は多くないとされている。また，ヘテロ接合体は無症候であるといわれてきたが，19%は症候性で主に皮膚粘膜出血を来すともいわれてい

表 1

CBC		下限値	上限値	単位	生化学		下限値	上限値	単位	血清・凝固その他		下限値	上限値	単位
WBC	80	35	70	x10^2/μL	AST	29	8	35	U/L	CRP	0.4	0.0	0.5	mg/dL
RBC	796	350	510	x10^4/μL	ALT	43	5	40	U/L	Fe	138	55	110	μg/dL
Hb	16.2	11.7	15.8	g/dL	AlP	212	100	360	U/L	UIBC	217	139	297	μg/dL
Ht	45.9	37.0	49.0	%	γGTP	97	0	72	U/L	Ferritin	134.6	3.6	114.0	ng/mL
MCV	92.4	80.0	98.0	fL	CPK	89	40	200	U/L	出血時間	1 分 30 秒			
MCH	32.7	27.5	33.2	pg	ChE	446	185	430	U/L	PT	42	70	130	%
MCHC	35.4	31.0	35.5	%	LDH	153	80	230	U/L	APTT	29.6	25.0	40.0	sec
RDW	11.6	11.5	14.5	%	T-Bil	0.32	0.20	0.80	mg/dL	Fibrinogen	320	180	350	mg/dL
PLT	25.0	14.0	35.0	x10^4/μL	TP	7.6	6.0	8.0	g/dL	第 VII 因子	21	75	140	%
PCT	0.223	0.148	0.296	%	Alb	4.6	4.0	5.0	g/dL					
MPV	8.9	7.1	10.1	f	UA	5.8	2.0	6.0	mg/dL					
PDW	16.5	16.6	18.9	%	BUN	20.2	8.0	20.0	mg/dL					
Retics	1.6			%	CRE	0.72	0.40	1.20	mg/dL					
塗抹標本					Na	141	135	147	mEq/L					
stab	0			%	K	3.9	3.5	4.8	mEq/L					
seg	47			%	Cl	107	95	110	mEq/L					
eosin	4			%	BS	102	60	110	mg/dL					
baso	1			%	T-Chol	208	130	230	mg/dL					
mono	8			%	TG	307	50	149	mg/dL					
lymph	40			%										

る。一方，第 VII 因子活性が 10 ～ 25%あれば，止血が可能といわれている *。

* 高宮脩他．先天性第 VII 因子欠乏症．血栓止血学会雑誌　12: 320-327，2001.

CASE2　動悸，息切れ，易疲労感

患　者
- 40 歳，女性

現病歴
- 13 年前に転倒したときに右膝の前十字靱帯損傷，半月板損傷を来し，当院整形外科にて手術を施行されたが，術後関節内出血が遷延するので当科を紹介され，von Willebrand (vWD) 病が確定している症例。以来，月経過多による鉄欠乏性貧血にて，不定期に受診・投薬を繰り返していた。この間，月経過多の原因をめぐって検索を行い多発性の子宮筋腫が原因のひとつであることも判明していた。産婦人科にてホルモン療法にて月経を止められていたが，半年ほど前から性器出血が止まらなくなり，子宮全摘をめぐって当科に紹介された。

既往歴
- 27 歳のとき，vWD と診断。鉄欠乏性貧血は月経が始まってから慢性に続いていた。帝王切開にて 2 児の母。32 歳時，鼠径ヘルニアにて手術（3 度の手術とも第 VIII 因子 /vWF 製剤を使用）。

家族歴
- 母，兄二人（兄弟全員）とも vWD。

身体所見
- 身長 168 cm，体重 60.2 kg，血圧 112/68 mmHg，脈拍 78/min，整。体温 36.3℃。SpO_2 98%。胸部打聴診異常なし。腹部は平坦で軟，圧痛なし。下肢に圧痕を残す浮腫を認めず。神経学的な異常を認めず。出血斑を含む皮疹なし。

検査成績
- 表 1 参照。

臨床経過
- 今回も同様に，あらかじめ第 VIII 因子 /vWF 製剤を投与して，子宮全摘術を実施した。術後は特に問題なく経過し退院となった。まだ術後 3 カ月の段階ではあるが，貧血は改善の傾向を示している。

解　説
- 本症例は家族歴もあり vWD の典型例である。臨床的には比較的重症と考えてもよいかもしれない。初診時，整形外科入院時に本症例を vWD と診断したことがきっかけになり，母親，兄弟の vWD を診断した。これら家族は特に明らかな出血傾向は認めなかった。
- 月経過多による鉄欠乏性貧血以外に治療を必要とする合併症はなかった。鉄剤が服用できず，鉄剤の経静脈投与も短期的な効果しか認めず，治療に難渋する子宮筋腫を持つ症例は vWD でなくても，珍しいことではない。本症例はホルモン療法により月経を止めにいったが，やがて性器出血が止まらなくなってしまったために，子宮の摘出術が避けられなかった。

表 1

CBC		下限値	上限値	単位	生化学		下限値	上限値	単位	血清・凝固その他		下限値	上限値	単位
WBC	44	35	70	x10²/μL	AST	18	8	35	U/L	CRP	0.0	0.0	0.5	mg/dL
RBC	374	350	510	x10⁴/μL	ALT	15	5	40	U/L	Fe	60	55	110	μg/dL
Hb	10.5	11.7	15.8	g/dL	AlP	182	100	360	U/L	UIBC	312	139	297	μg/dL
Ht	31.2	37.0	49.0	%	γGTP	13	0	72	U/L	Ferritin	9.4	3.6	114.0	ng/mL
MCV	83.4	80.0	98.0	fL	LDH	144	80	230	U/L	PT	80	70	130	%
MCH	28.1	27.5	33.2	pg	T-Bil	0.46	0.20	0.80	mg/dL	APTT	41.6	25.0	40.0	sec
MCHC	33.6	31.0	35.5	%	TP	7.3	6.0	8.0	g/dL	Fibrinogen	259	180	350	mg/dL
RDW	14.8	11.5	14.5	%	Alb	4.7	4.0	5.0	g/dL	第 VIII 因子	72	60	150	%
PLT	19.3	14.0	35.0	x10⁴/μL	UA	5.4	2.0	6.0	mg/dL	第 IX 因子	127	70	130	%
PCT	0.157	0.148	0.296	%	BUN	10.8	8.0	20.0	mg/dL	v WF 定量	22	50	155	%
MPV	8.1	7.1	10.1	fL	CRE	0.60	0.40	1.20	mg/dL	v WF 活性	8	60	170	%
PDW	17.7	16.6	18.9	%	Na	140	135	147	mEq/dL					
Retics	1.5			%	K	4.1	3.5	4.8	mEq/dL					
塗抹標本					Cl	103	95	110	mEq/dL					
好中球	50.3			%	BS	86	60	110	mg/dL					
好酸球	6.1			%	T-Chol	186	130	230	mg/dL					
好塩基球	0.9			%	TG	161	50	149	mg/dL					
単球	5.0			%										
リンパ球	37.7			%										

●比較的軽症の vWD は，鉄欠乏性貧血の中に埋もれている可能性があることを忘れないでおきたい。

CASE3 変形，可動域の制限を伴う多発性関節痛

患　者
●71 歳，男性

現病歴
●記録によれば 35 年前から当院にて第 VIII 因子製剤などの投与を行っている。15 年ほど前から私が担当になった。高齢ではあるが社会活動への参加意欲は旺盛で現在も管理的立場で働いている。当然のことながら，長い闘病生活の間に，関節の拘縮，強直が進行し，関節の可動域が制限されてしまった現在は，移動に車椅子を使用している。大関節の障害は高度であるが手指などの小関節の機能は保たれている。定期的に第 VIII 因子製剤の自己注射をしているが，未だに膝関節，足関節の疼痛に悩まされている。

既往歴
●詳細は不詳であるが，HCV によると考えられる慢性の肝障害を認める。B 型肝炎は既感染パターンを示すなど長い治療歴を示している。高血圧症，高尿酸血症，前立腺肥大症などを指摘されている。

家族歴
●不詳

身体所見
●身長 156 cm，体重 63 kg，血圧 146/82 mmHg，脈拍 72/min，整。SpO_2 98%。両側上下眼瞼に皮下出血を認めず。口腔内に出血を認めず。胸部打聴診異常なし。腹部は肥満のためやや膨隆しているが，圧痛なし。両側足関節，膝関節，肘関節などの腫脹と可動域の制限を認める。下肢に圧痕を残す浮腫なし。神経学的な異常を認めず。出血斑などを含む皮疹を認めず。

検査成績
●表 1 参照。
●腹部エコー：慢性肝障害を示唆する所見なし。軽度の前立腺肥大を認める。

臨床経過
●15 年ほどの受け持ち期間に，大きな変化はなく，外来のみで経過を観察できている。未だに関節内出血の発作を来すことがあり，疼痛に悩まされている。定期投薬にて出血の危険性をできるだけ下げたいと考えている。また，併存疾患には，それぞれ専門領域からのアドバイスを適宜もらっている。

解　説
●長期間の治療歴を常に感じさせる症例である。おそらく診断当初は全血輸血でしのいできたものと考えられる。いつ感染したのかは今となっては不明であるが，HCV によると考えられる慢性肝障害を認める。B 型肝炎の既往なども，第 VIII 因子製剤の純度が高くなるまでのエピソードと考えられる。
●関節の機能障害は，治療法が未熟な時期に，出血のコントロールがずいぶん不良であったこ

表1

CBC		下限値	上限値	単位	生化学		下限値	上限値	単位	血清・凝固その他		下限値	上限値	単位
WBC	46	35	70	$x10^2/\mu L$	AST	115	8	35	U/L	CRP	0.2	0.0	0.5	mg/dL
RBC	434	350	510	$x10^4/\mu L$	ALT	129	5	40	U/L	Fe	108	55	110	μg/dL
Hb	14.3	11.7	15.8	g/dL	AlP	202	100	360	U/L	UIBC	259	139	297	μg/dL
Ht	43.3	37.0	49.0	%	γGTP	76	0	72	U/L	Ferritin	51.9	3.6	114.0	ng/mL
MCV	99.8	80.0	98.0	fL	ChE	243	185	430	U/L	IgG	2268	870	1700	mg/dL
MCH	32.0	27.5	33.2	pg	LDH	257	80	230	U/L	IgA	192	110	410	mg/dL
MCHC	33.1	31.0	35.5	%	T-Bil	0.60	0.20	0.80	mg/dL	IgM	81	33	190	mg/dL
RDW	15.6	11.5	14.5	%	TP	7.6	6.0	8.0	g/dL	C3	121	85	160	mg/dL
PLT	19.4	14.0	35.0	$x10^4/\mu L$	Alb	3.8	4.0	5.0	g/dL	C4	20	16	45	mg/dL
PCT	0.145	0.148	0.296	%	UA	5.2	2.0	6.0	mg/dL	CH50	25.3	25.0	48.0	CH50/mL
MPV	7.5	7.1	10.1	fL	BUN	142.0	8.0	20.0	mg/dL	PT	102	70	130	%
PDW	16.1	16.6	18.9	%	CRE	0.70	0.40	1.20	mg/dL	APTT	61.9	25.0	40.0	sec
Retics	1.8			%	Na	140	135	147	mEq/L	Fibrinogen	236	180	350	mg/dL
塗抹標本					K	4.1	3.5	4.8	mEq/L	第VIII因子	2	60	150	%
stab	2			%	Cl	104	95	110	mEq/L	インヒビター活性	(−)			
seg	46			%	BS	121	60	110	mg/dL					
eosin	6			%	CPK	86	40	200	U/L					
baso	2			%	T-Chol	194	130	230	mg/dL					
mono	7			%	TG	81	50	149	mg/dL					
lymph	37			%	HbA1c	6.2	4.6	6.2	%					

とをうかがわせる。これ以上PSを下げないことと，HCV感染の進展による合併症を防ぐ努力が必要と考えている。

CASE4 右眼網膜剥離手術後の止血困難

患者
- 23歳，男性

現病歴
- 先天性臀部巨大血管腫による慢性DICにて複数の病院にて治療，経過を観察されている。
- 3週間前に視力低下を自覚して他院を受診。両眼網膜剥離の診断のもと2週間前に左眼の手術を実施，これは出血なく経過した。2週間前に右眼の手術を実施したが，術後出血が持続し，診察や再手術も困難となり，慢性DICのコントロールによる右眼の止血を目的に当科に転院となった。

既往歴
- 先天性臀部巨大血管腫。複数の病院，形成外科血管腫外来や放射線科などで繰り返し硬化療法を行ってきたが効果なく，最近7年ほどは特定の病院に通院していない。

家族歴
- 特記すべきものなし。

身体所見
- 身長173 cm，体重65 kg，血圧112/72 mmHg，脈拍64/min，整。SpO_2 98%。右眼はガーゼで圧迫。ガーゼは血液で汚染していた。胸部打聴診異常なし。腹部は平坦で軟，圧痛なし。下肢に圧痕を残す浮腫なし。神経学的な異常を認めず。出血斑などを含む皮疹を認めず。

検査成績
- 表1参照。

臨床経過
- FFPにて凝固因子を補充しながらトラネキサム酸を使用したところ，データ上の改善はあまり認めなかったが，右眼の止血には成功した。第12病日，紹介元の病院に転院となった。

解説
- 長いブランクがあったとはいえ，長期にわたり経過を観察してきた病院に戻ることになった。当院との関わりはあまりないが，まれな症例と考えられたので紹介する。
- 線溶優位なDICと考えて，FFPにてフィブリノーゲンを補充するとともに，抗線溶療法を行った。DIC治療は原因疾患の治療が決定的な意味を持つので，対症療法を行ったに過ぎない。したがって，材料を投与している間はデータの改善は望めない。しかし局所の止血効率を上げることで，臨床的には止血効果があったと考えている症例である。

表 1

CBC		下限値	上限値	単位	生化学		下限値	上限値	単位	血清・凝固その他		下限値	上限値	単位
WBC	65	35	70	x10^2/μL	AST	16	8	35	U/L	CRP	0.3	0.0	0.5	mg/dL
RBC	440	350	510	x10^4/μL	ALT	15	5	40	U/L	Fe	108	55	110	μg/dL
Hb	13.1	11.7	15.8	g/dL	AlP	181	100	360	U/L	UIBC	259	139	297	μg/dL
Ht	40.8	37.0	49.0	%	γGTP	36	0	72	U/L	Ferritin	51.9	3.6	114.0	ng/mL
MCV	92.7	80.0	98.0	fL	ChE	408	185	430	U/L	IgG	2268	870	1700	mg/dL
MCH	29.9	27.5	33.2	pg	LDH	210	80	230	U/L	IgA	192	110	410	mg/dL
MCHC	32.2	31.0	35.5	%	T-Bil	1.04	0.20	0.80	mg/dL	IgM	81	33	190	mg/dL
RDW	13.2	11.5	14.5	%	TP	7.6	6.0	8.0	g/dL	C3	121	85	160	mg/dL
PLT	12.1	14.0	35.0	x10^4/μL	Alb	5.1	4.0	5.0	g/dL	C4	20	16	45	mg/dL
PCT	0.111	0.148	0.296	%	UA	4.4	2.0	6.0	mg/dL	CH50	25.3	25.0	48.0	CH50/mL
MPV	9.1	7.1	10.1	fL	BUN	12.3	8.0	20.0	mg/dL	PT	65	70	130	%
PDW	17.5	16.6	18.9	%	CRE	0.61	0.40	1.20	mg/dL	APTT	33.7	25.0	40.0	sec
Retics	2.0			%	Na	141	135	147	mEq/L	Fibrinogen	66	180	350	mg/dL
塗抹標本					K	4.4	3.5	4.8	mEq/L	AT-III	118	83	118	%
stab	5			%	Cl	103	95	110	mEq/L	D-dimer	59.2	0.0	1.5	μg/mL
seg	72			%	Ca	9.8	8.5	11.0	mg/dL	FDP	130			μg/mL
eosin	3			%	BS	98	60	110	mg/dL	TAT	37.9	0.0	3.0	ng/mL
baso	0			%	S-AMY	30	30	130	U/L	PIPC	8.7	0.0	8.7	μg/mL
mono	2			%	CPK	30	40	200	U/L					
lymph	18			%	T-Chol	194	130	230	mg/dL					
					TG	81	50	149	mg/dL					

12章 凝固亢進

基礎知識

- 生体内では血液は凝固しないが，一度血管の損傷が起きるとただちに血液は凝固する。この仕組みは凝固機構と称され，血管内皮細胞，血小板，凝固因子，線溶因子およびこれらの阻止因子が非常に複雑に関連し，凝固機構を制御している。「通常の状態では認められない凝固」が生じる状況を凝固傾向・過凝固状態と呼んでいる。
- 凝固傾向により血栓形成傾向を来すが，動脈血栓と静脈血栓では，基礎疾患，発症機序，治療が異なる。
- 動脈血栓は，血小板が主体をなす「血小板血栓」「白色血栓」であり，動脈硬化性病変を基盤として発生する。
- 静脈血栓は，血流の停滞や凝固活性の亢進のもとに発生するフィブリンと赤血球が主体の「フィブリン血栓」「赤色血栓」である。
- 凝固傾向は，動脈硬化性病変がなくても血栓症を来しやすい状態であり，臨床的には静脈血栓が問題となる場合が多い。とりわけ，深部静脈血栓症（deep vein thrombosis；DVT）と肺塞栓症（pulmonary thromboembolism；PTE）が重要である。
- DVT は，欧米人に比べてアジア人では頻度が少ないとされてきたが，わが国でも近年急速に増加してきている*。

  * Nakamura M, et al. Current management of venous thromboembolism in Japan: Current epidemiology and advances in anticoagulant therapy. J Cardiol pii: S0914-5087（15）00098-2, 2015.

- 凝固傾向には，凝固阻止因子・線溶系因子の先天的異常による先天性の血栓性素因と，他の基礎疾患や病態による後天性の血栓性素因がある。これは人種差が大きいことが特徴的であり，診断の過程では十分に考慮する必要がある。
- 先天性のものは，わが国ではアンチトロンビン欠損症，プロテイン C 欠損症，プロテイン S 欠損症が問題となる*, **。さらにプラスミノゲン異常症はわが国では全人口の 1 ～ 3%を占めており***，このことは上記 3 者との複合異常も珍しくないことを意味しており，結果的には凝固傾向への素因を付与することになる。

  * Miyata T, et al. Prevalence of genetic mutations in protein S, protein C and antithrombin genes in Japanese patients with deep vein thrombosis. Thromb Res 124: 14-18, 2009.

  ** Shindo A, et al. Clinical features and underlying causes of cerebral venous thrombosis in Japanese patients. Int J Hematol 99: 437-440, 2014.

  *** Ooe A, et al. Common mutation of plasminogen detected in three Asian populations by an amplification refractory mutation system and rapid automated capillary electrophoresis. Thromb Haemost 82: 1342-1346, 1999.

- 血栓症状としては先天性血栓症では一部の疾患を除いて，主として深部静脈血栓症であるが，後天性血栓症，ホモシステイン血症，抗リン脂質抗体症候群では動脈血栓症も認められる（表 1，表 2）。
- 後天性のものでは，抗リン脂質抗体症候群，血栓性血小板減少性紫斑病（TTP），溶血性尿毒症症候群（HUS）が特に問題となる。
- 後天性の血液疾患では，骨髄増殖性腫瘍，発作性夜間ヘモグロビン尿症も血栓性素因を作る。

表 1　血栓性疾患の臨床像

	動脈血栓	静脈血栓
アンチトロンビン欠損症	なし	あり
プロテイン C 欠損症	なし	あり
プロテイン S 欠損症	なし	あり
高ホモシステイン血症	あり	あり
抗リン脂質抗体症候群	あり	あり

高松純樹．血栓性疾患．浅野茂隆他．三輪血液病学．東京：文光堂；p.1760．2006 年．

表 2　静脈血栓症を来す病態

先天性	後天性
プロテイン C 欠損症	高齢
プロテイン S 欠損症	外傷，手術（特に腹部，骨盤，整形外科領域）
アンチトロンビン欠損症	長期臥床
フィブリノーゲン異常症	肥満
	喫煙
	悪性腫瘍
	骨髄増殖性腫瘍
	表在静脈血栓症
	妊娠，出産
	経口避妊薬，ホルモン補充療法
	抗リン脂質抗体 / ループスアンチコアグラント
	高ホモシステイン血症
	発作性夜間ヘモグロビン尿症

高松純樹．血栓性疾患．浅野茂隆他．三輪血液病学．東京：文光堂；p.1759．2006．

1 病歴・身体所見のポイント

① 凝固傾向は，多くは後天性で，通常は血栓症（特に静脈血栓症）を発症して受診するため，血栓の生じた部位に応じた症状を認めるが，肺塞栓症，深部静脈血栓症の頻度が高い。

② 肺塞栓症の主症状は，呼吸困難と胸痛である。他の症状としては，咳嗽，血痰，喘鳴，冷汗，不安感などがある。

③ 深部静脈血栓症の症状は，下肢の痛みと腫脹である。

④ 血栓症の既往歴：発症年齢，部位，反復して発症しているかなどについて詳細に問診する。ワーファリン服用者で皮膚壊死の既往の有無や，喫煙歴も重要である。

⑤ 発症に際して手術，外傷，長期臥床との関連，女性では，経口避妊薬，ホルモン補充療法などの使用，妊娠歴および妊娠合併症の既往（子宮内発育遅延，反復性流産，習慣性胎児死亡，妊娠初期の重症子癇など）について問診する[*-***]。

* MacCallum P, et al. Diagnosis and management of heritable thrombophilias. BMJ 349: 4387, 2014.

** Kline JA, et al. Systematic review and meta-analysis of pregnant patients investigated for suspected pulmonary embolism in the emergency department. Acad Emerg Med 21: 949-959, 2014.

*** Jacobsen AF, et al. Venous thromboembolism associated with pregnancy and hormonal therapy. Best Pract Res Clin Haematol 25: 319-332, 2012.

⑥ 若年発症の血栓症の家族歴，若年発症（40 歳以下），非典型部位（脳静脈洞，門脈，腸間膜静脈など）の血栓症，反復性などは，先天性血栓性素因を示唆する[*,**]。

* Coccheri S, et al. Pro-thrombotic states and their diagnosis. Ann Ital Med Int 9: 16-21, 1994.

** 宮田敏行他．日本人における先天性血栓性素因—欧米との比較—．臨床血液　55: 908-916, 2014.

⑦ 先天性血栓性素因のホモ接合体患者は，新生児期から重篤な症状を来す。成人発症の患者はヘテロ接合体で，通常，小児期には血栓症を生じないが，40 歳以前に血栓症を発症することが多い。

⑧ 悪性腫瘍により血栓傾向を来すことがあるため，体重減少や全身倦怠感などの症状がないか問診する[*,**]。

* Connolly GC, et al. Platelets and cancer-associated thrombosis. Semin Oncol 41: 302-310, 2014.
** Deng A, et al. Venous thromboembolism in cancer patients. Hosp Pract (1995) 42: 24-33, 2014.

⑨ 静脈血栓症を発症した患者は複数の後天性のリスクファクターを有することが多いため，これらについて評価する（→ p. 142 表 2）。
⑩ バイタルサインは最も基本的な所見である。
⑪ 体重減少，全身倦怠感などに加えて，神経学的所見，血管系，下肢（表在性あるいは深在性静脈血栓症の有無，下肢の発赤，腫脹，熱感など），胸部（呼吸困難，胸痛など），心臓，腹部，加えて皮膚（皮膚壊死，網状リベド）など特異的な徴候を丹念に調べる。

2 検査のポイント（図 1）

① CBC，白血球分画，網状赤血球数
② PT，APTT，D-dimer，フィブリノーゲン，アンチトロンビン
③ LDH，AST，ALY，T-Bil，D-Bil，AlP
④ 抗カルジオリピン抗体（IgG）（後天性血栓傾向を疑う患者）
⑤ 抗 CL・β_2GP1 抗体（後天性血栓傾向を疑う患者）
⑥ ループスアンチコアグラント（後天性血栓傾向を疑う患者）
⑦ Protein C 活性（先天性血栓傾向を疑う患者）
⑧ Protein S 活性（先天性血栓傾向を疑う患者）
⑨ 総ホモシステイン（先天性血栓傾向を疑う患者）
⑩ NAP（慢性骨髄増殖性疾患，発作性夜間ヘモグロビン尿症を疑う患者）
⑪ 末梢血球 CD55, CD59（発作性夜間ヘモグロビン尿症を疑う患者）
⑫ JAK2V617F 遺伝子変異（慢性骨髄増殖性疾患を疑う患者）
⑬ 骨髄検査，染色体分析（慢性骨髄増殖性疾患を疑う患者）
⑭ 胸部 X 線写真
⑮ ECG
⑯ 腹部超音波（悪性腫瘍，骨髄増殖性腫瘍を疑う患者）

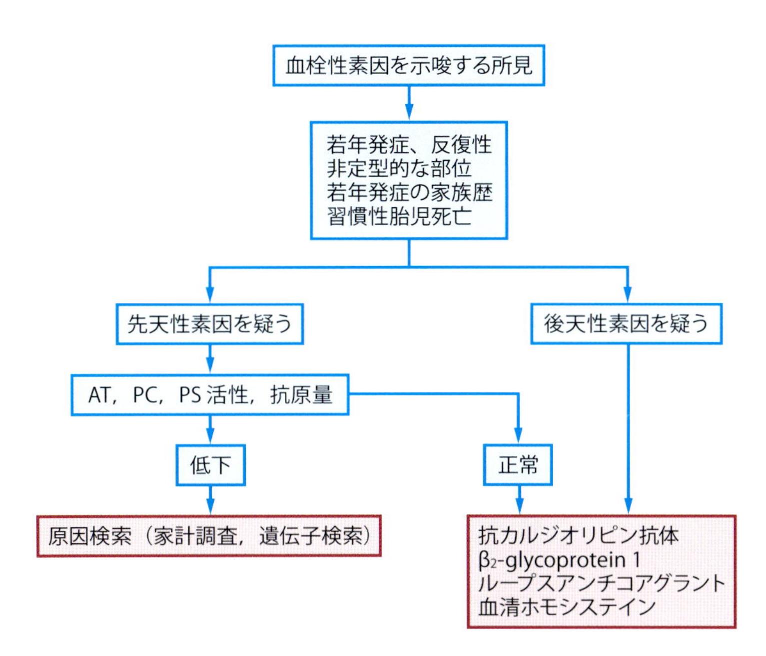

図 1　血栓傾向の分析フローチャート
高松純樹．血栓性疾患．浅野茂隆他監修．三輪血液病学　第 3 版．東京：文光堂；p.1761，2006.

⑰ 下肢静脈超音波（深部静脈血栓症を疑う患者）
⑱ 下肢造影 CT（深部静脈血栓症を疑う患者）
⑲ 胸部造影 CT（肺塞栓を疑う患者）

血栓症が疑われる患者で，D-dimer が陰性の場合は血栓塞栓症の合併は否定的であるが，陽性の場合でも，必ずしも血栓症であるとは限らない。

3 鑑別診断のポイント

1. 頻度の高い疾患

- 血栓塞栓症の原因として先天性凝固傾向の頻度は高くないことから，若年発症の血栓症の家族歴，若年発症（40 歳以下），非典型部位（脳静脈洞，門脈，腸間膜静脈など）の血栓症，反復性など血栓性素因を示唆する所見がなければ，静脈血栓症を初めて生じた患者に先天性血栓性素因の検査は必ずしも必要としない。
- 先天性凝固傾向が疑われる場合は，プロテイン C，プロテイン S，アンチトロンビン活性をオーダーする。
- 静脈血栓症を発症した患者は，複数のリスク因子によって誘発された静脈血栓症の場合が多い。
- 後天性のリスクで頻度の高いものについて検討する。
  ① 長期臥床による静脈血栓症：血流のうっ滞により血栓傾向となる。
  ② 手術による静脈血栓症：手術に伴う組織因子の放出により凝固系が活性化される。また，特に腹部，骨盤，整形外科領域の手術では局所の血流のうっ滞を来しやすく，さらに，術前後の臥床によるうっ滞も関与する。
  ③ 悪性腫瘍による静脈血栓症：腫瘍に特徴的な症状のほかに体重減少や全身倦怠感などの全身症状について問診し，症状があれば精査を行う。
  ④ 経口避妊薬，ホルモン補充療法による静脈血栓症：それぞれ静脈血栓症のリスクを 3～6 倍，2～4 倍高めるため，これらの使用歴について問診する。
  ⑤ 抗リン脂質抗体症候群：静脈血栓症だけでなく動脈血栓症も来す。妊娠高血圧，不育症，習慣性流産などの妊娠合併症を来しやすい。これらの症状を認める場合に疑い，抗カルジオリピン抗体，抗 β_2-glycoprotein 1（β_2GP1）抗体，ループスアンチコアグラントをオーダーする。

2. まれな疾患

a. 骨髄増殖性腫瘍

血小板増加，血液粘稠度の亢進により血栓症のリスクとなる。多血症，特に真性多血症，本態性血小板血症で血栓症の合併が多い。CBC での異常により鑑別のための検査を行う。

b. 高ホモシステイン血症

冠動脈疾患のリスクファクターであるが，血栓症の原因となることもあり，疑われる場合はホモシステイン濃度を測定する。

c. 発作性夜間ヘモグロビン尿症

わが国においても本疾患の血栓症の合併は決して少なくない。溶血など他の症状から疑われる場合は，好中球アルカリホスファターゼ活性，赤血球表面 CD55，CD59 の検査を行う。

CASE1 門脈血栓症，出血傾向

患者
- 51 歳，男性

現病歴
- 約 20 年前，他院にて発作性夜間ヘモグロビン尿症（paroxysmal nocturnal hemoglobinuria；PNH）と診断された。輸血をするほどではないが，時々朝の尿がコーラ色になることがあった。
- 本院初診は 14 年前。下腿静脈血栓症を来し，右外果の発赤・圧痛を自覚，徐々に増悪し右下肢の圧痛も生じたため入院。MRI にて右下肢静脈の途絶を認めていた。ワーファリンが開始になったが，溶血発作の頻度が上がってきたため，この頃から濃厚赤血球製剤（RCC）の輸血を開始している。また，全身の血栓症のコントロールに苦慮し始めた。CD55，CD59はともに白血球ではほとんどが陰性，赤血球は輸血の影響下でキメラの状態であった。

- 13年前，片麻痺，構語障害にて入院。TIAと診断されている。頸動脈にplaqueを認めたためアスピリンの投与も開始された。
- 12年前，比較的急速に腹水が貯留するようになり入院，検索の結果，下大静脈の閉塞を指摘されBudd-Chiari症候群と診断され，ステントを留置された。
- 11年前，胸部不快感を訴え入院。このとき肝障害を認めエコーなどでびまん性の肝静脈血栓を認めたが，抗凝固療法は奏効するものの，出血傾向との狭間でコントロールに苦慮していた。その後も血栓症に合併する，肝静脈，門脈血栓による腹水に悩まされ（図1），定期的に腹水穿刺を受けていたが，栄養状態が次第に悪化していくため，10年前，デンバーシャントを留置した。腹水は軽快傾向を示したが，その後は肝静脈血栓症と門脈血栓症の発生と消失を繰り返し，そのたびに入退院を繰り返していた。しかし，病勢は次第に改善傾向を示し6年ほど前から約2年ほどは肝静脈血栓，門脈血栓の発生をみていないが，時に起きる溶血発作は防ぎきれず，約6週間に1回の頻度で洗浄RCCの輸血を行っている。今回，eculizumabが認可されたため，導入に向けて入院となる。

既往歴

- 約20年前，PNHと診断。
- 14年前，下肢静脈血栓症（ワーファリン投与開始）
- 13年前，TIA（アスピリン投与開始）
- 12年前，Budd-Chiari症候群（下大静脈ステント留置）
- 10年前，肝静脈血栓症，門脈血栓症による腹水（デンバーシャント留置）
- アレルギー歴，鰯，秋刀魚，柑橘類など。

家族歴

- 特記すべきものなし。

身体所見

- 身長168 cm，体重51 kg，血圧112/68 mmHg，脈拍82/min，整。胸部打聴診異常なし。腹部は平坦で軟，胸骨下正中に臍下にわたる切開創あり。右前腋窩線上，季肋部皮下にデンバーシャントのバルブを触れる。圧痛なし。神経学的な異常を認めず。皮疹なし。四肢末梢に浮腫なし。

検査成績

- 表1，表2参照。

臨床経過

- PTをINRで2.5から3.0の間にコントロールすることによりかなり門脈血栓は縮小・消失するようになったものの，鼻出血などの出血傾向との板挟みになっていたが，ワーファリンの投与量を柔軟に増減することで何とかやりくりをつけてきたが，eculizumabを投与したところ，速やかに溶血の徴候は著明に軽快した。補体機能の抑制により血栓傾向の改善も期待された。特に有害事象は認められなかったため，外来にて経過を観察することになった。
- その後数年，外来にて経過を観察しているが，RCCの輸血依存からは離脱し，肝静脈血栓症や門脈血栓症の再発を認めることはなくなった。感染に対する抵抗力がやや低下している印象を受けるが，鼻出血などの出血傾向を抑制すべく，抗凝固剤の治療強度を軽減する方向で動き出している。

解　説

- PNHと診断されてから病悩期間が長期にわたっている症例である。この期間に，おそらく骨髄はPNHクローンで占拠されていると考えられる。実際，CD55，CD59の発現は白血球においてほとんど認めなかったことから判断される。
- PNHの場合は，ヘモグロビン尿症による血管内溶血症状が有名だが，わが国においても血栓イベントを来す症例は決して珍しくない。本症例は図1のように，肝静脈血栓症，門脈血栓症などの発生，消退を繰り返した。とりわけ門脈血栓（矢印）は印象的で脾静脈から門脈本幹にかけて血栓の消長が認められる。下大静脈閉塞時に入ったメタリックステント（矢印），デンバーシャント（矢印），肝嚢胞（矢印）が認められるが，腹水は持続している。
- デンバーシャントを植え込んだものの腹水は期待したほど減少しなかった。Eculizumabの効果は劇的で，維持量に入る頃にはLDHは著減し，絶大な溶血抑制効果をみせつけられたが，PNHによる過凝固状態に対しても，このような補体抑制療法は効果的で，使用を始めて5年を超えようとしているが，この間，腹水は消失し，自覚症状はもちろん，画像上の肝静脈血栓，門脈血栓は認めていない。
- PNHそのものの易感染性に加えて，補体によるC5以降の生理活性を止めているので補体

表1　EcuLizumab 投与前

CBC		下限値	上限値	単位	生化学		下限値	上限値	単位	血清・検尿その他		下限値	上限値	単位
WBC	65	35	70	x10^2/μL	AST	109	8	35	U/L	CRP	0.2	0	1	mg/dL
RBC	277	350	510	x10^4/μL	ALT	29	5	40	U/L	IgG	1492	870	1700	mg/dL
Hb	9.0	11.7	15.8	g/dL	γGTP	15	0	72	U/L	IgA	240	110	410	mg/dL
Ht	27.5	37.0	49.0	%	AlP	349	100	360	U/L	IgM	90	46	260	mg/dL
MCV	99.2	80.0	98.0	fL	ChE	198	185	430	U/L	C3	93	85	160	mg/dL
MCH	32.4	27.5	33.2	pg	LDH	1810	80	230	U/L	C4	32	16	45	mg/dL
MCHC	32.7	31.0	35.5	%	T-Bil	1.63	0.20	0.80	mg/dL	CH50	60.9	25.0	48.0	CH50/mL
RDW	23.0	11.5	14.5	%	D-Bil	0.28	0.00	0.30	mg/dL	C1q 免疫複合体	<1.5	0.0	3.0	μg/mL
PLT	10.2	14.0	35.0	x10^4/μL	TP	7.4	6.0	8.0	g/dL	ハプトグロビン	<10			mg/dL
PCT	0.082	0.148	0.296	%	CPK	411	40	200	U/L	CA19-9	15.3	0.0	37.0	U/mLL
MPV	8.0	7.1	10.1	fL	UA	5.1	2.0	6.0	mg/dL	CEA	1.8	0.0	3.0	ng/mL
PDW	18.9	16.6	18.9	%	BUN	24.3	8.0	20.0	mg/dL					
Retics	5.3			%	CRE	1.41	0.40	1.20	mg/dL	検尿				
NAP	6	75	98	%	Na	142	135	147	mEq/L	比重	1.017	1.002	1.030	
NAP score	11	163	384	%	K	4.0	3.5	4.8	mEq/L	p H	6.5	4.5	8.0	
塗抹標本					Cl	109	95	110	mEq/L	蛋白	(1+)			
stab	7			%	BS	58	60	110	mg/dL	糖	(-)			
seg	57			%	T-Chol	164	130	230	mg/dL	ケトン体	(-)			
eosin	2			%	Ca	8.7	8.5	11.0	mg/dL	ウロビリノーゲン	(±)			
baso	0			%	S-AMY	180	30	130	U/L	ビリルビン	(-)			
mono	3			%	Fe	42	55	110	μg/dL	尿潜血	(4+)			
lymph	31			%	UIBC	278	139	297	μg/dL	沈渣				
凝固					Ferritin	15.3	3.6	114.0	ng/mL	赤血球	5-9			1/HPF
PT	38	70	130	%						白血球	0-1			1/HPF
PT(INR)	2.13									上皮細胞	0-1			1/HPF
APTT	36.2	25.0	40.0	sec						硝子円柱	(1+)			1/HPF
Fibrinogen	383	180	350	mg/dL						顆粒円柱	(1+)			1/HPF
AT-III	127	83	118	%										
D-dimer	1.0	0.0	1.5	μg/mL										

表2　EcuLizumab 投与後 14 日

CBC		下限値	上限値	単位	生化学		下限値	上限値	単位	血清・検尿その他		下限値	上限値	単位
WBC	27	35	70	x10^2/μL	AST	25	8	35	U/L	CRP	0.1	0	1	mg/dL
RBC	236	350	510	x10^4/μL	ALT	21	5	40	U/L	IgG	1139	870	1700	mg/dL
Hb	7.9	11.7	15.8	g/dL	γGTP	18	0	72	U/L	IgA	179	110	410	mg/dL
Ht	24.6	37.0	49.0	%	AlP	305	100	360	U/L	IgM	58	46	260	mg/dL
MCV	104.2	80.0	98.0	fL	ChE	166	185	430	U/L	C3	57	85	160	mg/dL
MCH	33.7	27.5	33.2	pg	LDH	246	80	230	U/L	C4	20	16	45	mg/dL
MCHC	32.3	31.0	35.5	%	T-Bil	1.49	0.20	0.80	mg/dL	CH50	<12	25.0	48.0	CH50/mL
RDW	21.5	11.5	14.5	%	TP	6.4	6.0	8.0	g/dL	C1q 免疫複合体	<1.5	0.0	3.0	μg/mL
PLT	7.2	14.0	35.0	x10^4/μL	CPK	132	40	200	U/L	ハプトグロビン	<10			mg/dL
PCT	0.047	0.148	0.296	%	UA	5.4	2.0	6.0	mg/dL					
MPV	6.6	7.1	10.1	fL	BUN	21.8	8.0	20.0	mg/dL	検尿				
PDW	18.1	16.6	18.9	%	CRE	1.41	0.40	1.20	mg/dL	比重	1.010	1.002	1.030	
Retics	5.8			%	Na	140	135	147	mEq/L	p H	5.0	4.5	8.0	
塗抹標本					K	3.6	3.5	4.8	mEq/L	蛋白	(-)			
stab	2			%	Cl	111	95	110	mEq/L	糖	(-)			
seg	51			%	BS	72	60	110	mg/dL	ケトン体	(-)			
eosin	3			%	T-Chol	127	130	230	mg/dL	ウロビリノーゲン	(±)			
baso	1			%	Ca	8.5	8.5	11.0	mg/dL	ビリルビン	(-)			
mono	9			%	S-AMY	180	30	130	U/L	尿潜血	(±)			
lymph	34			%	Fe	60	55	110	μg/dL	沈渣				
凝固					UIBC	259	139	297	μg/dL	赤血球	1-4			1/HPF
PT	38	70	130	%	Ferritin	19.9	3.6	114.0	ng/mL	白血球	0-1			1/HPF
PT(INR)	2.25									上皮細胞	0-1			1/HPF
APTT	37.2	25.0	40.0	sec						硝子円柱	(-)			1/HPF
Fibrinogen	219	180	350	mg/dL						顆粒円柱	(-)			1/HPF

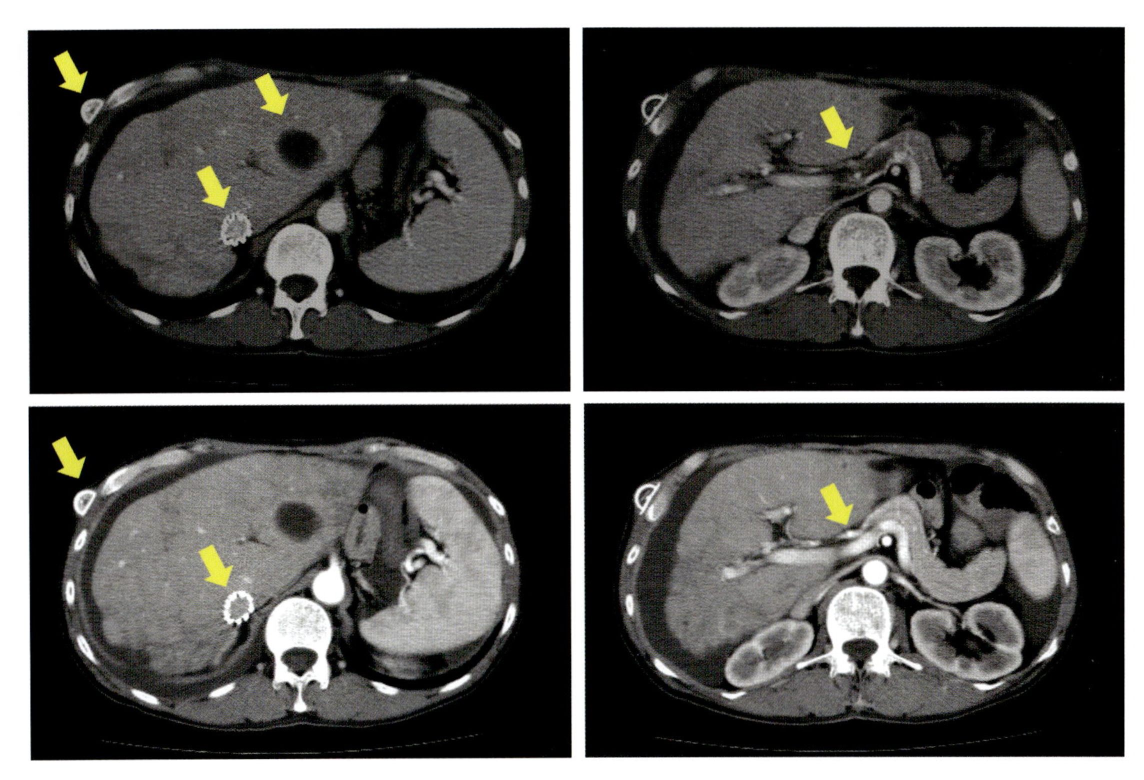

図1　門脈血栓と肝静脈血栓

依存性細胞障害活性が期待できない。したがって，感染に対しては注意深く対応していくことが必要である。

CASE2　突然の呼吸困難

患　者　● 59歳，女性

現病歴　● 6カ月ほど前から腰痛に悩まされるようになった。5カ月ほど前に近くの整形外科受診，骨粗鬆症と診断され内服治療を受けていた。症状は一時軽快したが4カ月ほど前から腰痛がさらにきびしくなってきたため，他院受診。腰椎の圧迫骨折と診断され，さらに安静加療を続けていたが，症状の改善が得られないため2カ月前，同院にてMRI，採血などを実施した結果，多発性骨髄腫の可能性を指摘され，当科を紹介，受診。IgGλ型多発性骨髄腫（Salmon Durie Stage IIA, ISS Stage II）と診断され入院の上，治療が開始されていた。若年者の多発性骨髄腫ということで型どおり，化学療法による寛解導入療法に続けて自家末梢血幹細胞移植を実施すべく寛解導入に向けた化学療法（Vincristine，Adriamycin，Dexamethasone，VAD）が開始されていた。1コース終了後休薬中であった。朝食後，ごろんとベッドに横になった瞬間に突然の呼吸困難を来し，酸素吸入を開始した。

既往歴　● 22歳時，左卵巣嚢腫にて他院にて切除術を施行。
● 43歳時，子宮癌にて当院で切除術施行。
● アレルギーは薬剤，食物ともになし。

家族歴　● 特記すべきものなし。

身体所見　● 身長158 cm，体重53 kg，血圧168/92 mmHg，脈拍108/min，整。胸部打聴診異常なし。呼吸音は通常に聴取でき，ラ音は聴取しない。腹部は平坦で軟，圧痛なし。神経学的な異常を認めず。皮疹なし。チアノーゼなし。O_2 6 l/min（Mask）。

検査成績　● 表1，表2（→p.148）参照。

表 1　発症当日，30 分後採血

CBC		下限値	上限値	単位	生化学		下限値	上限値	単位
WBC	96	35	70	x10^2/μL	AST	20	8	35	U/L
RBC	332	350	510	x10^4/μL	ALT	31	5	40	U/L
Hb	11.5	11.7	15.8	g/dL	AIP	312	100	360	U/L
Ht	34.3	37.0	49.0	%	LDH	187	80	230	U/L
MCV	103.4	80.0	98.0	fL	T-Bil	0.88	0.20	0.80	mg/dL
MCH	34.7	27.5	33.2	pg	TP	6.9	6.0	8.0	g/dL
MCHC	33.6	31.0	35.5	%	BUN	25.5	8.0	20.0	mg/dL
RDW	15.8	11.5	14.5	%	CRE	0.52	0.40	1.20	mg/dL
PLT	24.0	14.0	35.0	x10^4/μL	Na	130	135	147	mEq/L
PCT	0.152	0.148	0.296	%	K	4.1	3.5	4.8	mEq/L
MPV	6.3	7.1	10.1	fL	Cl	100	95	110	mEq/L
PDW	18.3	16.6	18.9	%	BS	155	60	110	mg/dL
塗抹標本					CK-MB	12	12		U/L
Neutro	87.3			%	CRP	0.1	0	1	mg/dL
Eosin	0.2			%	動脈ガス				
Baso	0.8			%	pH	7.430			
Mono	6.8			%	Pco$_2$	30.5			mmHg
lymph	4.9			%	Po$_2$	113.0			mmHg
凝固					HCO$_3$	19.9			mmoL/L
PT	92	70	130	%	tCO$_2$	46.8			VoL%
APTT	25.9	25.0	40.0	sec	ABE	-3.2			mmoL/L
Fibrinogen	148	180	350	mg/dL					
D-dimer	47.3	0.0	1.5	μg/mL					

表 2　発症翌日，朝採血

CBC		下限値	上限値	単位	生化学		下限値	上限値	単位
WBC	87	35	70	x10^2/μL	AST	27	8	35	U/L
RBC	331	350	510	x10^4/μL	ALT	33	5	40	U/L
Hb	11.2	11.7	15.8	g/dL	AIP	337	100	360	U/L
Ht	34.1	37.0	49.0	%	LDH	405	80	230	U/L
MCV	103.1	80.0	98.0	fL	T-Bil	0.63	0.20	0.80	mg/dL
MCH	34.0	27.5	33.2	pg	TP	6.2	6.0	8.0	g/dL
MCHC	33.0	31.0	35.5	%	CPK	33	40	200	U/L
RDW	15.8	11.5	14.5	%	S-AMY	88	30	130	U/L
PLT	27.2	14.0	35.0	x10^4/μL	BUN	17.8	8.0	20.0	mg/dL
PCT	0.176	0.148	0.296	%	CRE	0.64	0.40	1.20	mg/dL
MPV	6.5	7.1	10.1	fL	Na	136	135	147	mEq/L
PDW	18.1	16.6	18.9	%	K	4.3	3.5	4.8	mEq/L
塗抹標本					Cl	102	95	110	mEq/L
Neutro	70.8			%	Ca	8.2	8.5	11.0	mg/dL
Eosin	2.7			%	BS	155	60	110	mg/dL
Baso	0.6			%	CRP	2.5	0	1	mg/dL
Mono	9.2			%	IgG	3468	870	1700	mg/dL
lymph	16.7			%	IgA	21	110	410	mg/dL
凝固					IgM	33	46	260	mg/dL
PT	84	70	130	%	β$_2$MG	1.6	1	2	mg/L
APTT	32.9	25.0	40.0	sec	ループス AC	1.10	0.00	1.29	
Fibrinogen	121	180	350	mg/dL	CL-b2GP	<1.2	0.0	3.4	U/mL
AT-Ⅲ	113	83	118	%	CL IgG Ab	<8	0.0	9.0	U/mL
D-dimer	93.8	0.0	1.5	μg/mL	抗核抗体	<40	0	40	倍
Protein C	>150	69	144	%					
Protein S	98.0	65	135	%					

臨床経過

- VAD, 1 コース目終了して休薬中に突然, 全身性の血栓症を来した。呼吸困難の原因は図 1, 2 に示すとおり，肺動脈起始部から左右肺動脈本幹に認められた塞栓（矢印）が原因と考えられた。また，下大静脈に長く伸びる血栓（矢印）も確認されている。両下肢の深部静脈血栓（矢印）も認められた。右下腿の浮腫から, この部位の深部静脈血栓は以前からあっ

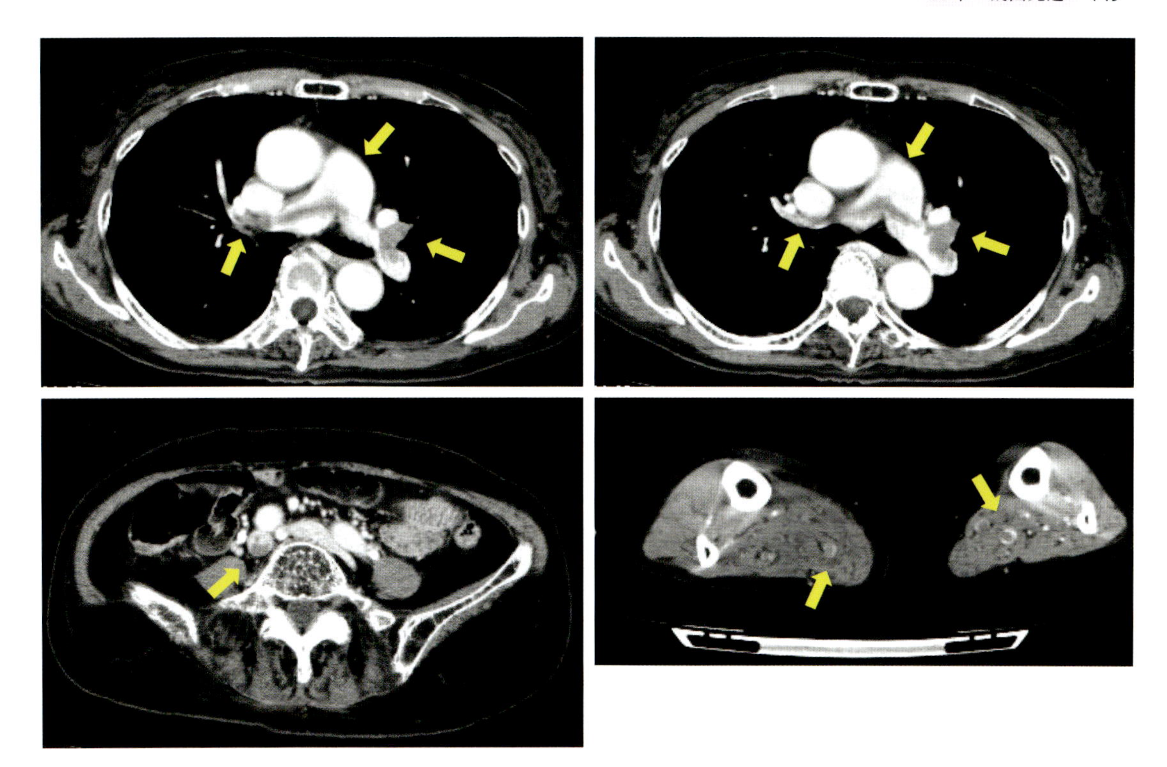

図１　静脈系血栓

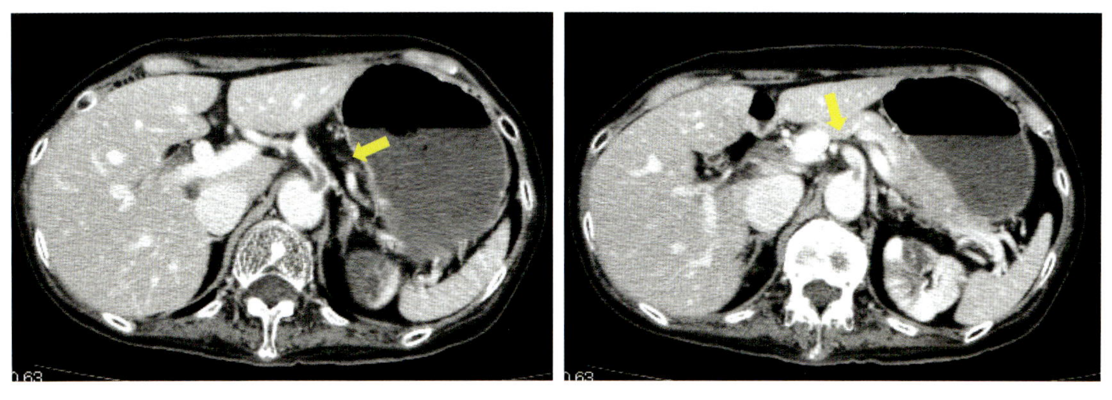

図２　動脈系血栓

たものと考えられた。驚いたことに動脈系にも血栓を認めた。腹腔動脈本幹（矢印），上腸間膜動脈双方の起始部（矢印），図には出さないが下腸間膜動脈の起始部にも血栓を認めた。動脈系には完全閉塞は認めず，血栓周囲にリング状に造影効果が認められ，血流がある程度末梢に保たれていたため，阻血による症状などは認められなかった。

- 速やかに，血栓溶解療法，抗凝固療法を実施し急性期を脱した後はワーファリンにて凝固傾向は現在に至るまで抑えられている。
- 本症例はその後，寛解導入療法を継続，終了。当初の治療計画どおり，メルファラン 200 mg/m^2 の前処置による自家末梢血幹細胞移植を 2 回施行し（tandem PBSCT），現在は CR（complete response）を得て，外来通院，経過観察中である。

解　説

- 本症例において，動静脈血栓を同時に発症する原因について検討を加えたが，Protein S，Protein C，抗リン脂質抗体などは検出されず，多発性骨髄腫そのもの，化学療法による大量のステロイド投与，長期臥床などが過凝固状態の温床になった可能性を考えてはいるものの，直接原因は明らかにできなかった。

- 動脈血栓症が同時に起きたが，脳動脈，冠動脈，四肢末梢の動脈などには明らかな血栓を示唆する徴候を認めず，また，腹腔動脈，上下腸間膜動脈についても完全閉塞はなく，腹部臓器の阻血症状が認められなかったことは幸運であったと考えている。側副血行路もおそらく症状の発現抑制に働いたものと想像している。
- 血栓溶解剤，抗凝固剤としてはモンテプラーゼ，ヘパリン，ワーファリン，アスピリンなどを使用した。血栓は画像上速やかに消失し，M 蛋白が消失傾向を示し始めてからは，維持療法としてワーファリンの投与のみとした。
- 骨髄腫においては以前から過凝固傾向が指摘されており，静脈血栓と同様動脈血栓症を合併する頻度は，対照コントロールより有意に高いとされている*,**。加えて，M 蛋白そのものが凝固線溶系に干渉することは古くから指摘されている。さらに，Thalidomide や Lenalidomide などの新規薬剤を使用するときは，血栓症対策が必須であることが指摘されている***。本症例においては新規薬剤は使用していないが，血栓塞栓症を来してしまった。したがって，とりわけ腫瘍量の多い初期の化学療法時には，本疾患特有の過凝固状態を意識して治療に当たることが重要であると考えられた。

* Kristinsson SY, et al. Arterial and venous thrombosis in monoclonal gammopathy of undetermined significance and multiple myeloma: a population-based study. Blood 115: 4991-4998, 2010.

** Srkalovic G, et al. Monoclonal gammopathy of undetermined significance and multiple myeloma are associated with an increased incidence of venothrombolic disease. Cancer 101: 558-566, 2004.

*** Palumbo A, et al. Prevention of thalidomide- and lenalidomide-associated thrombosis in myeloma. Leukemia 22: 414-423, 2008.

「診療のススメ」企画にあたって

大学病院や大病院では，内科も循環器内科，消化器内科，呼吸器内科，血液内科，腎臓内科，神経内科などに細分化され，どこで診てもらったらいいのかわからない。

専門分化は内科以外の診療科でも同様の傾向にあり，外科領域でも中小病院や一般外科診療所では対応できない疾患が増加している。脳外科，心臓血管外科，呼吸器外科，腹部外科などに分かれ，腹部外科においても消化管の外科と肝胆膵領域の外科とは完全に分離する方向にある。

一般診療手引書の必要性

大学の医学教育は専門医志向に偏り，患者の精神的側面を含めて一個の総体的人間としてみる医の原点がともすれば忘れられがちである。専門分化が進み，専門医療に専念できる大学病院あるいは 500 床以上の大病院を除いては，中小病院や一般の開業診療所の医師は専門分野以外の疾患も否応なく診察しなければならない。現在の日進月歩の医学・医療において，分野によっては 5 年前の治療が時代おくれになることもある。

患者の権利意識は強くなる一方で，専門外の診療においても最新の医療を要求される。この傾向が進むと病院の救急外来担当医，当直医の確保も困難になってくるが，医師自身も絶えず最新の知識を吸収し専門外の分野についても現在の動向を知っておく必要がある。

専門医向けの専門書は数多く出版されているが，専門外の医師を対象とした手軽な手引書は少ない。そこで多忙な医師が身近に置いて診療の参考にできるようなシリーズを企画した次第である。

執筆は主として実地診療にあたって多くの症例を経験している臨床家の先生方にお願いした。専門外の医師でも知っておかなければならない事項をわかりやすく解説していただいた。

構成は自由とし，新しい発想で適宜実際の症例の紹介，コラムなどを取り入れて読みやすく親しみやすい手引書を目指していただいた。

頻度の高い疾患は紙面を割いて詳述し，まれな疾患は簡単に紹介するに留めるなど，日常診療の助けになるよう実地診療を重視した内容となるようにお願いした。

医学部における卒前・卒後教育，標榜科，専門医制度など，医学・医療の大きな転換期にあたり，総合内科，総合診療科が将来のわが国の医療の一翼を担うものとして注目されている。本シリーズは時宜を得た企画と言えるだろう。先進医療，専門医志向の医学教育のなかで総合診療にどのような形で取り組んでいくのか，市中病院における総合診療をどう位置づけて専門医養成の体制を確立するか，しばらく試行錯誤が続くだろう。

宮田　學

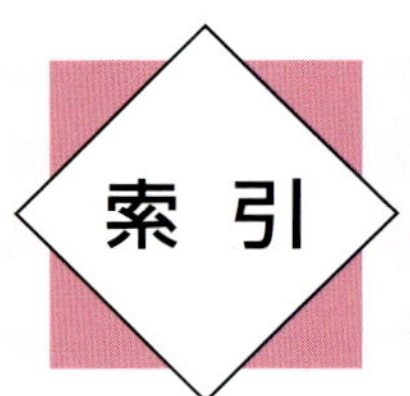

索 引

●———外国語索引

日本語索引

【あ行】

【か行】

【さ行】

【た行】

【な行】

【は行】

【ま行】

【や行】

【ら行】

【わ行】

著者略歴

大野 辰治　Ohno Tatsuharu

学歴

1981 年 3 月　京都大学医学部卒業

1988 年 3 月　京都大学医学部大学院終了

職歴

1981 年 6 月　京都大学医学部附属病院内科研修

1982 年 6 月　大津赤十字病院内科

1988 年 4 月　京都大学医学部内科第 1 講座研修員

1988 年 6 月　Research Associate, Division of Developmental and Clinical Immunology, Faculty of Medicine, Comprehensive Cancer Center, University of Alabama at Birmingham, USA

1990 年 4 月　大津赤十字病院第二内科副部長

1997 年 5 月　大津赤十字病院第一内科副部長

1997 年 6 月　大津赤十字病院検査部部長

2000 年 4 月　大津赤十字病院第一内科部長

2010 年 4 月　大津赤十字病院副院長補佐，第一内科（血液免疫内科）部長

2012 年 6 月　大津赤十字病院副院長，第一内科（血液免疫内科）部長

現在に至る

企画協力者略歴

宮田 學　Miyata Satoru

1965 年　京都大学医学部卒業

1967 年　大阪赤十字病院内科医員

1972 年　京都大学老年医学教室助手

1987 年　康生会武田病院内科部長

1992 年　木津屋橋武田病院副院長

1995 年　京都逓信病院健康管理科部長

2002 年　京都郵政健康管理センター所長

2005 年　KKC ウエルネスなんば診療所長

2010 年　誠光会草津総合病院顧問

現在に至る

総合診療ライブラリー

Generalist　血液内科診療のススメ

2015 年 12 月 20 日　第 1 版第 1 刷発行 ⓒ

著　者　　大野　辰治　OHNO, Tatsuharu
企画協力者　宮田　學　MIYATA, Satoru
発行者　　宇山　閑文
発行所　　株式会社金芳堂
〒 606-8425 京都市左京区鹿ヶ谷西寺ノ前町 34 番地
振替　01030-1-15605
電話　075-751-1111（代）
http://www.kinpodo-pub.co.jp/
制　作　　株式会社見聞社
印　刷　　株式会社サンエムカラー
製　本　　有限会社兼文堂

落丁・乱丁本は弊社へお送り下さい．お取り替え致します．

Printed in Japan
ISBN978-4-7653-1661-3